皮肤病湿热流派

掌六合三针特色技术

赵颖 编著

上海交通大学 出版社
SHANGHAI JIAO TONG UNIVERSITY PRESS

内容提要

本书首先对皮肤病湿热流派的学术思想和掌六合三针的学术特色进行讲解；然后重点介绍了在皮肤病湿热流派学术思想和掌六合三针特色技术指导下，常见的感染性、皮炎湿疹类、血管炎性、神经精神障碍性、色素性皮肤病及其他皮肤病的诊疗经验，包括病因及发病机制、临床表现、诊断、鉴别诊断、治疗及病案等内容。本书内容丰富、条理清晰、特点鲜明，集基础理论、临床技能和实践经验于一体，可供各级医院皮肤科临床医师、实习医师，以及相关专业研究人员阅读使用。

图书在版编目（CIP）数据

皮肤病湿热流派掌六合三针特色技术 / 赵颖编著

. --上海 ： 上海交通大学出版社，2023.12

ISBN 978-7-313-29834-8

Ⅰ. ①皮… Ⅱ. ①赵… Ⅲ. ①皮肤病－针灸疗法

Ⅳ. ①R246.7

中国国家版本馆CIP数据核字（2023）第211475号

皮肤病湿热流派掌六合三针特色技术
PIFUBING SHIRELIUPAI ZHANGLIUHESANZHEN TESEJISHU

编　著：赵　颖	
出版发行：上海交通大学出版社	地　　址：上海市番禺路951号
邮政编码：200030	电　　话：021-64071208
印　制：广东虎彩云印刷有限公司	
开　本：710mm×1000mm 1/16	经　销：全国新华书店
字　数：249千字	印　张：14.25
版　次：2023年12月第1版	插　页：1
书　号：ISBN 978-7-313-29834-8	印　次：2023年12月第1次印刷
定　价：198.00元	

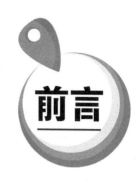

前言

皮肤作为机体抵御外界刺激的第一道防线,具有保护机体免受各种物理、化学、微生物等因素侵袭的作用。随着社会的发展,人们的生活方式及饮食结构发生了巨大改变,导致皮肤病发病率呈现上升趋势。在临床上,皮肤病症状复杂多样、病情迁延难愈,给患者的身体及精神健康带来了巨大负担。中医对皮肤病的治疗有其独特优势,在临床中积累了大量经验。各医家在对中医诊治皮肤病的经验进行总结后,发现许多皮肤病是湿热之邪导致的。湿热内蕴,外发肌表,导致皮肤出现各种病证。同时,湿热之邪具有缠绵难愈的特性,潜伏入体,从而导致许多变证,使皮肤病在临床中呈现出复杂多变的特点。皮肤病湿热流派就是针对皮肤病湿热这一核心病机创造出来的。

在皮肤病湿热流派学术思想的基础上,著者结合葛氏掌针,创新性地开展了更适宜操作的掌六合三针。掌六合三针是通过对手掌的卦位经络腧穴进行针刺,将脏腑、经络相通应,使脏腑与经络气血调和、阴阳平衡,以达到治疗皮肤病的目的。著者通过将皮肤病湿热流派学术思想与掌六合三针特色技术相结合的方式,在临床中对皮肤病进行治疗,获得了良好效果。因此,特编写《皮肤病湿热流派掌六合三针特色技术》一书,旨在总结学术思想,分享临床经验。

本书首先对皮肤病湿热流派的发展历程、学术思想及临床特点进行阐述;然后讲解了掌六合三针的理论基础、治病机制和临床应用;最后在皮肤病湿热流派学术思想和掌六合三针特色技术指导下,重点介绍了常见的感染性、皮炎湿疹类、血管炎性、神经精神障碍性、色素性皮肤病及其他皮肤病的诊疗经验,包括病因及发病机制、临床表现、诊断、鉴别诊断、治疗及病案等内容。本书以皮肤病湿热流派学术思想为中心,以皮肤病湿热病机为主线,将掌六合三针特色技术融入皮肤病治疗中,集理论、技能和实践经验于一体,内容丰富,条理清晰,可供各级医院皮肤科临床医师、实习医师,以及相关专业研究人员阅读使用。

本书是著者对以往皮肤病临证经验的总结,而随着医学技术的发展、临床经验的增加,皮肤病诊治方法也会更加丰富。因此,书中难免存在不足之处,恳请广大读者不吝赐教,提出宝贵意见。

赵 颖

山东中医药大学附属医院

2023 年 6 月

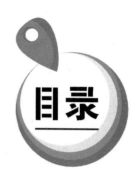

目录

第一章

皮肤病湿热流派学术体系

第一节 皮肤病湿热流派发展历程

一、皮肤病湿热流派溯源

"湿"与"热"作为人类接触的环境因素，文字记载可追溯到甲骨文时期。湿邪、热邪是有较早记载的传统外邪及病证，《素问·至真要大论》病机十九条有"诸湿肿满，皆属于脾……诸痉项强，皆属于湿……诸胀腹大，皆属于热……诸病有声，鼓之如鼓，皆属于热……诸转反戾，水液浑浊，皆属于热……诸呕吐酸，暴注下迫，皆属于热"对湿、热之邪的描述。《素问·六元正纪大论》云："四之气，溽暑湿热相薄，争于左之上，民病黄疸而为胕肿"，首次将湿热并提，指出湿热是黄疸肿的主要病因，其发病与时令节气有很大的关系。《素问·奇病论》曰："肥者令人内热，甘者令人中满，故其气上溢，转为消渴。治之以兰，除陈气也"指出湿热内伤之脾瘅可用芳香化湿药佩兰来治疗，开创了后世化湿清热以治疗湿热病证的先河。

对于皮肤病，中医对其也有着深厚研究。《周礼·天官》记载："夏时有痒疥疾"。《素问·至真要大论》记载："诸湿肿满，皆属于脾。诸痛痒疮，皆属于心"这是最早关于皮肤疮疡病因、病机的论述。《素问·阴阳应象大论》曰："地之湿气，感则害皮肉筋脉。"《素问·玉机真藏论》云："帝曰：夏脉太过与不及，其病皆如何？ 岐伯曰：太过则令人身热而肤痛，为浸淫"。《灵枢·痈疽》曰："壅遏而不得行，故热。大热不止，热盛则肉腐，肉腐则为脓。"《素问·生气通天论》曰："汗出见湿，乃生痤痱。"《黄帝内经》把湿热病邪的病理性质、致病特点概括得十分详细，为皮肤病湿热理论奠定了基础。

《黄帝内经》以来，历代医家从长期的临床经验出发，对湿热的因、证、脉、治及调护等方面进行了详细的阐述。《黄帝八十一难经》中记载湿温脉象为"阳濡而弱,阴小而急"。东汉时期,张仲景《伤寒杂病论》论黄疸、痞、痹、疟疾、湿、呕吐、下利等病症,其辨证论治每以湿热为重点,在立法处方遣药上为后世治疗湿热所引起的诸多病症提供思路。其后,《脉经》又以湿热来解释湿温病的病机,"伤寒湿温,其人常伤于湿,因而中暍,湿热相薄,则发湿温"基本符合了现代中医所说的广义湿热范畴,相当于"湿邪"与"热邪"两概念的融合。

到了隋唐宋时期,中医对皮肤病湿热理论有了更深一步的认识。隋代巢元方《诸病源候论》是中医学第一部病因、病机证候学专著,记载了各科病证源候1 699候,对皮肤病湿热论述颇多。本书中对与湿病相关的湿疸、湿癣、湿疥、脚气病等疾病进行了阐述,对其病机有较为简明的描述,如《诸病源候论·疮诸病》云:"内热则脾气温,脾气温则肌肉生热也。湿热相薄,故头面身体皆生疮"。唐代孙思邈《备急千金要方》卷七中具体描述了风毒脚气的病因"久坐行立于湿地……不觉成病也",认为湿邪与此病的发生相关。宋代杨士瀛《仁斋直指方论》对湿邪致病的隐袭性及广泛性更有深刻的认识。

二、皮肤病湿热流派萌芽

金元四大家之一的刘完素依据《黄帝内经》对火、湿之邪描述,结合当时的气候环境及他对湿病的认识,认为"如世之谷肉果菜,湿热甚则自然腐烂,溃发化为水,故食于腹中,感人湿热邪气,则自然化为脓血水",提出湿热既是一种可以侵犯人体的外在病因,同时又是一种人体内在的病理改变,因此转向人体内部探寻的湿热病理。刘完素又认为"脾气湿而内热,即生疮也",明确提出了皮肤湿热致病的概念,在这一概念的基础上,形成了"玄府-阳热怫郁"理论。

《素问·水热穴论》云:"所谓玄府者,汗空也。"这是玄府的最早出处,指的是卫气和汗液泄越的孔道。而后,张仲景在《金匮要略·脏腑经络先后病脉证》云:"腠者,是三焦通会元真之处……理者,是皮肤脏腑之文理也",认为腠理为五脏元真、气血通会之处。刘完素在《素问玄机原病式》中借用"玄府"旧名提出了一个全新的结构概念,"然皮肤之汗孔者,谓泄汗之孔窍也。一名气门,谓泄气之门户也。一名腠理者,谓气液出行之腠道纹理也。一名鬼神门者,谓幽冥之门也。一名玄府者,谓玄微之府也"总结出玄府不仅是气机运动和气化活动的基本场所,而且是精、血、津液与神机运行通达的共同"结构基础"。同时,刘元素对玄府功能进行了描述,"然玄府者,无物不有,人之藏府皮毛、肌肉筋膜、骨髓爪牙,至于世之万物,尽皆有之,乃气出入升降之道路门户也",指出玄府作为津液输布、运行的微观通路属于无物不有的微观结构单位。脏腑均要通过玄府开阖来发挥并维持促进功能。并且刘完素认为"玄府闭塞,诸病由作",百病"悉由热气怫郁,玄府闭密,而致气液、血脉、荣卫、精神,不能升降出入故也"。玄府功能如果发生病变,气液流通就会出现障碍,这样必然导致津停为水,充斥玄府,从而出现湿热之症。

阳热怫郁指的是一种特殊的病理状态。《素问·至真要大论》中云:"少阴司天,热淫所胜,怫热至……民病胸中烦热……皮肤痛……甚则疮疡胕肿",指出热气淫胜,阳热怫郁,邪热循血脉外发于表,玄府闭塞,可致皮肤疼痛,或生疮疡等症。但正式将怫郁论提出的是刘完素的"阳气怫郁论"。《素问玄机原病式》云:"岂知《经》言:'任之伤于寒也,则为病热。'盖寒伤皮毛,则腠理闭密,阳气怫郁,不能通畅则为热也。"刘完素认为外因当责"六气皆从火化",阳热怫郁,玄府闭塞,气液不循常道,内停生湿。如《黄帝素问宣明论方·水湿总论》所言:"湿病本不自生,因于大热怫郁,水液不能宣通,即停滞而生水湿也"。湿热之邪相兼为病,并且认为"凡病湿者,多自热生",即湿由热生,以热为本、湿为标,言湿者即湿热病也。

人体感受热邪之后,火热怫郁于人体,使气机宣畅受阻,津液不布,水湿不运,水湿停滞为邪,若湿气郁闭,阳气不得宣通,日久则易内生火热。"有诸内者,必形诸外"玄府是皮肤疾病最主要的病变部位。机体阴阳、气血、脏腑功能的失调,必通过玄府表现于皮肤。皮肤玄府开阖有度,则气血津液流通无阻,皮毛及脏腑得濡养,汗液排泄通畅,皮肤就会致密、光泽、柔润。若外邪袭表,玄府阻滞不通,郁而化热生火,火灼肌肤致皮肤出现瘙痒、灼热、疼痛;若脏腑失和,三焦不利,气机水液流通不畅,则形成水疱、疱疹;若湿热内盛,则红肿、渗出流滋;若日久致瘀成毒,则见结节、红斑、紫斑、肿胀、疼痛等。因此,"玄府-阳热怫郁"是皮肤疾病核心病机之一。

元代太医齐德《外科精义》云:"凡疮疽生于外,皆由热毒蕴于内……或痛或痒……有因风而得之者,有因风热相搏而得之者……风多则痒,热多则痛……有风毒者得之于风,热毒者得之于热,气毒者得之于气,悉由风热邪气蕴结所成,证候不同,治之者亦各异矣。"这段话认为气血失和、气血郁滞、湿热内蕴是疮疡病(即广义皮肤病)的共同的病机,这为皮肤湿热确立共同病机提供了重要的理论依据。

三、皮肤病湿热流派发展

明清时期,温病学兴起,名医辈出,学术流派争鸣。温病学家对湿热的认知又有突破与创造,把魏晋时期"外感湿温"与金元时期"湿热内生"进行了融合。明代张景岳在其《景岳全书·论证》中提出:"然湿证虽多,而辨治之法,其要惟二,则一曰湿热,一曰寒湿而尽之矣",认为湿热证应是湿证的变证,为其热化之分野。清代王孟英在注解《湿热病篇》"湿热证"时写:"即受湿又感暑也,即是湿温亦有湿邪,久伏而化热者"。清代薛生白《湿热病篇》总纲中提到"湿热证,始恶寒,后但热不寒,汗出胸痞舌白,口渴不引饮",对湿温病进行了深刻阐述,大大丰富了治疗湿热病的内容和方法,同时也促进了皮肤病湿热理论的发展。

清代高秉钧著有《疡科心得集》《谦益斋外科医案》等外科专著,他首次将温病三焦辨证运用到外科治疗中,提出"三部病机"学说:"盖以疡科之证,在上部者,俱属风温风热,风性上行故也;在下部者,俱属湿火湿热,水性下趋故也;在中部者,多属气郁火郁,以气火之俱发于中也。"高秉钧重视湿热与伏邪发病。他在《疡科心得集》中云:"夫恶疮,诸痛痒疮,皆属于心;诸湿肿满,皆属于脾。心主血,脾主肉,血热而肉湿,湿热相合,浸淫不休,溃败肌肤,而诸疮生矣。"高秉钧还认为外疡之发,与内证异流而同源,其发病为外由六淫之气所感或内被七情之气所伤,不外乎阴阳、寒热、表里、虚实、气血、标本。所以高秉钧以"虽曰外科,实从内治"为基本原则,根据外疡的不同发病部位,总结、归纳不同病因,为临床辨证施治提供了指导。其学术思想为皮肤病湿热流派的形成奠定了基础。

清代邹岳《外科真诊·疮疡总论》曰:"《内经》曰:诸痛痒疮,皆属于心。又曰:营气不从,逆于肉里,乃生痈肿。又曰:膏粱之变,足生大疔。又曰:开合不得,寒气从之,乃生大偻。又曰:地之湿气,感则害人皮肉筋脉。由此观之,疮疡之症,虽发于表,而病根则在里也,或内因七情所结,或外感六淫而生,症候多端,治法不一"。概而言之,在内,脏腑功能失常、湿热内生为本;在外,风、湿、热、毒六淫邪气为标。气血失和、湿热内蕴为病机,几乎贯穿疮疡的各阶段。这也为皮肤病湿热流派的发展奠定了学术磐石。

四、皮肤病湿热流派形成

(一)形成背景

1.皮肤病湿热理论源远流长

在两千多年长期的医疗实践中,历代中医家做了大量的临床实践,并进行了理论研究和总结,对湿热理论的形式和发展起到了重要的作用。大量的临床实践及理论总结和研究,使湿热逐渐成为中医学中最为重要的一组概念。在中医体系中,湿热概念不断演变,从最早具有特定内涵的外感时邪,逐渐衍生出了具有特定内涵的证,并且拓宽出具有特定演变规律的疾病,这在皮肤病中尤为明显。

在临床实践中,多种皮肤病在发病过程中存在着湿热的共性,或者病情发展到一定阶段会出现湿热倾向性改变。历代医者基于此也进行过临床经验总结和理论研究,如刘完素的"玄府-阳热怫郁"理论和高秉钧的"三部病机"学说与"虽曰外科,实从内治"之理,对皮肤病湿热流派形成起到了奠基作用。

2.气候环境及人文条件

随着生活水平的提高,生活节奏加快,人们的饮食结构发生改变,过食肥甘、多逸少劳者增多,脾气受损、阳气阻遏、湿邪内生的情况日益普遍。全球气温的不断上升,天热下逼,地湿上蒸,气交之中湿热日盛;科技的发展在让人感到便利的同时,也带来了其他问题,夏季生活和工作场所普遍使用空调,人汗液排泄不畅,困于体内,郁而化热,导致湿热病。除此之外,生活节奏紧张、工作压力大、情志不畅等原因,也使得湿热之邪内生。当前,湿热致病已不同于古时所记载,没有明显时节特性,湿热疾病的发病率大大增加。

3.现代技术的引入

社会的发展、科技的进步,拓宽了中医皮肤病学的体系及视野。中医学对皮肤病的研究也从整体与宏观深入到了微观领域。皮肤病湿邪的病因可以从物理性、化学性和生物性三方面进行认识。物理性湿邪是指外界环境湿度大;化学性湿邪是指各种化学物质导致的人体水液潴留;生物性湿邪是指各种细菌、病毒等微生物进入人体,侵犯各个组织器官,引起多个系统疾病,而表现为湿热致病特点的生物性病邪。在此基础上,提出了微观辨证的概念。

"微观"原是一个物理学概念,一般指空间线度$<10^{-7}$ cm的物质,包括分子、原子、原子核、基本粒子及与之相应的场。现在,通常将人类感官不能直接感觉到的微小的物体和现象分别叫做"微观物体"和"微观现象",而将这些物体和现象的总体称为"微观世界"。微观辨证是指以中医经典辨证为主导,深入到细胞、神经递质、免疫乃至基因调节,以阐明病证传变规律的一种辨证方法。

从微观辨证来看,皮肤疾病多种多样,但病理上都存在局部毛细血管通透性增加,组织血管内的液体、蛋白质和炎症细胞等进入组织、体表和黏膜的现象。渗液作为病理产物,聚于体内,激惹腠理,表现出各类病变。如湿疹表皮细胞内水肿及细胞间水肿在临床也常表现为局部皮损渗出明显。应用苦参、白鲜皮、土茯苓、车前子等中药可以减轻细胞水肿。其中,苦参、白鲜皮清热祛湿,可减轻皮肤肿胀渗出;车前子利尿除湿,使湿邪从小便解。这说明这种现象也属于湿热范畴。

微观辨证是中医宏观辨证的补充,通过观察微观状态,可进一步加强皮肤湿热病理机制的认识。

4.现代湿热内涵的拓展

随着社会的发展,湿热证的病因不断增加,如药源性湿热证。近年来,药源性湿热证逐渐引起医家们的重视,中药过用寒凉、调摄不当、失治误治,以及不规范使用与滥用抗生素、外源性激素均为湿热证的药源性因素。现代临床发现,外感湿热多与急性感染性疾病有关,内生湿热多与体内非感染性炎症有关。因此,临证时应重视湿热在疑难杂病病机演变过程中的作用。杜锡贤教授提出湿热之邪是多种皮肤病尤其是炎症性皮肤病的始动因素与发病基础,贯穿疾病的全过程。这说明湿热证与炎症、水液代谢密切相关,炎症因子的异常启动与大量存在,以及细胞因子相关指标的异常可能是湿热证发生、发展的病理基础,或许反映着湿热证的证候实质。总之,对现代疾病的发生机制的研究使得湿热的内涵不断拓展,对皮肤病湿热理论的研究也不断深入。

(二)形成思路

1982年开始,杜锡贤教授就专注于皮肤病的治疗,对一些湿疹、银屑病患者尝试以中医分型辨治,但对于风热证、血热证等临证效果不彰。他发现这些患者症状大多有湿热倾向,应属于湿热证,针对之策就是清热利湿,效果很好。随着临床探索的深入,发现如红斑、丘疹、风团等传统认为属于风热证或血热证的病证,经清热利湿法治疗后也取得显著疗效,而按传统辨证采用疏风清热或凉血清热法进行治疗的疗效常常不如清热利湿法,结合文献,进一步提出了皮肤病湿热潜证理论。

自此之后,杜锡贤教授在整理经典中对痈、肿、疮、疡涵盖疾病的范畴和核心病机的同时,围绕皮肤湿热证开展了各项基础与临床研究,理论不断完善,使疗效不断提高。在此基础上,形成了以皮肤湿热学说为核心的流派学术。

1.《黄帝内经》对疮疡的认识

《灵枢·痈疽》简明论述了疮疡的病机,"营卫稽流于经脉之中,则血泣而不行,不行则卫气从之而不通,壅遏而不得行,故热。大热不止,热胜则肉腐,肉腐则为脓……故命曰痈",指出气血凝滞是成脓的机制,血败肉腐是成脓的直接原因。后世医家在阐发痈肿病机时也多不离《黄帝内经》原旨。现存第一部外科专著《刘涓子鬼遗方》认为,不论何种病因,只要最终导致血脉瘀滞、营卫气血壅遏不行,就会郁积化热,热毒炽盛,热煎成脓。刘完素在《素问玄机原病式》记载:

"诸病喘呕吐酸……痈疽疡疹……皆属于热"。以上医家均是在《黄帝内经》的基础上对疮疡病机进行的阐述。

明清时期,中医外科蓬勃发展,涌现出大量的外科专著,其中《疡科补苴》对中医外科的认识非常独,认为"热蕴六经为温病,毒聚一处为外疡",《医宗金鉴·外科心法要诀》也提到"痈疽原是火毒生",认为风、寒、暑、湿、燥、火均可引起疮疡发病,尤以"热毒、火毒、湿热"最为常见,由古至今治疗疮疡多以清热解毒为主要治则。以上种种论述既是源于《黄帝内经》原旨,又是对《黄帝内经》的补充与拓展,使得后世医家对疮疡病机的认识不断深入,为皮肤病湿热流派构筑了基石。

2.皮肤病湿热病机源流

"湿"与"热"是人类接触的环境因素,医家较早就认识到湿邪、热邪也是致病的主要原因。而后对湿邪、热邪研究不断深入,不但明确指出疮疡与湿热相关,而且指出湿热为疮疡疾病的共同病因,如《外科正宗·杨梅疮论》云:"夫杨梅疮者……总由湿热邪火之化"。医家还认识到湿邪、热邪不只来源于外感时邪,更可以内感致病,形诸于外;同时湿邪、热邪关系紧密、互相影响,人体感受热邪之后,火热郁于人体,会使气机宣畅受阻,津液不布,水湿不运,水湿停滞为邪,若湿气郁闭,阳气不得宣通,日久则易内生火热。这说明中医学对于皮肤病湿热病机已有了非常细致的观察,也反映了湿热临证表现的多样性及病机的复杂性。传统文献对皮肤湿热证不管是病因还是证候表现方面都进行了详尽的论述,明确了皮肤湿热证的理论渊源和证候特点,从而为进一步研究皮肤病湿热病机奠定了理论基础。

3."玄府-营卫-湿热怫郁"理论

玄府是人体客观存在,作为气运行之道路,是三焦运行道路的终端。玄府气机是三焦或脏腑功能的微观的表现形式。玄府开阖可以发挥并维持脏腑功能,从而促进对津液的代谢输布。玄府功能发生病变,气液流通障碍,必然导致津停为水,充斥玄府。轻者水淫玄府,形成隐性湿证;重者水淫全身,形成显性湿证。"玄府闭密"源于唐代王冰注文。《素问·玉机真脏论》云:"风寒客于人,使人毫毛毕直,皮肤闭而为热",王冰注曰:"玄府闭密而热生也",认为玄府闭密是皮肤病发生的一个重要方面,若腠理闭塞,玄府不通,全身气机水液流行不畅,气血凝滞,营气不从,经络阻塞,则脏腑失和。《素问玄机原病式》认为,"六气皆从火化"。《素问宣明论方·水湿总论》言:"湿病本不自生,因于大热怫郁,水液不能宣通,即停滞而生水湿也。"阳热怫郁,玄府闭塞,则内停生湿。湿热之邪相兼为病,熏蒸皮肤则可见渗水、糜烂等表现。"阳气怫郁,玄府闭密"正是多数皮肤病(尤其炎症性皮肤病)内在病机,也是皮肤湿热理论的源头。从营卫-玄府论治湿热皮肤病,为流派治疗疑难皮肤病的切入点。

4.审证求因,理论创新

中医理论创新是中医药学科发展的灵魂和核心,与时俱进的学术理论是中医药学科保持蓬勃生机的内在动力。审证求因和审因论治皆是中医辨证论治体系的重要组成部分。杜锡贤教授对审证求因的内涵不断思考,认为其本质就是审证求机。就皮疹而言,虽然存在着个性差异,病位有上中下焦、肌肉肤表之异,病因亦有偏热炽于中与偏风热趋表之别,但"湿热内蕴"是临床审证求因而得出的共性病因、病机。

湿热在中医病因、病机学中占有相当重要的位置。湿热致病范围广泛,涉及人体五脏六腑和各组织器官。在多数皮肤疾病中,尤其是炎症性皮肤病,几乎都可见到湿热证或夹湿夹热的表现。杜锡贤教授在多年的临床实践中深切体会到湿热病机广泛存在。如湿疹、荨麻疹、银屑病、红斑狼疮等疾病,在临床医师的准确辨证后,以清热祛湿法为基本治疗方法,往往可以有较好的疗效。随着对相关疾病研究的日益深入,发现湿热相关疾病在发生、发展、演化过程中往往具有共性,其不良的预后与病机演化具有密不可分的关系。

杜锡贤教授根据中医学"有诸内必形诸外"的认识论,以及历代文献的记载,通过临床审证求因,提出"皮无火则不病,肤无湿则不疡",善治皮肤者以清热利湿为先。皮肤疾病发生、发展的根本在于湿热病机的转化,基于审证求机原则,深入挖掘上述 4 种疾病的共性病机与转化规律,进一步凝炼"异病同证"的湿热理论,对构建"异病同治"的湿热诊疗新体系具有重大意义。

(三)基本概念

中医学突出特点就是善于总结成功的经验进而上升到理论,加以验证,并进行推广传播。杜锡贤教授热心学术、重视传承,不断进行理论求索,深化"玄府气液-阳热怫郁"认识,认为皮肤为人体卫外之屏障。杜锡贤教授认为玄府郁闭、湿热内盛是皮肤病尤其是炎症性皮肤病的核心病机,逐渐摸索出"湿热体质、湿热伏邪、湿热潜证、湿热核心病机"4 个论点,总称为"皮肤湿热论",从认识论、方法论的高度,阐发了皮肤湿热致病的病理机制,并大量应用于炎症性皮肤病及其他疾病的治疗,丰富了中医病因、病机学说。"皮肤湿热理论"从提出到成熟完善,历经长期临证经验与病案的积累和系统总结,最终以此为核心形成了皮肤病湿热流派。

"齐鲁杜氏皮肤湿热流派"是杜锡贤教授创建,并带领众门人弟子经历了数十年发展而成的,杜锡贤教授是皮肤病湿热流派的核心人物,也是传承代表人物。杜锡贤教授带领的科研团队进一步拓展应用湿热理论,发现其对银屑病、湿疹、红斑狼疮等多种炎症性皮肤疾病均具有很强的指导作用,皮肤病湿热理论学术价值日益凸显。2019年,杜锡贤主持的"皮肤湿热"理论研究团队被山东省卫健委中医药管理局批准成立"齐鲁杜氏皮肤湿热"流派。

杜锡贤教授说,皮肤湿热理论是中医学术体系的独特组成部分,是研究湿热致病及机体处于湿热内蕴状态时病机变化、演变规律、临床表现、辨证论治、治疗原则及治则方剂的应用理论体系。创建皮肤湿热理论体系,对中医学学术理论的提高和学术体系的完善具有重要的促进作用。随着"齐鲁杜氏皮肤湿热"在中医皮肤病界影响力日盛,2020年3月山东省卫健委批准成立齐鲁医派传承工作室,形成了以"清热利湿"为主导思想,具有独特理论体系、特色用药的"皮肤湿热"学术流派,其三代人的传承脉络清晰,是齐鲁大地具有代表性的学术流派之一。

五、皮肤病湿热流派完善

银屑病作为一古今难题,临床表现繁杂。近代中医在治疗银屑病时多从血论治,提出"肺主皮毛"理论思路,注重其与外感六淫的关系,重视肺在银屑病治疗中的重要地位。皮肤病湿热流派重视玄府理论,提出辛味药具有天然优势。运用玄府理论治疗寻常型银屑病,对于寻常型银屑病(进展期及恢复期)的治疗有重要的指导意义。基于"伏邪理论""湿热潜证"理论认为湿邪、热邪为银屑病病程发展的重要病理因素,贯穿疾病始终,故分期治疗时均需加入透法以透解郁热,并根据各期发病特点制订透邪、清邪、扶正透邪等具体治疗方法以解除银屑病热、湿、瘀、燥等证。这不仅加深了杜氏皮肤湿热流派理论深度,而且拓展了辛味药以及汗法的应用。

在临床工作中,皮肤病湿热流派善用火针、针灸等中医传统外治方法治疗皮肤病,在传承杜锡贤湿热流派学术思想精髓的同时,结合葛氏掌针法的六合八卦理论,创新性地开展了更适宜操作的掌六合三针疗法。掌六合三针疗法是将天人相应、掌气神通的易医学理论,结合手掌的经络腧穴和西医学理论的新式针灸治疗技术。它通过针刺"多法效应交汇区"将脏腑、表里经络相通应,从而使脏腑、经络气血调和、阴阳平衡,疾病得以痊愈。因湿热潜证存在于皮肤病发展的始终,与脾、肺、肝三脏相关,因此取穴为兑卦、坤卦、震卦以清热、祛湿、止痛、祛风、止痒。掌六合三针疗法在治疗带状疱疹、过敏性皮炎、慢性荨麻疹、痤疮、扁平疣、银屑病等皮肤病方面取得了很好的疗效。同时,指导研究生开展相关临床及科研工作,2022年齐鲁医派中医学术流派传承项目"皮肤病湿热流派掌六合三针特色技术"成功立项,既传承发扬了齐鲁杜氏学术流派的学术思想,又创新性丰富了流派的外治疗法。

第二节　皮肤病湿热流派学术思想

一、湿热体质

体质是指人体生命过程中,在先天禀赋和后天调养基础上,所形成的形态结构、生理功能和心理状况等多方面综合的、相对稳定的特征,是人类在生长、发育过程中所形成的与自然、社会环境相适应的人体个性特征。这种特征往往决定着机体对某些致病因素的易感性和病变过程的倾向性。《灵枢·寿夭刚柔》曰:"余闻人之生也,有刚有柔,有弱有强,有短有长,有阴有阳",这是中医早期对体质的描述。叶天士在其《临证指南医案》中首次提出"湿热体质"概念。

随着全球气候变暖、社会的进步和人们生活水平提高,现代人形成了嗜食肥甘厚味、酗酒过度、过食辛热食物等饮食生活习惯,这些饮食生活习惯使现代人的体质变异倾向以形盛体实、郁火内生、湿热蕴积为主。体质一旦出现偏颇,个体对病因的易感性就会上升,而且会影响发病时的病理变化及临床治疗,因此体质是疾病发生的内因。现代湿热体质的增多导致了临床湿热病的增多。

(一)湿热体质的病因、病机

湿热体质主要由先天禀赋和后天环境共同影响而成。先天禀赋以遗传为主,受父母体质的影响。后天环境受自然环境、社会环境及生活方式等多种因素影响。社会环境变化及久居潮湿之地均是湿热体质形成的条件,社会压力的增加也会导致机体内水热郁滞形成湿热。但湿热形成的最主要因素是生活方式的改变。《素问·生气通天论》云:"高粱之变,足生大丁",即指常食膏粱厚味会导致湿热内蕴,从而出现疔疮。《素问·异法方宜论》曰"鱼者使人热中,盐者胜血……其病皆为痈疡",是指海鲜会使人生内热,咸使血液黏稠,所致之病大多为痈疡。《素问玄机原病式·六气为病》云:"酒之味苦而性热,能养心火,久饮之则肠胃怫热郁结,而气液不能宣通",叶天士《温热论》云:"有酒客里热素盛,外邪入里,里湿为合",均提示酒对湿热体质的影响。不论膏粱厚味还是海鲜盐酒,都是现代易得之物,摄入过多就会形成湿热体质。总之,湿热体质的形成与脾胃关系密切,与其他脏腑也有联系,同时受到心理和外界因素的影响。

湿热体质复杂,影响因素众多,与多种体质关系紧密,不仅可以兼夹多种体质共同存在,而且会影响其他体质使他们出现湿热体质倾向,如阳虚体质就易感受湿邪,湿邪郁而化热,日久则形成湿热体质。这样的特质,使湿热体质可以引起不同系统的多种疾病。多种疾病共同多发于湿热体质,证实了湿热体质是"异病同治"的病理基础。

(二)湿热体质特点

湿为阴邪,易损伤阳气,阻滞气机,易郁闭生热;热为阳邪,易化燥伤阴。湿热具阴阳两种属性,湿热相合,弥漫上中下三焦,阻滞气机,困遏阳气,缠绵难愈,表现为蒙上、阻中、流下、溢外的特点。

国医大师王琦院士曾进行总结:湿热体质是以湿热内蕴为主要特征的体质状态。在形体特征上,湿热体质表现为偏胖或苍瘦。常见的主要表现有平素面垢油光、易生痤疮粉刺、舌质偏红、苔黄腻、容易口苦口干、身重体倦;次要表现有体偏胖或苍瘦、心烦懈怠、眼睛红赤、大便燥结或黏滞、小便短赤、男子易阴囊潮湿或女子易带下量多、脉象多见滑数。湿热体质人群性格多急躁易怒,对潮湿环境或气温偏高环境敏感,尤其是对夏末秋初的湿热交蒸气候较难适应,易患疮疖、黄疸、火热等病证。

(三)湿热体质与湿热证

湿热体质与湿热证存在着紧密联系,湿热体质是从生理角度对机体的特征进行综合描述,而湿热证则聚焦于某一阶段,具体描述这个阶段的湿热病态特征。湿热体质会影响机体对致病因素的易感性及病情发展,使疾病出现湿热证。但不同疾病的湿热证,其症状和治疗各有特点和侧重。

随着自然和社会环境的变化,人类体质和疾病谱出现变化,湿热体质者越来越多。体现在皮肤病上,主要是皮肤湿热证发病率增加,现今湿热证在皮肤病尤其炎症性皮肤病的动态发展中占有重要地位。但证是在疾病发展过程中某一阶段病理反映的概括,不能反映疾病的全过程及本质问题。辨证施治虽可缓解发病状态时的临床症状,但不能改善体质控制复发的问题。因此在治疗湿热症的同时,应关注湿热体质,也可为临床治疗皮肤疾病提供新的方向和思路。同时,如果对湿热体质进行早期干预,也可降低患者遇诱因发为湿热证的概率。

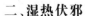

二、湿热伏邪

伏邪理论最早可溯源至《黄帝内经》,如《素问·生气通天论》云:"冬伤于寒,春必病温",《素问·金匮真言论篇》云:"夫精者,身之本也。故藏于精者,春不病温"。刘吉人在《伏邪新书》中写道:"感六淫而不即病,过后方发者,总谓之曰伏邪……夫伏邪有伏燥、有伏寒、有伏风、有伏湿、有伏暑、有伏热",把"邪"的概念进行了扩展,指出"六淫"皆可致"伏邪"。张锡纯亦言:"所谓伏气者,因其素受外寒甚轻,不能即病,其所受之寒气伏于三焦脂膜之中,阻塞气化之升降而化热",此处伏气即指伏邪,这指出了伏邪的潜藏部位。

邪气侵犯人体后,人体正气不足虽然难以立即将邪气清除,但邪气亦难损伤正气。二者在体内共处,邪气暂伏于内,导致伏邪,虽然与"未病"相似,但实际上病邪伏藏于内,伺机而动。人体随时会在各种外界或内部产生的致病因素的作用下,诱发伏邪而致病。同时湿热之邪有自身特性,湿邪缠绵,热邪煎熬,正如《湿热病篇》所云:"热得湿而热愈炽,湿得热而湿愈横。湿热两分,其病轻而缓;湿热两合,其病重而速",导致胶着难愈、变证丛生的情况出现,致使病情反复。

三、湿热潜证

(一)概念

潜证是指体内邪气已藏,外在没有任何症状和体征,用传统的四诊辨证不能发现的病证,这是伏邪致病的必经过程。伏邪属于病因学范畴,是在正气、外在环境等诸多因素作用下留恋潜伏体内而不即发的潜在健康危害,伏邪要导致疾病发生必须经过潜证期。与潜证相对的是显证,此时邪气已发,机体出现相应的临床表现。

传统湿热证局部表现以红肿、水疱、糜烂、浸渍、流滋、结痂为主要特征,或伴见胸闷纳呆、腹胀便溏、舌红、苔黄腻、脉弦滑,湿热征象特别明显。但杜锡贤教授经多年的临床观察发现,清热利湿法不仅适用于典型的湿热证,而且也适用于临床常见的血热证与风热证。这说明许多临床辨证为血热或风热证的皮肤病中隐伏着湿热病理倾向,只是由于没有典型的外在湿热征象、临床表现不完全或症状与病机分离,受传统四诊方法的限制,不能诊断为湿热证,导致无法进行更加有效的施治。

皮肤病湿热流派通过对目前已有的"潜证"研究,从病史、体质、皮肤生理功能及湿热致病的基本特点,结合皮肤病病机演变趋势,将这种常规辨证体系之外、缺乏典型湿热征象、贯穿病机始末,并对发病与病情进展有转化倾向的深层湿热病理状态称为皮肤病湿热潜证,从而与传统湿热证,也就是临床所说的湿热证区分开来。潜证主要有 3 个特点:①隐匿体内、表面未能窥清的病理实质;②疾病演变中转化的潜在态势;③具有高度易感性的潜在发病者。湿热潜证的存在说明了在皮肤病发病过程中存在着共有机制或发病基础。在各种病证的治疗中,把握湿热潜证的发展,可以在病情发展中进行前瞻性诊断及治疗。

(二)病因、病机

皮肤是机体保持体内水液代谢动态平衡的重要器官,同时又是抗御外邪的第一道门户。正常生理状态下,皮肤依靠玄府开阖与自然四时正常调节机体水液代谢。但病理状态下,皮肤首先受到影响,《素问·调经论》曰:"风雨之伤人也,先客于皮肤"。皮肤功能一旦出现问题就会导致水液代谢紊乱,聚而成湿,湿郁化热。这种特殊的生理病理特点,使各种导致皮肤水液代谢紊乱的病因都可以成为湿热形成的始动因素。湿热形成的主要内因是体质,湿热体质对病证的影响详见上文"湿热体质"。外感主要有两种,一是直接外感湿热之邪;二是其他邪气在体内转化成湿邪致病。湿邪致病有其特殊性,《素问·五运行大论》描述湿邪"其性静兼,其德为濡"。湿邪其性缠绵,病迹象难察,证莫难辨,更容易潜伏体内。湿气邪气结合,导致机体出现皮肤病湿热潜证。

四、湿热核心病机

现代众多从湿热论治的疾病往往指的是湿热证,是疾病在某一阶段的病机关键,而不属于病因学的范畴。中医辨证的目的就在于寻求病因和病机,病机复杂,其中疾病发生、发展、演变的内在核心矛盾是核心病机。杜锡贤教授通过对皮肤湿热体质、湿热伏邪、湿热潜证等的研究,发现湿热证广泛存在于一些感染性和非感染性皮肤疾病的过程中,湿热潜证也贯穿于多种皮肤病尤其是炎症性皮肤病始终。同时,杜锡贤还发现皮肤湿热瘀毒不但在气分,而且深入血分,从而导致其他多种证型,是多数炎症性皮肤病的基本病机。基于以上研究发现,杜锡贤教授认为湿热内盛是皮肤病尤其是炎症性皮肤病核心病机。

(一)湿热互结

杜锡贤教授认为湿热内蕴是多种皮肤疾病的病变过程中所产生的一种复合病理因素,由湿、热两种病理因素互为搏结、相合为患而形成。在疾病过程病邪常相互兼夹、复合为患,从而表现为不同的病机层次和顺序性差别。湿热外郁肌肤腠理,可蕴结化火、血燥生风,或导致其他病理变化,是导致皮肤病缠绵难愈的主要原因。

临床上,典型湿热证患者的局部皮肤常表现为红肿、水疱、糜烂、浸渍等;非典型的风热证、血热证等患者虽缺乏典型的外在湿热征象,但许多患者存在不同程度口干、口苦、低热、尿黄、黄腻苔等表现,或有渗出、水疱、面色晦黄等体征,这些表征虽然很难用具体证型来阐释,但这意味着皮肤病存在隐伏湿热病机。

　　杜锡贤教授经多年临床还发现,其他病证根据辨证给予疏风清热或凉血解毒法等治疗,有时难取良效,改为清热利湿治则收效迅速。如风热犯表证,症见风团鲜红、灼热剧痒,伴有发热、恶寒、咽喉肿痛,遇热则皮疹加重,舌苔薄白或薄黄,脉浮数;心火炽盛证,症见口腔糜烂或疮面色红、心烦口渴、小便短赤、舌质红、苔黄、脉数等。

　　(二)湿热显证与湿热潜证

　　湿热邪毒贯穿于皮肤病始终,但只有在疾病显著时才有外在临床表现,此时成为湿热显证。而随着疾病发展,湿热潜伏于内,深入血分,虽然外在没有显著湿热征象,但是湿热伏邪影响着疾病发展、病情传变,此时为湿热潜证。因此,湿热征象在疾病的不同阶段,表现各不相同,会出现湿重、热重、寒热虚实夹杂。可时轻时重,也未必同时出现,但两者势必相互滋生、相互搏结,随着疾病进展,邪毒久羁,正气更虚。

第三节　皮肤病湿热流派临床特点

　　一、病因

　　《杂病源流犀烛·湿病源流》云:"湿之为病,内外因固俱有之。其由内因者,则本脾土所化之湿,火盛化为湿热……其由外因者,则为天雨露,地泥水,人饮食,与汗衣湿衫"。湿热之由来,既有外感者,又有内生者;既有内外合邪,也有湿热相生者。湿热病邪作用于人体,循人体络脉由表入里、由局部至全身。邪毒猖獗,发病急重或病情加重;湿热留滞不去,久病迁延不愈。

　　(一)内因

　　1.禀赋异常

　　(1)先天禀赋不足。机体正气不足,营卫虚疏,腠理不密,卫外功能不固,不能耐受正常范围内的外界刺激,这是本类皮肤病的发病基础。临床可分为四大类:①接触致敏,一旦接触某些花粉、动物皮毛,或嗅到某些气味等,多数人并不发病,仅某些人对此敏感而发病;②食物所致,因食入牛奶、鱼虾,以及某些辛辣刺激性食品或进食某些蔬菜、水果后发病;③药物致敏,可因口服、注射、吸入、滴入、灌入某些药物而发病;④吸入致敏,如尘螨、粉尘、真菌等吸入可以致敏。以上因素均可以作为外邪,蕴积于肌肤,致使水湿内停,郁而化热,致使疾病发作或加重。

(2)湿热体质:是湿热为病的重要内因。叶天士《临证指南医案》明确提出了湿热体质,"治则总宜辨其体质阴阳,斯可以知寒热虚实之治。若其人色苍赤而瘦,肌肉坚者,其体属阳。此外感湿邪,必易于化热。若内生湿邪,多因膏粱酒醴,必患湿热、湿火之症",详细地描述了湿热体质的特征。而且湿热作为有形之病理产物,可阻滞脉络,致血行不畅而留瘀,故湿热日久也可夹瘀。湿热郁而化火,则耗气伤津,日久可合并气虚、阴虚或气阴两虚。

2.饮食失宜

随着人们生活和工作节律加快,饮食失宜,损伤脾胃。胃主受纳、脾主运化,脾失健运,湿池内生,郁久化热。饮食失宜主要表现在3个方面,即饮食不节、饮食偏嗜和饮食不洁。①饮食不节:饥饱失常致脾胃升降失常,则聚湿、化热,变生他病。②饮食偏嗜:如多饮茶酒而生茶湿、酒湿;多食油腻五辛、鱼腥海味、甜腻之物或生冷瓜果,损伤脾阳,而致水湿难化,外生湿疮(湿疹)、风瘾疹(荨麻疹);若过食膏粱厚味、炙烤生热之品,可致湿热蕴结,火毒内炽,外发于肌腠,生为疖、痈、中毒性红斑、痤疮、玫瑰痤疮等。③饮食不洁:现代一般指寄生虫病或食物中毒,毒邪聚积体内也会导致湿热。

3.情志不畅

人的情志活动与气机有着密切的关系,一般情况下正常的精神活动不会致病,而七情过盛或不及都会引起人体阴阳失调、气血失和,脏腑功能失调,水液代谢失常,造成水湿停滞,导致皮肤病变。《黄帝内经·素问》曰:"怒则气上,喜则气缓,悲则气消,恐则气下……惊则气乱",朱丹溪曰:"气血冲和,万病不生;一有怫郁,诸病生焉",石寿棠曰:"思虑过度则气结,气结则枢转不灵而成内湿"。七情不畅会影响气机畅通,气机不畅导致水湿积于内,郁久化热,湿热内盛。

4.脏腑气机不利

《素问·经脉别论》云:"饮入于胃,游溢精气,上输于脾;脾气散精,上归于肺;通调水道,下输膀胱。水精四布,五经并行",水液通过胃的初步消化,经脾的散精和升清作用向上至心肺,通过肺的气化功能,输送到全身,其中输入膀胱的

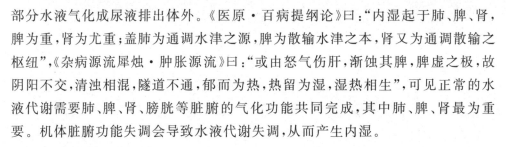
部分水液气化成尿液排出体外。《医原·百病提纲论》曰："内湿起于肺、脾、肾，脾为重，肾为尤重；盖肺为通调水津之源，脾为散输水津之本，肾又为通调散输之枢纽"，《杂病源流犀烛·肿胀源流》曰："或由怒气伤肝，渐蚀其脾，脾虚之极，故阴阳不交，清浊相混，隧道不通，郁而为热，热留为湿，湿热相生"，可见正常的水液代谢需要肺、脾、肾、膀胱等脏腑的气化功能共同完成，其中肺、脾、肾最为重要。机体脏腑功能失调会导致水液代谢失调，从而产生内湿。

(二)外因

1.环境与气候

《周礼·天官》载："四时皆有疠疾……夏时有痒疥疾"，说明了湿热证与季节气候关系密切，夏季最易出现皮肤疾病。《素问·五常政大论》云："敦阜之纪……大雨时行，湿气乃用"。《临证指南医案》言："天之暑热一动，地之湿浊自腾，人在蒸淫热迫之中，若正气设或有隙，则邪从口鼻吸入，气分先阻，上焦清肃不行，输化之机，失于常度，水谷之精微，亦蕴结而为湿也"，夏至之后、立秋以前，气候炎热，地气蒸腾，有炎热、升散、挟湿的特性，即为外湿。随着人们生活水平提高和自然环境的改变，如大规模地工业废气排放，使全球变暖、天气莫测，湿热之邪不再局限于夏季，湿热缠绵夹杂于四季之气中。科技的发展使得空调使用广泛，空调气凉，玄府腠理遇之闭塞，使人体汗液排泄不畅，内停成湿，郁而化热，酿成湿热。

2.湿热之邪外感

《素问·皮部论》曰："邪客于皮则腠理开，开则邪入客于络脉，络脉满则注于经脉，经脉满则入舍于脏腑也"。皮肤位于机体表面，是抵御外邪的第一道屏障，湿热外邪伤表，皮肤首先受损。但外感湿热并不止从皮肤腠理入内，薛生白在《湿热论》中说："湿热之邪，从表伤者，十之一二，由口鼻入者，十之八九"，口鼻而入的湿热邪之邪同样会久留肌肤经脉，引发皮肤诸症。除此之外，湿热外邪尚有其他侵袭途径，如湿热淋证、便浊、湿热带下者，除脏腑湿热下注所致外，多因下阴不洁，湿热之邪自下浸淫而致。

3.六气从化

杨士瀛《仁斋直指方论·虚实分治论》曰："夫疾病之生也，皆因外感内伤生火生湿，湿而生热，火而生痰，四者而已"，突出强调了导致湿热的内外因素。周学海《读医随笔》云："风、寒、暑、湿、燥、火六淫之邪，亢甚皆见火化，郁甚皆见湿化，郁极则由湿而转见燥化。何者？亢甚则浊气干犯清道，有升无降，故见火化也；郁则津液不得流通，而有所聚，聚则见湿矣；积久不能生新，则燥化见矣"，说明六淫之邪均可导致湿热，湿热滞留肌肤经络，可生皮肤诸症。

（三）其他病因

随着时代发展，其他病因也逐渐被发现。①微生物因素：病原体柯萨奇病毒、脊髓灰质病毒、肝炎病毒、沙门杆菌、痢疾杆菌、布氏杆菌、真菌、寄生虫病等微生物可导致皮肤疾病的发生。②药物因素：如长期使用激素、抗生素、免疫抑制剂等。③其他疾病：临床荨麻疹、湿疹、多形红斑及皮肤瘙痒症等皮肤病和鼻窦炎或耳道等处慢性感染灶有关。梅毒、结核病及野兔热等可同时侵犯内脏和皮肤，而放线菌病、白喉及阿米巴病等往往由体内波及皮肤。④职业因素：长期受到物理、化学、生物等职业性有害因素的影响，导致皮肤及毛囊等附属器官发生病变。易患职业性皮肤病的相关专业主要有农林牧渔类、资源环境类、能源与新能源类、加工制造类、石油化工类、轻纺食品类、医药卫生类等各专业。⑤其他因素：环境温度湿度过高、烧烫伤、酒精中毒、食品添加剂等因素也可导致皮肤病。

二、皮肤病湿热致病特点

杜锡贤教授在多年的临床实践中深切体会到湿热邪气广泛存在，具有特殊的临床表现、发病特点及传变规律，且病种繁杂，易被忽视，如果治疗不当，则变证丛生、病情缠绵。湿热皮肤致病以往认识还不全面，可以将湿热的致病特点概括为以下几个方面。

（一）广泛性

《温病条辨》曰："湿为阴邪，其伤人之阳也，得理之正，故多而常见"，说明人普遍易感湿邪。湿邪内停必化热，因此人群中共感湿热之邪者众多。湿热之邪不止在东南多见，实际上其他地方也不少，只要有水均可蒸腾成湿。除了感邪的广泛，湿邪所致疾病也极为广泛。湿热不仅可侵犯人体皮肤，还可深入脏腑，导致多病并发、内外皆伤。皮肤病如红斑狼疮等，不仅有皮肤症状，还有脏腑诸症。

（二）季节性

《素问·五常政大论》曰："敦阜之纪……大雨时行，湿气乃用，燥政乃辟"，《素问·金匮真言论篇》云："长夏善病洞泄寒中"，长夏为夏秋之交，雨热同行，阳热下降，水气上腾，湿热最重。这说明湿热之邪具有明显的季节性。

（三）隐匿性

《素问·生气通天论》云："冬伤于寒，春必温病。"《素问·金匮真言论篇》云："夫精者，身之本也，故藏于精者，春不病温。"清代张璐在《张氏医通》云："风寒暑皆能中人,惟湿气积久,留滞关节,故能中",又云"人只知风寒之威严,不知暑湿之炎暄,感于冥冥之中也"。《杂病源流犀烛》云:"其熏袭乎人,多有不觉,非若风寒暑热之暴伤,人便觉也。"以上均说明湿热之邪缠绵难愈,常化为潜证,潜伏体内,积久乃发。如变应原、梅毒或疱疹病毒等潜伏体内,伺机而作。

(四)迁延性

《素问·五运行大论》"中央生湿……其性静兼,其德为濡",说明湿邪具有黏腻停滞的特性。湿热邪表现在疾病上主要是两方面:一是症状的黏滞性,湿热症状多黏腻不爽,如湿滞大肠,腑气不利,大便黏滞不爽,甚或里急后重,舌苔垢腻;湿阻膀胱,气化不利,小便淋漓不畅,或短赤涩痛,口黏,舌苔厚腻。二是病程的缠绵性,这是因为湿邪黏滞,胶着难解,故病程较长,缠绵难愈,反复发作。

(五)上蒸性

湿热之邪既有湿邪特性,又有热邪特点。热邪为阳,其性炎上。火热之邪有升腾向上的特性。因此侵犯人体时,火热之邪导致的症状多表现在上或在外部。热重于湿,热可挟湿上行,使湿热发于头面。如脾胃湿热上蒸可致口舌生疮糜烂,过食辛辣肥甘可致痤疮。

(六)趋下性

《素问·太阴阳明论》云:"伤于湿者,下先受之。"《灵枢·邪气脏腑病形篇》云:"身半已下者,湿中之也。"《外科启玄》云:"凡湿毒所生之疮,皆在于二足胫、足踝、足背、足跟。初起而微痒,爬则水出,久而不愈。"水曰润下,湿类于水,性重而下行,故湿邪具有趋下的特性,易伤人体下部。湿重于热,湿挟热下行,则致下肢湿热明显。如湿疹、紫癜、丹毒等病以下肢较多。

(七)秽浊性

《素问·至真要大论》曰:"诸胀腹大,皆属于热……诸病有声,鼓之如鼓,皆属于热……诸转反戾,水液浑浊,皆属于热……诸呕吐酸,暴注下迫,皆属于热。"除此之外,湿邪致病常可导致人体出现各种秽浊症状,如面垢、浊涕浓痰、大便溏泻、下痢黏液脓血、小便混浊、女性白带过多、湿疹流水等。因此,湿热具有秽浊性。

(八)兼杂性

《温病条辨》曰:"盖土为杂气,寄旺四时,藏垢纳污,无所不受"。湿邪黏腻可与百邪相容夹杂,相兼为病。皮肤湿热可夹风邪瘀阻肌肤,可夹暑邪致痱子等病,也可夹杂燥邪煎熬皮肤。

（九）入络性

湿邪易伤脾胃，"脾为湿土之脏，胃为水谷之海"。人体脾胃同居中焦，职司运化。而湿邪外侵，易伤脾胃，脾失运化，内湿积聚。湿性重浊，易困清阳，阻遏气机。气机被阻，则脉络不通，不通则瘀，出现结节。热性煎熬，灼伤津液，凝结气血，败坏脏腑。日久不解，湿热耗津，最终入络，迫血妄行，致使出血。

（十）成积性

《素问·阴阳应象大论》云："阳化气，阴成形。"湿邪为阴，热邪为阳，湿邪聚热成形。明代张介宾认为："阳动而散，故化气。阴静而凝，故成形。"热邪燔灼升腾易耗气动血，湿邪黏腻重浊可缠绵机体，两者相互为用，积聚成形。湿热毒邪郁阻肌肤，致经络阻塞，不通则痛故局部出现疼痛，湿热动血故肌肤出现紫斑；湿热化毒，腐化肌肉，生疮化脓。

（十一）化毒性

清代尤在泾《金匮要略心典·百合狐惑阴阳毒病证治第三》云："毒者，邪气蕴畜不解之谓。"《湿热病篇》曰："湿热郁多成毒"。由于湿性黏滞，湿热最易阻滞气机，气滞则血瘀。湿易化热，血热则血易瘀滞，湿热持续存在体内，湿热由气分逐渐深入血分。不管湿重、热重还是湿热并重，湿热久羁均可成为"湿热瘀毒证"。

（十二）迷惑性

清代医家周学海《读医随笔·燥湿而形同病》云："风、寒、暑、湿、燥、火六淫之邪，亢甚皆见火化，郁甚皆见湿化，郁极则由湿而转见燥化。何者？亢甚则浊气干犯清道，有升无降，故见火化也；郁则津液不得流通，而有所聚，聚则见湿矣；积久不能生新，则燥化见矣。"湿极可出现燥形，同样燥极也可出现湿形，因此从症状上看，两者极易混淆，发生误诊。从脉象上看，《温热病篇》曰："湿热乃阳明、太阴同病也。（始受于膜原，终归于脾胃。而提纲中言不及脉者，以湿热之证，脉无定体，或洪或缓，或伏或细，各随证见，不拘一格，故难以一定之脉，拘定后人眼目也。阳明热盛见阳脉，太阴湿盛见阴脉，故各随证见也。）"因此，湿热不易诊断，具有迷惑性。

三、病机

（一）皮肤湿热基本病机

皮肤湿热主要因禀赋不耐（包括母体遗热、遗毒予儿）或外感风、湿、热之邪，使玄府郁闭,气机宣达受阻内郁;七情内伤,致肝胆疏泄不利,使三焦气机不畅,升降失司。气郁则津液不行,而见气滞湿郁;若气郁日久,阳热不得输布,而见气滞火郁;若气虚水湿不化而见气虚湿郁。饮食不慎,如过食肥甘厚味或辛辣,伤及脾胃,湿热内蕴,郁蒸气分,弥漫三焦,浸淫肌肤而成湿热。尽管湿与热是六淫中2个独立的致病因素,也是2种独立的疾病属性,但湿热之间有非常密切的病机转化关系,因此湿热是临床中最为常见的疾病状态。

1.热后生湿,湿热并存

机体感受热邪可成热证,热证可因病情演变或寒凉药物使用而渐退,热势渐退而湿气渐生,湿热胶结而渐形成湿热证。尽管诸多中医大家认为中医的热证不应等同于西医的炎症,但在现代研究中,典型的热证与炎症状态之间仍然存在着异常紧密的关系。湿热证与炎症因子存在着正相关性。

2.湿久化热,湿热并存

湿证多由感受外界湿邪致正气受损,使得体内水液运化失常,阻遏气机。湿邪久羁,可因机体阳气渐旺,欲清外邪;亦可因湿气阻闭经络,阳气郁滞化热。无论如何,均会形成湿热搏结之势。湿热证表现为湿证与热证的复合证型,在西医上表现为一种难以自行缓解的慢性炎症状态。湿热证与湿证及热证关系密切,在临床表象上,湿热证既有湿证的特征,如身体困重、肢体酸痛、腹胀腹泻;也有热证的特征,如口苦咽干、口气臭秽、小便色黄、肛门灼热不适。在内在病理机制上,持续存在的致炎病因构成了难以自行缓解的慢性炎症状态和持续的炎症-免疫-水液代谢紊乱状态。

(二)皮肤湿热的病机演变

从中医观察到的病机特征上看,皮肤湿热轻证起病较快,病程短,初中期以风热血热为外在主要病机;皮肤湿热重证"湿"的特征突出,潜伏期长,其发病最初多以湿热之邪阻遏卫阳为主,随着病情进展,湿伏化热而呈现湿热并重的病机特点,核心病机以湿火(热)毒蕴为主,病程明显较长。虽然同为湿热邪气,但致病之后所导致的病机演变仍有明显不同。热象显著者,病情多剧烈,但较少出现慢性化过程;而湿邪偏重或湿热并重者,病程多较长,有慢性化趋势。

不同病因所致湿热,其湿与热的偏胜有所不同。其中,内生湿热通常比外感湿热湿象更重,内生湿热活动期比缓解期热象更重;外感湿热,病程偏长者湿象偏重。这与传统所认为的"湿性黏滞"的关键特征具有一致性。湿为阴邪,积而为水,聚而成饮,凝则为痰,化生百病,四肢百骸、经络、脏腑皆可滞留;其性重浊黏腻,易阻滞气机,致病迁延缠绵难愈。湿热之邪贯穿于整个疾病发生发展的过程中,湿热留恋是疾病反复发作、迁延不愈的重要因素。

湿热证并不是湿证与热证的简单相加,而是一个具有质的特异性的"综合证"。从诊断学角度看,典型的湿热证的体征为舌质发红,舌苔白腻或黄腻,脉濡数、濡缓或滑数,面色油垢微黄或淡黄,以及发热等自觉症状;其临床多表现为脘腹闷胀,口渴不欲饮,大便溏垢、排泄不爽或伴有肛门灼热,尿短黄混浊滞涩,汗出发黏而酸臭等。这些症状也是通常湿热证所共有的最基本的临床表现。当然,这些表现不可能也不必在同一个患者身上所齐备,每一种具体的湿热证,都在上述共性症状之基础上有各种个性表现。湿热证的个性表现,常随湿热程度之轻重和所在部位不同而不同。在湿热证此型与彼型之间,往往存在着一些中间型,同时夹杂症或并发症也不少,由此形成湿热夹瘀、湿热生风、湿热伤阴等诸多变证。无论从生理病理,还是从临床症状及体征方面,湿热之邪都是皮肤病发生、发展的重要因素。

三、辨证方法

(一)传统辨证方法

1.八纲辨证

八纲辨证是辨证的总纲领,皮肤疾病亦不例外。阴证与阳证、表证与里证、虚证与实证、寒证与热证,是四对既互相对立又互有联系的基本证候。八纲是从各种具体证候的个性中抽象出来的带有普遍规律的共性,常作为辨证施治的基本法则。八纲辨证着眼点是对疾病大体的病理分类,而非完整而具体的证,反映了中医学的整体观和辨证法思想。在八纲辨证中阴阳为总纲,也就是把疾病分为两大类,其中表证、实证、热证是阳证,里证、虚证、寒证是阴证。

(1)辨阴阳证。阴阳辨证是八纲辨证的总纲,可概括其他六纲。其中表、热、实证属于阳证,里、虚、寒证属于阴证。①阳证:临床中凡是明亮、兴奋、躁动之象均属阳证。皮肤病中可表现为发病急剧,病情进展迅速,皮肤颜色鲜艳明润、温度偏高,分泌物稠厚量多。②阴证:临床中凡是晦暗、沉静、抑郁之象均属阴证。皮肤病中可表现为病情迁延不愈,皮肤颜色暗淡、温度偏低,分泌物稀薄。如硬皮病、黑变病、成人硬肿病。

(2)辨表里证。表里辨证主要辨别病变部位,反映病情传变。①表证:表证即六淫邪气从外侵袭机体造成的位于体表的轻浅证候。主要见于外感疾病的初起阶段。临床表现为发热恶寒或恶风、头身疼痛、鼻塞流涕、喷嚏、咽喉痒痛不适、舌苔薄白、脉浮等症状。②里证:里证泛指病变部位在里,即脏腑、气血运化异常所表现的证候。如剥脱性皮炎随病情发展出现皮肤暗红或见瘀斑,偶有青紫、大量糠秕状鳞屑,伴高热、口干唇燥,甚则热陷心包、神昏谵语,舌红,少苔或无苔,脉细数。

(3)辨虚实证。虚实意在辨别邪正盛衰,主要反映疾病过程中人体正气与邪气的盛衰变化及力量对比。人体正气包括气、血、精、津液等多个方面,故虚实也可表现为多种证候。①虚证:虚证可表现为阳虚、阴虚,气虚、血虚等多种证候,临床可见精神萎靡、四肢不温或五心烦热、骨蒸盗汗、心烦失眠或体寒自汗、倦怠嗜卧、面色㿠白、唇色淡白。②实证:实证可表现为气滞、血瘀、痰凝、虫积等多种证候,临床可见胀满、闷痛或疼痛拒按、唇色紫暗、痰核、瘿瘤等。

(4)辨寒热证。寒证与热证反映人体阴阳的偏盛与偏衰,阴盛或阳虚表现为寒证,阳盛或阴虚表现为热证。①寒证:寒证指由阴盛或阳虚所导致的以寒冷为主的一类证候,临床表现为恶寒或畏寒喜暖、面色㿠白、手足厥冷、口淡不欲饮、分泌物清稀量多、小便清长、大便稀溏、舌淡苔白质润、脉迟或紧。②热证:热证指由阳盛或阴虚所产生的以温热表现为主的一类证候,临床表现为发热恶寒、喜冷、口渴喜冷饮、面红目赤、心烦易怒,或见血液异常外渗、小便短赤、大便干结、舌红苔黄燥、脉滑数。在皮肤疾病中皮损可表现为色泽鲜红、掀肿、灼热。

2.气血津液辨证

气、血、津液是皮肤生理、病理变化的重要物质基础,三者相互依赖、转化、动态平衡保证了生命活动的正常进行。气温煦肌肤、抵御外邪、固摄血脉,血濡养皮肤,津液润泽皮肤。因而在临床上脏腑和皮毛筋骨肉发生病变,常可以影响到气血津液。而气血津液的病理变化,亦常影响到脏腑和皮毛筋骨肉。气血津液辨证在皮肤病应用注重局部与整体的辨证关系,局部的证候表现与整体的证候有时会表现不一致,甚至恰恰相反。要仔细分析,找出症结所在,其内在联系,如因虚致实或阻隔闭塞。

(1)单发病机。①气虚证:皮肤症状加气短声低、少气懒言、精神疲惫、体倦乏力、脉虚、舌质淡嫩、有头晕目眩、自汗,动则诸症加重。②血虚证:皮肤症状加面色淡白或萎黄,眼睑、口唇、舌质、爪甲颜色淡白,头晕眼花,两目干涩,心悸,失眠多梦,健忘,妇女月经量少、色淡、延期甚或经闭,脉细无力等。③血瘀证:寒热均可导致血瘀,但在皮肤疾病中常见的是热壅血瘀。热壅血瘀常见症状包括潮热、口渴、面赤、心烦失眠,身体有固定部位疼痛、包块质硬、推之不移,或为疮痈、舌绛、脉滑数。④津亏证:皮肤症状加各种口、鼻、咽、唇、皮肤津少失滋的干燥表现,无燥热象。

（2）复合病机。①气虚、血虚湿热：患者素体虚弱，脾失健运，湿邪内蕴；气虚不足以卫表，腠理开泄过度而易感风热之邪；气虚日久，气不生血，故血虚。亦有脾湿内蕴日久，脾气不健而致气虚。②湿热、气血瘀阻：患者主要病理因素为脾虚、湿盛、血瘀。脾气亏虚，气不行血，或湿邪阻滞，气血运行不畅，致气血瘀阻。③血热、湿热火毒：湿热内蕴郁于皮肤为病，或因血热炽盛，邪毒蕴结而致。④血虚、阴亏湿热：湿热缠绵，反复发作，最终导致耗血伤阴。

3.经络辨证

《灵枢·卫气》曰："能别阴阳十二经者，知病之所生。"经络既是气血流通的道路，又是病邪传变的途径。脏腑病变可以通过经络反映于体表，反之体表受邪又可以借助经络内传于脏腑。因此，经络辨证在皮肤病的辨证治疗中具有重要的指导意义。皮肤不同部位所反映的病机不同，根据十二经脉在体表的循行部位，全身皮肤可被分为十二区域。

（1）头面部："头为诸阳之会"，头面部主要分布的是手足阳经。足太阳经行于头顶和头后部；手足少阳经行于头侧部；手足阳明经行于面部、额部；手太阳经行于面颊部。

（2）上肢部：上肢外侧面为阳经，内侧面为阴经。上肢外侧经脉分布为手阳明在前，手少阳居中，手太阳在后；上肢内侧经脉分布为手太阴在前，手厥阴居中，手少阴在后。

（3）下肢部：下肢外侧面同样为阳经，内侧面同样为阴经。下肢外侧经脉分布为足阳明在前，足少阳居中，足太阳在后。下肢内侧经脉分布以内踝上八寸为界，内踝上八寸以上与上肢相同，足太阴在前，足厥阴在中，足少阴在后；内踝上八寸以下，足厥阴在前，足太阴居中，足少阴在后。

（4）躯干部：十二经脉在其循行分布过程中均与躯干部位发生联系，分布规律是手三阳经行于肩胛部；手三阴经均从腋下走出；足太阳经行于背面；足少阳经行于侧面；足三阴经与足阳明经行于胸腹部。其中，自胸腹正中线向外的顺序为足少阴肾经、足阳明胃经、足太阴脾经和足厥阴肝经。

4.温病辨证

温病辨证分为卫气营血辨证和三焦辨证。叶天士首创"温邪上受，首先犯肺，逆传心包"的病机学说，提出"卫之后方言气，营之后方言血"。卫气营血辨证是从"横向"来分析温热之邪侵袭人体由浅入深的4个阶段。三焦辨证是吴鞠通以《黄帝内经》三焦部位概念为基础，从"纵向"来分析外感温热病邪侵袭人体的上焦、中焦、下焦3个层次的路径。皮肤病尤其是红斑、发疹类皮肤病，与温病发展有相似之处,以此来辨证,可以取得较好的疗效。

(1)卫气营血辨证:卫气营血辨证着眼疾病的层次递进和区分,许多皮肤病尤其是炎症性皮肤病发病,过程与温病的发展相似。①卫分证:此为外感六淫之邪外侵皮肤,因湿热之邪有隐匿之性,入侵卫分时,症状并不明显。皮疹多为淡红色丘疹或斑块,常伴发热、微恶风寒、脉浮等,多为外感风热之邪。②气分证:皮损潮红、微肿,常伴壮热、不恶寒、苔黄等,属气分证。此时湿热已蕴结皮肤,逗留不散,皮疹可出现糜烂、流滋,可融合成片;同时皮肤阻塞,水液无法外输淤积脏腑,因此患者可出现胸闷,渴不欲饮,大便干结或溏薄,苔黄腻。③营分证:若皮损色鲜,伴身热夜甚,伴心烦、谵语,舌红绛,脉细数。此时湿热壅盛,内停脏腑可动血伤气,外发皮肤致脓疱较多。此阶段属于气血中间阶段,极易发展至血分证,但犹有透热转气之机。④血分证:皮疹暗红或紫红,伴身热、神昏谵狂、衄证、舌深绛等,属血分证范畴。此时湿热已入血分,热邪蒸腾致耗气煎血,湿邪缠绵胶着难解,两者相搏为患,或郁积化毒,或潜伏于内变换他证。

(2)三焦辨证:三焦理论源于《黄帝内经》,《灵枢·营卫生会》曰:"上焦如雾,中焦如沤,下焦如渎",清代吴鞠通据此将证候分为上、中、下三焦范围,用以阐述三焦所属脏腑在温病过程中的特点来进行温病辨证。此辨证方法标明了湿热邪气所在的部位。①上焦:血热妄行,以皮疹颜色鲜红、舌红苔黄、脉数为主,或兼见外感症状为鉴别要点。②中焦:阳明血热,此时湿热积于中焦,除皮疹出血鲜红、面赤、舌红、苔黄腻外,常有消化道出血的合并症。③下焦:湿热瘀滞,此时湿极化燥、血液煎熬、皮肤失于润泽、紫癜可消可暗、皮疹干枯。湿热下注,下肢会出现水肿,尿血或尿检查有不同程度上的蛋白尿及管型尿。舌红或舌淡紫,苔薄脉数。

5.辨病辨证

辨病就是诊断疾病,是从宏观的角度对疾病进行诊断,从而提前判断病证发展方向。当前辨证论治应用更为广泛,但实际上中医学临床上一直有辨病论治的方法。1973年长沙马王堆三号汉墓出土的战国时期的著作《五十二病方》中,除载有52种病证外,文中还提到了103个病名。在《周易》《尚书》《诗经》等十三经中,据不完全统计,其病名已达180余种。到了《黄帝内经》,病名已增加到200种以上,并记载有针对具体疾病的方剂。到了现代,西医技术被运用于临床,为疾病的诊断提供了更多依据。

(二)湿热辨证方法

1.皮肤湿热轻重辨证

(1)湿重热轻:湿热内停于脏腑,气机不畅,阳气郁遏,久则酿热;外达肌表,汗出不解。辨证主要有3个要点:①舌苔以腻为主;②脉象以滑为主;③排泄物、分泌物黏腻秽浊。

(2)湿轻热重:湿热不解,郁阻肌表,不能宣发,郁而化热。热盛兼湿,症可见高热汗出,烦渴饮冷,脘闷身重,此为热重于湿之象。湿虽轻,但依然会阻隔热象。辨证主要依据舌象和脉象:舌象多红,为热动血之故;脉有数象。

(3)湿热并重:湿热程度相当,相兼为病。湿热并重,郁阻脏腑,气机失和。此时可见身热心烦,胸脘痞闷,恶心,呕吐,大便溏泻、色黄味臭之象。舌象和脉象主要为舌红,苔腻,脉滑数。

2.分期湿热辨证

年龄或病程不同,导致机体状况不相同,湿热的临床表现也各不相同。

(1)风热蕴肤证:一般见于皮肤病急性期,风热俱为阳性,风性轻扬,火性炎上,故发病急、病势猛、病程短,同时伴有身热口渴、心烦等症。皮疹多发于头面,也可见于四肢,色多鲜红。

(2)湿热浸淫证:一般见于急性期或亚急性期,此时湿热较轻,位于皮肤表面,因此可致水疱,重症可有糜烂或疱内有脓液。舌脉象为舌质红,苔黄腻,脉滑数或濡滑。湿热缠绵,具有迁延之性,如不尽快祛除,有两种发展之势,一种是水湿积聚,致使脏腑气机不畅,湿极化燥;另一种是热性煎熬,伤津耗血,致使血虚生风。

(3)脾虚湿困证:一般见于亚急性期或慢性期,此时水湿内停已久,困于脏腑,致使脏腑气机不畅。脾位中焦,健运水湿,受水湿影响最多,最先出现功能失调。因此可见纳少、神疲、腹胀便溏或泄泻。皮肤不能受脾濡养,故皮肤一旦溃破,难以愈合。此时湿极化燥,皮肤黯淡。舌脉象为舌质淡胖,苔白或腻,脉弦缓。

(4)血虚风燥证:一般见于亚急性期或慢性期。此时湿郁化热,热性煎熬,津液不足则耗血,血虚则生风。因此可见皮肤粗糙皲裂、色暗沉着,同时伴有口干不欲饮等湿热之症。舌脉象为舌淡,苔少或光,脉细弦。

3.皮肤湿热部位辨证

(1)伤于肌表:湿热浸淫肌表,多兼风邪,风邪善行游于肌表,皮疹可为风团。卫气被遏,全身沉重、倦怠;湿邪偏重,往往水肿、麻木;热邪蒸腾则红肿、灼热。湿热郁浸淫肌肤,故病程缠绵、反复发作。

(2)伤于腠理:腠理是三焦通于皮里肉外之组织。湿热郁闭肌腠,症见胸痞、发热、肌肉微疼、始终无汗。湿热蕴积较深,皮疹可遍布全身,黏膜亦累及,可见红斑、大疱糜烂出血结痂、舌苔黄、脉滑数或洪大,伴高热畏寒、头痛无力等症状。

(3)伤于内腑:表证已罢,湿热毒邪入腑,内结不散。内腑运化水湿,首先受湿热之邪,致使输布津液失调,水液代谢紊乱,因此可见伴口干、痞胀、呕恶、便秘等症。此时皮损多为聚结不散,艳红灼热。苔黄腻或黄糙,脉沉数有力。

(4)深入于脏:湿热内传,侵袭脏腑,多因脏腑不同而见不同症状,若侵袭脾脏可现口渴不喜饮、口臭等症,内传心包则见烦躁不安、神昏谵语等症,湿热壅肺可见咳喘、胸痛、黄稠痰等症。此时皮损多为高肿、燔红、灼热。舌红绛,苔腻或焦,脉滑、洪、数或细数。

(5)流注关节:肿硬疼痛,结块或红或青,多为肌表被阻,湿热流注关节之故,可出现关节红肿热痛、身体重着,长期不解可为湿热痹证。如湿热侵入经脉,可致筋脉拘急、伸展不利。如关节型银屑病、过敏性紫癜、血管炎、脂膜炎等。

4.症状辨证

皮肤病的相关症状反应了湿热的演变,可以据此辨证。

(1)斑疹:皮肤局限性的色素改变,与周围皮肤水平。斑疹一般直径<2 cm,≥2 cm者称为斑片。红斑为血热或热毒;紫斑为血热、血瘀;白斑为气滞、血虚、气血不和;褐斑多为气滞血瘀;黑斑多为肾虚。

(2)丘疹:局限性隆起于皮肤的实质性损害。一般直径<0.5 cm,可见于多种皮肤病。辨证主要以色泽、形态和软硬度为依据。病位多在肺、脾。色红者多属血热,渗液者多属湿热,发痒者属风热。

(3)疱疹:有水疱、血疱、脓疱之别。①水疱:即局限性空腔含液体的高起损害,水疱一般直径<0.5 cm,≥0.5 cm者称为大疱。水疱为湿邪所致。②血疱:即疱内含有血液者。外观呈红色或紫红色,为湿热盛或热毒所致。③脓疱:即疱内含有脓液者,因脓液的颜色不同,可呈黄色或绿黄色。若脓疱周围有红晕,乃毒热或火毒炽盛所致。

(4)结节:为可见的隆起性损害或可触及的圆形或椭圆形局限性实质性损害。直径>0.5 cm。颜色、形状、大小不一。若结节色红或紫红,按之疼痛,多属湿热阻滞、气滞血瘀,见于瓜藤缠等。若结节皮色、质地不甚坚硬,亦无明显压痛,或结节中央坏死、破溃经久不愈,多属气滞痰凝或痰血阻滞,见于皮肤结核、各种皮肤小肿瘤等。

(5)疼痛:疼痛有不通与不荣之异。湿热相关疼痛主要辨寒热、虚实两端。实证者拒按宜泻,虚证者喜温喜按重在补虚;寒痛宜温热疏通之法,热痛者宜着重清热泻火。

（6）渗液：随着皮肤疾病进展或失治误治皮肤疾病，常会出现皮损面积增大，继而渗出的情况。若皮损潮红、渗液不多、质清，说明病情渐进，但湿邪较轻，可伴瘙痒不适，舌脉多表现为实证、热证，舌苔多白腻或黄；若皮损红肿明显、渗液较多、质稠或脓水淋漓，浸淫各处，说明病情发展迅速，湿聚成毒，有感染之象，可伴明显瘙痒不适症状，舌脉以实热证为主，舌苔多黄厚腻。

（三）其他辨证方法

1.病因辨证

现代皮肤湿热证病因复杂，外感邪毒、药毒刺激、先天禀赋等均可导致湿热内盛。由于皮肤位于体表，对很多诱因更为敏感。病因治疗往往是湿热证治疗成功的关键，有决定湿热证走向的重大作用。因此，辨明皮肤病病因至关重要。

2.体质论治

体质是疾病发生的重要内因，皮肤病往往与湿热体质密切相关。不过湿热具有迁延性，在湿热后期可生痰、耗气、伤阴等，从而出现他证。虽为他证，实质上仍为湿热证，在辨证时需格外注意。

3.三部病机辨证

高秉钧在《疡科心得集》中提出："盖以疡科之证，在上部者，俱属风温风热，风性上行故也；在下部者，俱属湿火湿热，水性下趋故也；在中部者，多属气郁火郁，以气火之俱发于中也。"后世称之为"三部病机学说"，这是将三焦辨证引入皮肤病的辨证中，使皮肤病纵向发展更为明晰。

（1）上部：指头颈、颜面、咽喉、颈项等头颈部。《素问·太阴阳明论》曰："伤于风者，上先受之"，风性轻扬、火性炎上，故头颈受邪多为风热之邪。热性蒸腾，皮疹多鲜红；风邪游走，故瘙痒难耐。风热之邪均为阳邪，故发病急、病势猛。

（2）中部：包括胸、腹、腰、背，内含五脏六腑，是人体气化之所。中部发病，可使气机不畅。《素问·举痛论》云："余知百病生于气也。"气机不畅可使水湿内停，郁而化热，故而发病。热郁故皮疹颜色多艳红，气郁水停故胸闷、胸胁不适、呕逆、腹满。

（3）下部：指臀、前后阴、腿、胫、足。《素问·太阴阳明论》曰："伤于湿者，下先受之"，湿性重浊，易与热合，湿热下注则致下部诸病。湿为阴邪，阻遏气机，故身热不扬；湿邪黏滞，故肢体困重。湿热相合，皮肤漫肿如绵或腐烂破溃、大便黏腻、小便黄或不利、口干不思饮、舌红、苔黄腻、脉弦滑或滑数等。

四、治则治则

(一)总则

皮肤病的发生、发展及最后的转归,都与湿热或湿热类型有关,因此清热利湿是治疗的基本原则。治疗时应以湿热体质为本,注重"伏邪"与"潜证"问题,调理体质、清除伏邪、治疗潜证,以到达治本的目的。同时,应与症相结合,"急则治其标,缓则治其本"以提高疗效。

(二)主病主证主方论治

主病主方是从专病专方发展来的,专病专方理论始于《黄帝内经》,如《素问·病能论》云:"有病怒狂者……使之服以生铁洛为饮"。《五十二病方》记载了包括内、外、妇、儿、五官等 52 类疾病,基本以病论治;张仲景《金匮要略》则以专病成篇,其所指"辨某某病脉证治"就体现了专病专方思想。但是疾病是复杂的,常有多种表现,基于此杜锡贤教授提出:"究其一点,不计其他。"主张抓住疾病的主要矛盾进行诊断、治疗,即主病主证主方理论。在皮肤病中,湿热贯穿于疾病始终,因此是主要矛盾,在治疗时应以此为重点。

(三)随其所得而攻之

"当随其所得而攻之"出自《金匮要略》,在皮肤病湿热证的治疗上尤为重要。湿热证是湿与热两种性质不同的邪气相合导致的。其中,水液内停为湿,湿郁而化热,"湿去则热孤",所以湿热证治疗重点在于祛湿,而祛湿重点则在于辨明病邪侵袭部位。湿热可在肺卫、脾胃、肝肾,在肺卫应以宣透为主,在脾胃应以芳香化湿为主,在肝肾则可引湿热下行。不同部位治则各不相同,应随其所而改之。

(四)治湿须重佐理气

湿为重浊、黏滞之邪,湿热邪无论侵袭人体何处,其共同病理为水湿内停、气机不畅。只清湿热,而不行气消滞,不能完全清除湿热。只要气机不畅,均可阻滞水湿,又致湿热。因此,治疗时应理气行气,使水湿不能停滞,湿热不能积聚。

(五)治顽湿勿忘痰浊

湿性缠绵,若停留脏腑,郁而化热,炼液成痰。有形之痰可致舌黄苔腻、脉弦滑数;化无形之痰则外而皮肤,内而脏腑、关节,无处不到,故有百病皆因痰作祟之说。因此,治顽湿时应注意痰浊之邪。此外"痰滞血不行",不行则瘀,血瘀之症也可是痰浊的表现。因此化湿活血时,也应注意痰浊。

(六)入血须凉血散血

湿热入血,煎熬血液则瘀,血瘀则致气机不畅,导致湿热停留。故叶天士云:"入营犹可透热转气""入血就恐耗血动血,直须凉血散血,如生地、牡丹皮、阿胶、赤芍等物"。因此,当湿热之邪入血分时,在清热利湿的同时,应佐以活血散瘀之品。

(七)标急从权,须察所兼伤

吴鞠通云:"土为杂气,兼证甚多,最难分析,岂可泛论湿气而已哉!"湿邪可兼夹各邪,同时可化热化燥,病机多样,证候多变。因此,在治疗时不能仅仅针对主病主症进行治疗,应根据疾病发展,分清主次先后、症状轻重,进行治疗。

(八)其剽悍者,按而收之

皮肤病湿热证中重症、急症并不少见。湿热缠绵煎熬,久而化毒,入内可动血,在外可腐肉,亦可留驻筋脉、附着关节、蒙蔽心包。对于此类病症,在初起时就应清气营或清气血,锉其剽悍之势,从而力挽狂澜,转危为安。

(九)病久入深,徐徐图之

湿邪缠绵,胶着难愈,渐伤正气,导致虚实相杂,气血阴阳俱亏,非一朝可愈。治疗时,应始终以清热利湿为主,虽一时难奏其效,但长期如此必有其功。

(十)各得其所宜

《素问·异法方宜论》曰:"故圣人杂合以治,各得其所宜,故治所以异而病皆愈者,得病之情,知治之大体也。"同一病证,患者年龄、性别不同,其症状及病情发展也不相同。因此,在治疗时,根据不同患者的机体特点,因人制宜。

第 二 章

掌六合三针学术特色

第一节　掌六合三针理论基础

一、概述

六合是指太极图中天、地、日、月、阴、阳合,用此指代太极。掌六合即指掌太极。掌六合三针源自葛氏掌针法的六合八卦理论,是将天人相应、掌气神通的易医学理论与手掌的经络腧穴和西医学理论的新式针灸治疗技术相结合。掌六合三针主要是通过针刺手部"多法效应交汇区",与经络、脏腑相连,从而达到调理经络、脏腑的作用,使其气血调和、阴阳平衡,从而治疗疾病。

二、掌生理结构

(一)骨骼与关节

手由腕骨、掌骨和指骨组成。腕骨共 8 块,分别为手舟骨、月骨、三角骨、豌豆骨、大多角骨、小多角骨、头状骨和钩骨,分为上下两排,即近侧列和远侧列腕骨结构。这种结构和手腕能够做出大幅度屈曲运动有关,只有当近侧列豌骨和远侧列腕骨协同合作时,手腕才能尽可能的向两侧运动。掌骨共 5 块,由桡向尺侧,依次为第 1~5 掌骨。其中第 1 掌骨稍短,其余 4 指相仿。掌骨近端的结构称为掌骨底,与远侧列腕骨相关节。反之,掌骨远端的结构则称为掌骨头。与其余掌骨相比,第 1 掌骨的掌骨头更扁平,因此其他掌骨能做出更丰富且复杂的动作。指骨共 14 块,拇指有近、远 2 节指骨,其余各为 3 节,分别为近节指骨、中节指骨、远节指骨。

手关节包括桡腕关节、腕骨间关节、腕掌关节、掌指关节和指骨间关节等。桡腕关节是前臂桡骨与腕骨相连的关节,由手舟骨、月骨和三角骨与桡骨嵌合而成。这一关节能主导手做多轴向的运动,使手腕部变得更为灵活。由远侧列腕骨和掌骨底组成的腕掌关节只能做出极微小的运动,第2~5腕掌关节都是如此,不过第1掌骨和大多角骨构成的拇指腕掌关节是个例外,它具有一对鞍状关节面,能引导拇指做外展和内收运动,甚至朝向掌面移动并与其他四指围成圆圈形状。各掌骨两两依次形成的关节称为掌骨间关节,位于第2、3、5掌骨底之间。它们允许掌骨沿矢状面做细微的前后移动。

因为手掌由多块小骨所构成,又有许多大小关节,所以手的形态千变万化,能做出各种灵活细微的动作。

(二)其他结构

手掌可分浅表层、中层、深层。浅表层包括皮肤、浅筋膜、深筋膜。其中浅筋膜比较致密,深筋膜又分浅、深两层。中层由掌浅弓、正中神经、尺神经的浅支、指浅屈肌腱、指深屈肌腱及蚓状肌构成。深层则由尺神经深支、掌深弓、骨间肌构成。手掌的间隙是位于手掌中间深部的疏松组织间隙,又分鱼际间隙和掌中间隙。掌中间隙由掌腱膜的桡骨侧缘向深部发出,斜向尺侧附着于第3掌骨前缘。而手掌肌肉由鱼际肌、拇短展肌、拇短屈肌、拇对掌肌、拇收肌、小鱼际肌、掌短肌、小指展肌、小指短屈肌、小指对掌肌、蚓状肌、骨间肌与屈指肌腱构成。

三、掌太极八卦

(一)概述

人的身上处处可以看作为太极八卦,大至整个人体,小至细微毫厘。因此,手掌也是人身的小太极八卦(图2-1)。中医学习惯于将手掌的大小鱼际称为"手鱼",正好与太极图里面的两条"阴阳鱼"意义相合。小鱼际属太阳经为天,大鱼际属太阴经为地,掌中土是太极的中心点,与方圆相兼的手掌形成内圆外方的太极之象。顺转逆运,地升天降,八卦相错,阴阳相交。故手掌者,人身之小天地、小太极也。

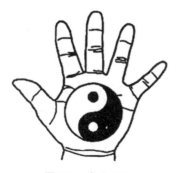

图 2-1 掌太极图

若是把手掌看作为一个太极图,称为"掌太极";如把手掌看成为八卦图,可称为"掌八卦"(图2-2)。掌六合三针是在手掌上根据太极八卦理论,按方位施术布针,达到治疗疾病之目的。人身的督脉走阳道,任脉走阴道,因此任督两脉是人身的乾坤。掌心为太阴通任脉走阴道,肺经列缺主之;掌背为太阳通督脉走阳道,小肠经后溪主之。两经交接全身奇经八脉,通络人体五脏六腑,因此任督两脉也是手掌的乾坤。人的手掌是个左升右降的太极图,脾气上升,胃气下降,与太极左升右降的运行轨迹相同。

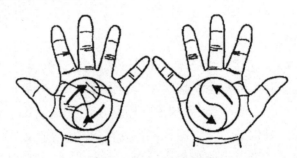

图 2-2 手掌阴阳顺逆图

太极化生出阴阳两仪,再由两仪化生出少阳、老阳、少阴、老阴四象,由四象再化生出八卦。分布于宇宙天体中的称为天体自然八卦,分布于人体中的称为人体八卦。天体自然八卦反映宇宙万象,人体八卦反映人体的体象。人体八卦在研究人体的生理病理和诊疗疾病中有着至关重要的作用。与掌太极的原理一样,掌八卦也是全身整体八卦中的一个小天地,在布针治疗中起到了非常重要的作用。八卦有先后天八卦之分,掌六合三针在治疗布针参考后天八卦方位,故下文只对后天八卦(图2-3)进行阐述。

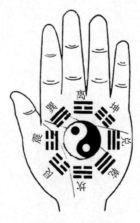

图 2-3 掌八卦图

(二)定位

后天八卦讲流行,明五行之精微,其象是火南水北木东金西一气流行。掌六合三针的治疗点以后天八卦图定位。

(1)定四正位:以中指的指掌关节缝为离卦中心点;手腕横缝的中点(约大陵穴)为坎卦中心点;大拇指侧虎口为震卦中心点;小指侧指掌关节缝至腕横缝连线中点偏上(靠向指头方向)为兑卦中心点。

(2)定四隅位:食指的指掌关节缝处为巽卦的中心点;无名指与小指的指掌关节缝中点为坤卦的中心点;兑卦与坎卦的中点(约为手太阳小肠经的腕骨穴)为乾卦的中心点;震卦与坎卦的中心(约为手太阴肺经的鱼际穴)为艮卦的中心点。

(3)方位确定:无论男女老幼,也无论左手右手,掌八卦的定位方法都是一样的。中指方向为南方属离卦,手腕中间方向为北方属坎卦,大拇指侧为东方为左属震卦,小指侧为西方为右属兑卦。只要把四正位搞明白定准确后,剩下的四隅位就不难确定。

需要注意的是,临床治疗时身体"左右"方位的习语还是指医师看患者的方位,如为本人则正好相反。初学者为了便于掌握,可将自己的左手竖起,掌面正对自己臂,然后把自己的手掌比作患者以区分左右,这样就很快能明白了。

(三)八卦应用

历代医家不断对八卦与脏腑的关系、八卦的功效和所主治疾病进行探索和实践,最后每一个卦位分布,都确定了治疗疾病的方向(图2-4)。

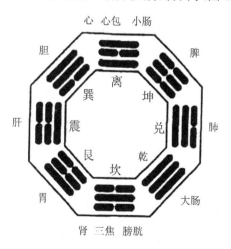

图2-4　后天八卦脏腑配属图

1.乾卦

五行属金(阳金),对应督脉、脊椎、脑、髓首、骨、关节、胸部、大肠、左下腹(下文所列左右方位以患者的实体为准)、左下肢、男性生殖器等。

乾卦应督脉,主脊椎,通于大脑。脑者精明之府,乾卦为阳脉之海,具有通调督脉、疏通太阳经气、调节全身经气血、宁心安神、调气健脑、解表退热、清风散热、解肌发汗、温经通阳、通调三焦、活血化瘀、强脊壮阳、养脑生髓、醒脑清神、通阳散瘀、补肾益精、回阳固脱、强腰补肾、舒筋利脊、疏调经络等作用。乾卦还能调理太阳经气、疏散太阳风寒等。

乾卦应大肠,大肠者,传导之官。因此,乾卦具有疏调六腑、温补阳气、固肠涩肠、通肠导滞、疏调肠胃、清热化湿、理气止痛等调理消化系统的功效。

2.坎卦

五行属水,对应肾、膀胱、三焦、任脉、脑、耳朵、脊椎骨、背、腰、下腹部、会阴部、性器官、血液、生殖系统、泌尿系统、血液循环系统等。

坎卦应肾,主膀胱,合三焦。肾乃先天之本,水火之脏,内藏元阴元阳。肾为元气之根本,生命之门户,肾藏精,肝藏血,精血同源;坎水乃肾之源泉。因此,坎卦具有滋养肾阴、振奋肾经之气、补肾益精、滋阴降火、补肾壮阳、潜阳熄风、引火归元、补肾调经、调理冲任、固经安胎、调理三焦、和血利血、行血止痛、清脑聪耳、通窍散瘀、清利咽膈、疏利三焦气机、调达上下升降、泄脏腑之内热、滋水涵木、调补肝肾、益肾兴阳、调和气血、疏通经脉、通畅三焦经气等多项功能,还有蒸腾气化和泌别清浊之功。

3.艮卦

五行属土(阳土),对应脾胃、鼻子、右下肢、手、手背、手指、脚背、足趾、脊背、关节、乳房等凸起之处。

艮卦应胃,胃乃仓廪之官。艮卦具有温补脾胃、清热化湿、降逆和胃、制酸止痛;消食导滞、调理肠胃、宣通腑气、舒肝和胃、理气止痛、充养营卫、和胃止呕、清泻阳明、调理胃肠、条达气机、调理脾胃;调和气血、疏通经络、散风祛湿、通络止痛、疏风散寒、收敛止汗、通畅三焦气机等多种功效。

4.震卦

五行属木(阳木),对应肝胆、双足、神经系统、筋脉、右腰、右胁肋、右肩臂、头发等。

震卦应肝,肝为风木之脏。震卦具有平肝熄风、舒肝利胆、调补肝肾、解痉止痛、清热开窍、清泄肝胆、调和气血、舒筋利节、强筋通络、理气散瘀、祛风止痛、平肝降逆、活血化瘀等多种功效。"诸风掉眩皆属于肝",故凡肝火上炎或肝阳上亢所致的肝风内动、气血逆乱等症,如头痛、眩晕、癫狂、痛症、惊风、抽搐等病症均属震卦的治疗范围。

5.巽卦

五行属木(阴木),对应肝胆、股、腿、右胁肋、右肩臂、血管、气管、食道、肠道、头发、神经系统、淋巴系统、前额等。

巽卦应胆,胆为中正之官。巽卦具有疏肝理气、平肝熄风、散风清热、发汗解表、疏肝明目、清热开窍、通经活络、清宜少阳热邪、疏通少阳经气、清热散风,疏解少阳、疏散风寒、活络止痛、散风祛湿、舒筋利节、祛邪散滞、解痉止痛、舒肝和胃、清热解毒、疏风解表、拮抗变态反应、祛风止痒、消肿散结、通关利窍等功效。

6.离卦

五行属火,对应心、小肠、眼目、头面部、颈项、胸部、上中腹部等。

离卦应心与心包,主小肠。《灵枢·邪客》云:"心者,五脏六腑之大主也,精神之所舍也,其脏坚固、邪勿能容……故诸邪之在于心者,皆在于心之包络。包络者,心主之脉也。"因此,离卦具有清热泻火、镇惊安神、温经活络、聪耳明目、清热开窍、疏散风寒、解肌发汗、安神宁志、通畅心络、清热明目、温经散寒、通畅气机、理气散滞、温补阳气、祛风活络、散风清热、安神定志、醒脑开窍、宁神泄热、泻实祛邪、利气宽胸、平气降逆、和胃止呕、调气通乳、清泄烦热、抗感染、抗变态反应等多项功效。

7.坤卦

五行属阴土,对应任脉、腹部、肌肉、四肢、左肩臂、左胁肋、消化系统等。

坤卦应脾,脾为后天之本,气血生化之源。坤卦具有健脾和胃、通腑导滞、清热化湿、温中散寒、升清降浊、宣通腑气、调理脾胃、降逆止泻、调理冲任、健脾益胃、理气化痰、消积导滞、健脾安胃、降逆和胃、清肠通腑、理气润肠、通腑行气、祛湿化痰、调和肠胃、温补阳气、疏调六腑、清热利湿、健脾利水等多种功效。坤卦还可疏调三焦经脉、宜通三焦气机、清泄三焦及少阳经热邪,主治一切消化系统病症。

8.兑卦

五行属阴金,对应肺脏、气管、支气管、左肩臂、左胁肋、口腔、口角、舌、鼻、咽喉、颊骨、牙齿、肛门、尿道等。

兑卦应肺,主气管。肺为娇脏,兑卦具有宣肺解表、肃降肺气、止咳平喘、宣肺化痰、开窍醒神、清热利咽、宣肺平喘、清热泻火、开瘀通窍、开泄腠理、理气宽胸、平气降逆、畅通气机、凉血止血、行气化水、利水消肿、通利气道等多种功效。

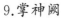

9.掌神阙

掌神阙即手掌的中心点,为葛氏掌针法的特有名称,具体内容见下文。

神阙应脾胃,主心脏,合冲、任两脉。以葛氏掌针法定位,掌神阙位于手掌中心,属戊己土位,阴土阳土在这里相遇相合。

掌神阙是掌太极的中心点,为掌气出入之门户、太极八卦之总枢。阴阳五行,孕育天地万物;掌气通神,调控五脏六腑。掌神阙具有调和脾胃、温阳暖腑、散寒止痛、停呕止泻、通腑导滞、消气除胀等多种功效。掌神阙尚有平肝气、理脾胃、通经络、清心神、镇惊悸、通调周身气血、调控十二经络和奇经八脉、平衡脏腑阴阳的功效。

四、掌阴阳五行

中医学认为阴阳是认识自然和解释自然变化的自然观和方法论。阴阳融入中医学理论体系,可以用来阐释人体的生命活动,分析疾病的发生、发展和变化的机制。五行是以木、火、土、金、水五类物质属性及运动规律来认识世界、解释世界和探求宇宙变化规律的世界观和方法论。太极生两仪,两仪生四象,四象生五行,五行生六合。五行六合在掌六合三针中有着非常重要的意义,在掌六合三针中各个卦位都含有阴阳五行和六合之义。

震巽应肝胆木为一合,离卦应心小肠火为二合,坤艮应脾胃土为三合,乾兑应肺大肠金为四合,坎卦应肾与膀胱水为五合,戊己应中央土为六合(图2-5)。手掌分阴分阳,手指亦分阴阳,尺侧为阴,桡侧为阳。

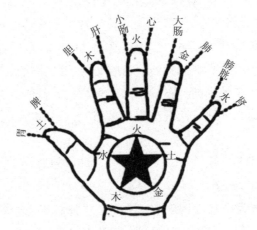

图 2-5 手掌阴阳五行图

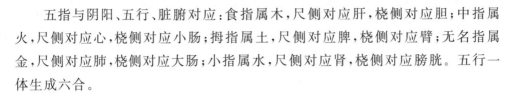

五指与阴阳、五行、脏腑对应：食指属木，尺侧对应肝，桡侧对应胆；中指属火，尺侧对应心，桡侧对应小肠；拇指属土，尺侧对应脾，桡侧对应胃；无名指属金，尺侧对应肺，桡侧对应大肠；小指属水，尺侧对应肾，桡侧对应膀胱。五行一体生成六合。

五、掌神阙

掌神阙是葛氏掌针法独有的卦穴理论，也是掌六合三针临床最常用及最为重要的布针点。

掌神阙的位置在手掌的中心，与手厥阴心包经的劳官位置近似，但范围比劳官穴大一些，大小约与本人的大拇指指腹相仿。与劳官不同的是，劳官只是手厥阴心包经的一个穴位，而掌神阙是掌八卦的"中官"。腹部的中心点的神阙，位于任脉，任脉为阴脉之海，与督脉、冲脉相通，能调理人体诸经百脉、脏腑气血，故称神阙是"奇经百脉之总枢，脏腑气血之汇海"。神阙是人体经气的汇集点，为元神出入的门户。手掌为人身一小太极，因此掌神阙与神阙极为相似。手的三阴三阳六条经脉经过表里互通、六经贯通、明阳交通、脏腑别通等途径，不但与足三阴、足三阳经相连接，而且与全身的五脏六腑和奇经八脉相联通。脐心与掌心均为神气出入之阙门，是全身经络之总枢、脏腑气盅之外门。葛氏掌针法将手掌心称之为掌神阙，与神阙遥相呼应，有阴阳相通之义、异穴同功之妙。

六、掌经络腧穴

经脉者，行血气，通阴阳以荣于身体也。人体的两手两足有手三阴、手三阳、足三阴、足三阳十二条经脉加上任脉、督脉共为十四经络。手之三阴经，从胸循行至手；手之三阳经，从手循行至头面；足之三阳经，从头面循行至足，足之三阴经，从足循行至胸腹。手三阴三阳在手掌相交，后与足三阴三阳相接，所以手掌上的经络穴位与内脏疾病有着紧密的联系。掌六合三针调控手掌的三阴三阳六条经络，通过经络间的表里关系、交会关系和别通关系等，与足之三阴三阳经和任督两脉连通，触一而发动全身，达到通调全身经络气血，平衡脏腑阴阳的治疗作用。

（一）手太阴肺经

手太阴肺经根起少商，循鱼际入腕口，少商、鱼际、太渊3个穴位是手太阴肺经的井、荥、输穴，为临床治疗咽喉肿痛、咳嗽、气喘、咳血、发热等症的重要穴位。掌六合三针与手太阴肺经相关的卦位是艮卦，鱼际穴为肺经之荥穴，五行属火，位于艮卦中心点。艮卦六腑应胃,五行属阳土。与手太阴肺经相关的另一个卦位是坎卦,太渊为肺经之原穴,五行属土,位于艮卦与坎卦的交界处,坎卦五行属水,与手太阴肺经水土合德,金水相生,肺肾互养,治疗肺脏的相关病症疗效甚好。肺与大肠脏腑经络表里互通,又与膀胱脏腑经络经气别通,故艮卦亦能治疗大肠与膀胱的相关病症。

(二)手少阴心经

手少阴心经根起小指末端,循手掌内入于手腕部的豌豆骨而上前臂。少冲、少府、神门是手少阴心经的井、荥、输穴,临床主要用于治疗心痛、心烦、惊悸、高血压、胸胁痛等心胸病症。与手少阴心经相关的卦位分别是坤卦、兑卦和乾卦。少府为手少阴心经之荥穴,五行属火,为火经中的火穴。与手少阴心经相关的另2个卦位是坤卦和乾卦。神门为心经之原穴,五行属土,位于坎卦与乾卦的交界处。手少阴心经穿过手掌桡侧小鱼际处,循行于乾卦和坎卦的部位,可治疗与乾、坎两卦相关病症。心与小肠脏腑经络表里互通,又与胆的脏腑经络别通,故亦能治疗小肠与胆腑的相关病症。

(三)手厥阴心包经

手厥阴心包经根起中指末端,循手掌中心进入腕部(大陵穴),中冲、劳宫、大陵是手厥阴心包经的井、荥、输穴,常用于治疗胸痛、胸闷、心悸、恶心等循环系统病症及神经精神方面疾病,同时治疗本经脉所过心胸部位之病症。与手厥阴心包经直接相关的卦位有2个,即手指方向的离卦和手腕方向的坎卦。劳宫为手厥阴心包经之荥穴,五行属火,位属掌神厥的中土。大陵为心包经的原穴,五行属土,位于坎卦,坎为水卦,大陵与坎卦水土合德。手厥阴心包经穿过手掌垂直中心线,经分布两卦,上离下坎,南火北水,成水火相济之象,两卦对治疗心胸疾病有较好的疗效。心包与三焦脏腑经络表里互通,又与胃腑经络别通,故亦能治疗三焦与胃腑的相关病症。

(四)手太阳小肠经

小肠手太阳之脉,起于小指之端,循行于手掌小指尺侧的赤白肉际,在手外侧入腕。少泽、前谷、后溪、腕骨这4个穴位是手太阳小肠经的井、荥、输、经穴。临床主要用来治疗乳疾、热病昏迷、头痛、目翳、耳鸣、耳聋、咽喉肿痛、头项强直腰背疼痛、手指肘臂痉挛麻木等症。与手太阳小肠经直接相关的有乾卦和兑卦。后溪为手太阳小肠经输穴,五行属木,位于兑卦。腕骨为手太阳小肠经的经穴,五行属火,位于乾卦。手太阳小肠经属手之三阳经,经络循行于手掌小指尺侧的赤白肉际,在手掌与手背的交界线上,根据针灸学理论的对应原则,归属于乾、兑两卦的范围,主治肺与大小肠的相关病症。小肠与心脏经络表里互通,又与脾的脏腑经络别通,故亦能治疗心脏与脾胃的相关病症。乾卦应督脉行阳道,故手掌乾卦亦能治疗与督脉的相关病症。

(五)手少阳三焦经

手少阳三焦经起于无名指末端,上行小指与无名指的指缝间(液门),主要治疗感冒、头痛、目赤、耳痛、耳鸣、耳聋、喉痹、手臂酸痛等疾病。与手少阳三焦经直接相关的是坤卦。液门为手少阳三焦经荥穴,五行属水。三焦经属手之三阳经,循行于手背,因液门穴位于无名指与小指缝间的赤白肉际,属手掌与手背阴阳交界处,故可归属于坤卦的治疗范围,主治与三焦相关的病症。三焦与心包脏腑经络表里互通,又与肾的脏腑经络别通,故亦能治疗心包与肾脏的相关病症。坤卦应任脉,故又能治疗与任脉相关的疾病。

(六)手阳明大肠经

手阳明大肠经根起于食指末端,沿食指桡侧缘,出第1、2掌骨间(合谷)。商阳、二间、三间、合谷这4个穴位是手阳明大肠经的井、荥、输、经穴。临床多用于治疗牙痛、咽喉肿痛、鼻衄、头痛、目赤肿痛、口眼㖞斜、耳聋等头面五官诸疾。与手阳明大肠经直接相关的为震卦与巽卦。二间为手阳明大肠经之荥穴,五行属水;三间为手阳明大肠经之输穴,五行属木。震、巽两卦应肝胆,五行亦属木,与二间、三间五行相合。手阳明大肠经属手之三阳经,经络循行于手掌食指桡侧的赤白肉际,在手掌与手背的交界线上,根据针灸学理论的对应原则,归属于震、巽两卦的治疗范围,主治与大肠相关的病症。大肠与肺脏经络表里互通,又与肝脏经络别通,亦能治疗肺与肝脏的相关病症。

七、掌全息

(一)概述

掌在人体所占的比例很少,仅为全身面积的5%左右,但在大脑皮质投影区所占的比例却有30%以上。由于人体的大部信息都汇集于手掌,所以全身的许多信息如生理、心理、健康、疾病都能通过大脑在手掌上反映出来,这就是全息反射区穴位。反射区一说是现代的医学词汇,指的是神经细胞聚集点,在中医上指的是经气血汇集之处。

掌六合三针将人体五脏六腑在手掌的全息反射信息融入掌八卦中,将人体的脏腑组织与掌八卦一一对应,将全息反射区穴位与掌八卦调控系统有机地结合,这些区域称为多法效应交会区。这不但进一步完善了手掌为人体之小太极、小八卦的理论,而且在多法效应交会区布针治疗提高了治愈疾病的概率。

(二)全息划分

根据生物全息律,人体的任何一节肢体都是人的整体缩影,都有与整体相对应的穴位,可以构成每一肢体所特有的穴位系统。手掌的第1、2掌骨和第5掌骨侧,均布有人体整体的穴位信息系统,而3个掌骨的穴位信息系统都与掌八卦相关,第1掌骨侧与艮卦相关,第2掌骨侧与震、巽两卦相关;第5掌骨侧与乾、兑两卦相关等,用掌六合三针组方治疗时可作相应的考虑。

1.乾卦全息

下腹区、大肠区、小肠区、直肠区、肛门区,以及第5掌骨侧全息(生殖穴、脐周穴、肾穴、脾胃穴)。

2.坎卦全息

生殖区、肾区、膀胱区、尿道区、盆腔区、子宫区、前列腺区等。

3.艮卦全息

心脏区、肺区、胃区,以及第1掌骨全息(肩关节区、腰椎区、骶椎区)。

4.震卦全息

肝胆区及第2掌骨全息(肝胆穴、脾胃穴、十二指肠穴、腰腹穴)。

5.巽卦全息

肝胆区、左肩区(医师观察位),以及第2掌骨全息(头穴、颈肩穴、上肢穴)。

6.离卦全息

食道区、咽喉区、口腔区、鼻区、目区、头脑区。

7.坤卦全息

肺区、气管区、右肩区(医师观察位)。

8.兑卦全息

大肠区、小肠区、结肠区,以及第5掌骨全息(头穴、颈肩穴、心肺穴、肝胆穴)。

9.掌神阙全息

胃区、贲门区、幽门区、胰腺区、十二指肠区、横结肠区。

第二节　掌六合三针治病机制

一、四通效应

(一)表里经络互通

脏为阴为里,腑为阳为表,每个脏都有腑相对,形成了脏腑经络表里互通关系。人的上肢分布有手三阴、三阳六条经络,六经在手腕部各有一个"络穴"与相对应的脏腑经络连接,使手三阴、三阳经气连接后阴阳、表里互通。由于手三阴与手三阳经络的相互连接和表里互通,使阴阳经络的经气互为流转贯通,传输分布于机体全身,阴阳经络的治疗信息会互传到相表里的脏腑,治疗作用也就会有相应的扩大和提高。

1.互通经络

(1)手之三阴经分布于手掌阴面。手之三阳经有 2 条循行于手掌侧面阴阳交界的赤白肉际处,手少阳三焦经循行于手背阳面。阴阳经络在手指头相互连接会合。

(2)手太阴肺经在手腕外侧经太渊,过鱼际,至小商与手阳明大肠经相连接,另一条支脉从腕后通过络穴列缺走向食指桡侧,出其末端,与手阳明大肠经连接,形成两经的表里互通关系。

(3)手少阴心经在手腕内侧经神门,过少府,至少冲与手太阳小肠经相连接,并通过络穴通里与手太阳小肠经表里相通。

(4)手厥阴心包经在手腕正中经大陵,过劳宫,至中冲,它的支脉从掌中分出,沿无名指出于末端,连接手少阳三焦经,并通过络穴内关与手少阳三焦经表里相通。

(5)手少阳三焦经起于无名指外侧端,循行于手背后上前臂,通过内关与手厥阴心包经表里相通。手掌坤卦位于手少阴心经,其中心点接近于无名指与小指缝。针刺坤卦时不但刺激了手少阴心经,同时也刺激到了手少阳三焦经,一针贯通了两条经脉。故手少阳三焦经不但与手厥阴心包经表里互通,亦与手少阴心经相通。

2.卦位分布

(1)坎、离两卦分布于手厥阴心包经,针刺后通过经络的表里互通作用,便能通络于手少阳三焦经。

（2）乾、兑两卦均分布于手太阳小肠经，针刺后通过表里经的互通作用，便能通络于手少阴心经。

（3）艮卦分布于手太阴肺经，针刺后通过表里经的互通作用，便能通络于手阳明大肠经。

（4）坤卦分布于手少阴心经，针刺后通过表里经的互通作用，便能通络于手太阳小肠经。

（5）震、巽两卦分布于手阳明大肠经，针刺后通过表里经的互通作用，便能通络于手太阴肺经。

根据以上理论，掌八卦及阴阳经络表里互通。

（二）上下经络相通

人体上肢有手三阴、手三阳六条经络，下肢也有足三阴、足三阳六条经络，合称十二经络。手之六经与足之六经上下相通：手三阴经与足三阴经在胸腹部连接相通，手三阳经与足三阳经在头面部连接相通。手太阴肺经与足太阴脾经相通，手少阴心经与足少阴肾经相通，手阳明大肠经与足阳明胃经相通，手太阳小肠经与足太阳膀胱经相通，手少阳三焦经与足少阳胆经相通，手厥阴心包经与足厥阴肝经相通。手之六经与足之六经同名而列，虽上下有异、循行有别，但却同名相应、彼此相通，所以古人有上病下取、下病上治之验。手之六经的疾病可针刺足部穴位，足之六经的疾病也可以在手之六经上取穴治疗。

手掌的八个卦位分布于手三阴、手三阳六经。手掌通六经，六经贯周身，手掌连通于十二经脉，故针刺手掌可治疗全身的多种疾病。

（三）阴阳经络交通

掌六合三针具有强大的治疗效应，另一个原因是掌八卦与经络腧穴的多方交通，一条经络上的卦位除能治疗经的疾病外，尚可治疗交会相通经络或循行部位的相关病症。手掌经络除了手三阴三阳表里互通和足之三阴三阳六经上下贯通外，尚有各个卦位之间经络的相互交通，针刺这些卦穴后产生了经络交会效应，加强且加速了治疗信息向全身的传输强度和速度。

掌八卦与手掌的经络和穴位密切相关，临床治疗时如用1寸的毫针刺入某个卦位后，针尖会从刺入的本经络进入到另一条经络，或透刺到手掌的某个穴位而产生双重效应。如艮卦位于手太阴肺经的大鱼际，治疗时如用1寸的毫针刺入后，针尖便透入到手阳明大肠经，使两条经络的经气得到相互交通；坤卦位于手少阴心经,将进针点选在小指与无名指间的赤白肉际,针尖朝向掌心方向,就刺于两条经络之间,使两条经络之气自然连接交通。另外,手少阴心经从心脏分出的系带向上挟咽喉,在眼球内与脑的系带相联系,故能治疗与脑相关的疾病。乾兑两卦位于手太阳小肠经,毫针在手掌小指侧赤白肉际朝掌心方向刺入,针尖便分别刺到了手少阴心经和手少阳三焦经上,这样一针就刺到了三条经络。而手太阳小肠经过膈肌到胃,交会于上脘、中脘,与足阳明胃经的下巨虚(小肠下合穴)经气相通,肩部的分支与足太阳膀胱经相接,又与大椎及头项部督脉相通,相交会的经络就更多了。

手掌部的经络交通如下。

(1)艮卦:手太阴肺经↔手阳明大肠经。

(2)坤卦:手少阴心经↔手少阳三焦经。

(3)乾卦:手太阳小肠经↔手少阴心经↔手少阳三焦经。

(4)兑卦:手太阳小肠经↔手少阴心经↔手少阳三焦经。

(四)掌八卦别通

脏腑之间的关系是阴阳表里关系,即心与小肠、肺与大肠、脾与胃、肝与胆、肾与膀胱、心包络与三焦相表里。中医脏腑理论是脏为阴、腑为阳,阴经主脏,阳经主腑,相关脏腑之间通过阴阳经络通联形成表里关系。但是,除阴阳表里外,脏腑之间还通过经络方式相通,即脏腑别通,因此脏腑别通实质是经络别通,合称为脏腑经络别通。五脏为阴,六腑属阳,阴脏阳腑由络脉连接后表里互通。脏腑经络别通理论应用于掌六合三针后,使临床组方取卦更灵活,对针法的效应机制解释也更为合理。

脏腑经络别通:①手少阴与足少阳相通,则心与胆相通;②手厥阴与足阳明相通,则心包与胃相通;③手太阴与足太阳相通,则肺与膀胱相通;④足少阴与手少阳相通,则肾与三焦相通;⑤足厥阴与手阳明相通,则肝与大肠相通;⑥足太阴与手太阳相通,则脾与小肠相通。

掌八卦所对应的各脏腑通过脏腑经络别通,连接成手掌经穴网络,使治疗信息覆盖区域更为广泛。

1.掌八卦脏腑别通

(1)乾卦:大肠与肝相通。

(2)坎卦:肾与三焦、膀胱与肺相通。

(3)艮卦:胃与心包相通。

(4)震卦:肝与大肠相通。

(5)巽卦:胆与心相通。

(6)离卦:心与胆、心包与胃、小肠与脾相通。

(7)坤卦:脾与小肠相通。

(8)兑卦:肺与膀胱相通。

2.掌八卦经络别通

(1)乾卦:手太阳小肠经与足太阴脾经相通。

(2)坎卦:手厥阴心包经与足阳明胃经相通。

(3)艮卦:手太阴肺经与足太阳膀胱经相通。

(4)震卦:手阳明大肠经与足厥阴肝经相通。

(5)巽卦:手阳明大肠经与足厥阴肝经相通。

(6)离卦:手厥阴心包经与足阳明胃经相通。

(7)坤卦:手少阴心经与足少阳胆经、手少阳三焦经与足少阴肾经相通。

(8)兑卦:手太阳小肠经与足太阴脾经相通。

3.应用

(1)乾、兑两卦位于手太阳小肠经,在脏腑经络别通作用下足太阴脾经相通,故能治疗太阳与太阴两经相关疾病。乾卦对应大肠,除能治疗大肠的疾病相关外,由于脏腑经络的别通作用,还能治疗肝的相关疾病。兑卦对应肺,除能治疗肺的相关疾病外,由于脏腑经络的别通作用,还能治疗膀胱的相关疾病。

(2)坎、离两卦属手厥阴心包经,在脏腑经络别通作用下,与足阳明胃经相通,故能治疗厥阴与阳明两经相关疾病。坎卦对应肾及膀胱,除能治疗肾及膀胱的相关疾病外,由于脏腑经络的别通作用,还能治疗三焦与肺的相关疾病。离卦对应心、心包与小肠,除能治疗心、心包、小肠的相关疾病外,由于脏腑经络别通作用,还能治疗胆、胃、脾的相关疾病。

(3)艮卦位于手太阴肺经,在脏腑经络别通作用下,与足太阳膀胱经相通,故能治疗太阴与太阳两经相关疾病。艮卦对应胃,除能治疗胃的相关疾病外,由于脏腑经络的别通作用,还能治疗心包的相关疾病。

(4)震、巽两卦位于手阳明大肠经,在脏腑经络别通作用下,与足厥阴肝经相通,故能治疗阳明与厥阴两经相关疾病。震卦对应肝,除能治疗肝的相关疾病外,由于脏腑经络别通作用,还能治疗大肠的相关疾病。巽卦对应胆,除能治疗胆的相关疾病外,由于脏腑经络别通作用,还能治疗心的相关疾病。

(5)坤卦前与手少阴心经相接,后与手少阳三焦经相连,在脏腑经络别通作用下,与足少阳胆经及足少阴肾经相通,故能治疗少阴及少阳相关疾病。坤卦对应脾,除能治疗脾的相关疾病外,由于脏腑经络的别通作用,还能治疗小肠的相关疾病。

二、八卦调控

掌六合三针以手掌作为调控点,通过针刺手掌的不同卦位,调控全身经络气血,平衡脏腑阴阳来治疗疾病。手掌为掌六合三针主要治疗区,掌六合三针所有治疗方法均是通过针刺手掌进行。掌八卦是治疗组方的基础,按照八卦与脏腑、经络和人体组织的对应关系,根据不同病情去组方取卦,快速、全面地调控人体各部的阴阳气血,使机体得以康复。

三、全息反射

全息学理论认为,部分是整体的缩影,人体的每一个细胞都包含着整体信息,这种理论与人身处处是太极的理论完全吻合。人的手是整个人体的缩影,手在整个躯体中所占的比例仅为5%左右,但其在大脑皮质的投射区却占整个人体的30%以上,以此可见手在全身组织中的重要性。因此,针刺手掌部穴位取得的疗效优于针刺身体的其他任何部位。

在掌六合三针的临床治疗中,如所取卦位与全息反射区相合时疗效则会更好,一些与卦位治疗内容无关的疾病,常因与全息反射区穴位系统相合而在针刺后取得了意外的疗效,使人体的某些非主观治疗的疾病得到了好转甚至痊愈。如在针刺兑卦治疗呼吸系统疾病时却意外地治好了脾胃疾病,原因是兑卦正好处于第五掌骨全息律的脾胃反射区,疗效自然会更好。

四、奇穴相应

手掌部除了分布着全息反射区,还有许多穴位。这些穴位在临床中用得很多,疗效确切,与掌八卦的分布区相合后,其疗效就会倍增。

(1)乾、兑两卦位于小指尺侧的手太阳小肠经,与乾卦相关的穴位有手太阳小肠经的腕骨和董氏奇穴的腕顺二穴;与兑卦相关的穴位有手太阳小肠经的后海与董氏奇穴的腕顺一穴。

(2)坎、离两卦位于手厥阴心包经,与坎卦相关的穴位有手厥阴心包经的大陵、手少阴心经的神门和经外奇穴止吐穴;与离卦相关的穴位只有中冲穴。

(3)艮卦位于手太阴肺经,与艮卦相关的穴位有手太阴肺经的鱼际、太渊,董氏的土水、重仙、灵骨,以及经外奇穴鱼肩。

（4）震、巽两卦位于手阳明大肠经，与震卦相关的穴位有手阳明大肠经的合谷、董氏的重子穴与经外奇穴间谷；与巽卦相关的穴位有二间与三间穴。

（5）坤卦的中心点位于无名指与小指间，因此它前属手少阴心经，后又交会于手少阳三焦经，故能治疗手少阴心经和手少阳三焦经络相关的病症。与坤卦相关的穴位有手少阴心经的少府和手少阳三焦经的液门穴。

五、通关引气

经气沿着经络循行，犹车马之行走于道路，直线道宽则速，关隘之处则缓，道路阻塞则滞，路断之处则停。掌六合三针通过掌太极八卦调控，在临床治疗中，经气大多情况下循行非常捷速。但也有一些时候，由于机体的各种原因，使气血通行受阻，不能按预定的流速行进。遇到这种情况，在前臂或肘部的相关穴位加强针刺，可以加速经气的继续循行，达到预期的治疗效果。这些穴位称为通关穴，在通关穴布针称为通关针。

通关针具有通利关节，引导经气，加速治疗信息向病灶部位输布的作用，是掌六合三针在临床应用时一种特殊的导引加强手段。通关穴有内关、曲池、尺泽、曲泽、少海、小海共 6 个。

通关针很常用也很重要，在手掌按卦位布针后加上通关针，不但能通调经气，使经气快速输布全身、直达病所，而且由于通关穴本身的治疗作用，与经气相合后会产生能量叠加，提高治疗效果。例如治疗胸部疾病时，在坎卦、离卦布针后加再针刺内关，疗效会特别好，因为内关是治疗胸部疾病的要穴。再如治疗肩肘关节疼痛时，先在健侧手掌针刺艮卦、震卦，再针刺曲池通关。曲池为治疗肩肘关节疾病的重要穴位，加上关节对应原理，与艮卦、震卦配合后，其所产生的治疗信息与针刺手掌调控散发的经气产生叠加，疗效就会成倍增强。

通关针的应用比较灵活，不一定每次治疗都要取用，主要用于一些较为复杂的疾病，也可在手掌布针后经气传输受阻导致疗效不够理想的情况下使用。通关穴一般与手掌布针的经络相应，如震、巽两卦属手阳明大肠经，通关穴可取曲池，因为曲池为大肠经的合穴；如手掌取的是乾、兑两卦，则通关穴可取小海，因小海属手太阳小肠经。通关针大多只取一穴，复杂的疾病由于手掌所取的卦位较多，也可多取穴，在一些特殊情况下也可用透穴增强疗效，如曲池透小海称为一针通关。

第三节　掌六合三针临床应用

一、适应证与禁忌证

(一)适应证

掌六合三针的适应证很广,凡是适应大多数针灸方法的患者都能适应于本针法的治疗。由于掌六合三针针具纤细,操作手法快速、柔和,治疗时痛苦甚微,是最具安全性的针技,因此基本能适合于任何患者。

(二)禁忌证

(1)不建议对孕妇针刺。

(2)脏器功能衰竭者及器官移植者禁止针刺。

(3)手部皮肤感染、溃疡、瘢痕者禁止针刺。

(4)高血压患者禁止针刺,心脑血管病急性期禁止针刺或慎用针刺。

(6)痉挛瘫痪、肌肉抽搐,以及躁动不安者,禁止针刺。

(8)有出血性疾病的患者,或常有自发性出血、损伤后不易止血的患者,禁止针刺。

(9)针刺应避开血管、神经、筋骨等部位。

(10)患者过于疲劳、精神高度紧张、过饱、饥饿及惊恐时禁止针刺。

(12)糖尿病患者不建议针刺。

(13)骨折、休克、内外大出血、内脏破裂、弥漫性腹膜炎、大面积烧烫伤、顽固性皮肤病及各种危重症,不建议应用掌六合三针治疗。

二、组方选卦

(一)寻脏落腑

首先,如果患者是脏腑疾病,要判断病位在哪一脏哪一腑;有的疾病不止一个脏腑受损,要看患病的脏腑对应的是哪个卦位,然后再选卦组方去进行治疗。例如病位在心脏和小肠就取与心脏小肠相应的离卦,病位在脾就要取与脾相应的坤卦,病位在胃则取与胃相应的艮卦等。

其次,要经过简单的辨证去组方,如肝肾阴虚或心肾不交的失眠患者,组方时就考虑取与肾相应的坎卦和与心相应的离卦,还要取震卦以滋补肝肾;肺虚咳嗽的患者多为脾肺两虚,就应考虑取坤卦、兑卦以培土生金等。

总体来说,掌六合三针治病没有像中医开药方那么复杂,基本是用以脏腑应卦的方法去组方选卦治疗。

(二)循经归络

在临床病例中,除脏腑疾病外,还有少数其他疾病。尤其是运动系统的疾病,近年来有增加趋势。最为常见的颈肩腰腿等疾病,就属于运动系统疾病。

对于此类疾病,临证要分辨清楚疾病是属于经络、肌肉还是骨骼,如经络为病则要看病在哪条经络,肌肉疾病要大体知道是哪块肌肉,急性运动性损伤还要注意是否伤及骨与关节。

只有在充分了解疾病的情况后才能去组方选卦。如疼痛在脊椎的,则可取乾卦,因乾卦主脊椎和督脉;疼痛位于脊椎两侧的属膀胱经,可以取坎卦,因坎卦对应肾与膀胱经,也可取艮卦,因艮卦对应竖脊肌;再如右侧肩周炎引起的手臂痛,可取艮卦和巽卦,因艮卦对应手,巽卦对应右肩臂,巽卦又主神经等。

(三)取象应卦

对于一些无法明确定位的疾病,可根据疾病的病变组织或具体症状去组方取卦,比如肌肉痛的取坤卦,因坤卦对应脾且主肌肉;神经痛的取震卦,因震卦对应神经等。再如全身各处游走性疼痛或因皮肤发生变态反应而发痒的疾病取巽卦,因为"风性善行而数变",巽卦具有祛风止痒等功效,擅治以风所致的疾病。八卦的相关对应内容在上文已有详细论述。

(四)依卦定位

对于比较复杂的疾病,还需要全面考虑后决定。例如有些患者既有脏腑疾病,又有经络的疾病,还有其他伴随的疾病的方式,而每种疾病又有各自不同的对应卦位,如果按照一症一卦的方式组方,势必导致用卦增多。手掌布针一般以一至三针为宜,最多不要超过四针。这样就要分析考虑决定取舍。根据中医"急则治其标,缓则治其本"的原则,先缓解紧要的急性病痛,对一些症状不重的慢性疾病可暂缓治疗。

一种疾病可以用多种方法治疗,一个卦位也能治疗多种疾病,例如一个既有胃痛又有膝关节痛,同时还伴有肘关节痛的患者,可取艮卦与震卦,再加上一针曲池通关。因为艮卦对应脾胃,卦象又对应手。震卦应肝主筋,筋属西医学神经和筋膜的范畴,凡是有关神经和筋膜的疾病均可取震卦治疗;同时震卦又对应足,膝关节也可为足的扩大范围。曲池为手阳明大肠经合穴,与艮卦所处的手太阴肺经表里互通,故可作为艮、震两卦的通关针。同时曲池为治疗上臂运动系统疾病的要穴,其穴位就在肘关节的病痛点附近,再加上"以节治节"的对应原理,曲池与膝关节对应。艮卦应胃,曲池、艮卦皆属阳明,膝关节为阳明经络所过,能治疗多种疾病。

掌六合三针组方灵活,临床时应全面分析、考虑、取舍后组方选卦。皮肤病湿热流派常用卦位见表 2-1。

表 2-1　皮肤病湿热流派常用卦位

卦位	对应脏腑	别通脏腑	所处经络	别通经络	交会经络
乾	大肠	肝	太阳小肠经	脾经	少阴经、少阳经
兑	肺	膀胱	太阳小肠经	脾经	少阴经、少阳经
艮	胃	心包	太阴肺经	膀胱经	阳明经
震	肝	大肠	阳明大肠经	肝经	

三、手掌定位

组方选卦完成后,就可在手掌定位布针进行治疗。手掌四八卦定位法在前文已经详细讲解过,本节只作简要论述。手掌定位非常重要,千万不能出错,如果卦位定位出错,会导致一切都出错,也就无法治疗疾病。

两仪即阴阳,手背为阳,手心为阴;左为阳,右为阴,大拇指一侧为左为阳,小指一侧为右为阴。四象,即左、上、右、下,或东、南、西、北四个方位。看手掌卦位要将手掌竖起来看,即手指朝上。全息理念认为,中指就是人的头部,手腕是会阴部。大拇指一侧为左为东,小指一侧为右为西,中指方向为上为南,手腕方向为下为北。

将上、下、左、右,以及东、南、西、北定位后,掌八卦之位就比较容易定位了。先定出四正卦位:左边东方为震卦,上边南方为离卦,右边西方为兑卦,下边北方为坎卦。四正卦确定后,再定四隅卦:左上东南方为巽卦,右上西南方为坤卦,左下东北方为艮卦,右下西北方为乾卦。

四、布针操作

(一)针具选择

手掌血管神经丰富,敏感性比身体的任何部位都要高,为减少针刺时的痛苦,用针不要太粗,应以细针为宜。可用较细的一次性不锈钢带套管的毫针,规格选用直径 0.18～0.20 mm;长度以 13～25 mm 为宜。

临证时,先要观察患者手掌的大体情况,然后根据患者的年龄、性别、身份、职业等具体情况选用不同规格的毫针,如老年人、农民和以做手工活为主的工人,手掌的皮肤比较粗糙厚实,可选较粗的 0.20 mm 的毫针;如年轻人、办公人员,手掌皮肤相对较薄,可选用较细的 0.18 mm 的毫针;如幼儿手掌皮肤娇嫩,宜选择短而细的(0.18×13)mm 规格的毫针;针掌神阙时不论男女老幼,均宜选用(0.18×13)mm 的细短针。

(二)患者体位

由于掌六合三针操作方法简便,安全无痛。除一些特别惧怕针刺的患者,为防止晕针取卧位治疗外,一般都可以坐位治疗,在条件有限时甚至可站位治疗。患者扎完针后,可活动患部以增强疗效。如治疗肩肘关节的疾病,在肢体的健侧扎上针后,活动患侧关节;腰腿痛的患者在手掌布针后,可活动腰腿以加速经气的输布。

(三)操作方法

治疗卦位选定后,先用 75% 酒精消毒手掌皮肤。进针点根据病情不同而异,一般都选择在手掌侧面的赤白肉际处进针。因为手掌的赤白肉际为阴阳掌气交界之处,也是神经最丰富的地方。为减少进针疼痛,一定要采用套管法进针,手法以指甲弹入最好。由于掌六合三针不追求针感,故进针后不必运针,按预定时间留针后起针即可。

掌六合三针取卦有很大的随意性,如单手治疗时选择那个手掌没有规定,也没有男左女右之分。有些医师平时习惯于男取左而女取右,可随施术者习惯不同自行决定。治疗上肢病痛以取健侧为宜,如治疗肩周炎,可取健侧手掌的卦位,进针后便于活动患肢;治疗身体其他部位的疾病则不限。疾病较轻的一般选一个手掌治疗即可,较为复杂的全身性疾病则可双掌同取。有时取一个手掌疗效不满意,可再取另一手掌以增强疗效。

(四)留针时间

掌六合三针没有固定的留针时间,可根据病情和患者的不同情况灵活掌握。急性病留针时间可短些,慢性病留针时间稍长些。最短的留针仅 3～5 分钟,甚至有不留针的;如不能配合治疗的小儿,中病即止,不必留针。留针时间最长的为 30～40 分钟。一般性疾病留针时间为 15～20 分钟。

第三章

感染性皮肤病

第一节　带　状　疱　疹

一、概述

带状疱疹是由长期潜伏在脊髓后根神经节或颅神经节内的水痘-带状疱疹病毒，再激活后引起的感染性皮肤病。带状疱疹是皮肤病常见病，除皮肤损害外，常伴有神经病理性疼痛，多见于年龄较大、患有免疫抑制或免疫缺陷的人群，严重影响患者生活质量。

带状疱疹相当于中医学中的腰缠火丹或蛇串疮，两者均以集簇疱疹伴剧烈疼痛为主要临床特点，其区别在于发于颜面者为蛇串疮，发于肋腰部者为缠腰火丹。带状疱疹的别名还有甄带疮、火腰带毒、火带疮、白蛇串。

二、病因及发病机制

（一）中医病因、病机

本病的病因有内因、外因之分。内因有情志不遂、饮食失节等；外因以外感毒邪为主。脾失健运，水湿停聚，湿而化热；肝胆气郁也可生热，热郁可化火。湿热相合，导致湿热内蕴。湿热瘀积，阻塞气机，气行不畅可致瘀血，日久则伤及气阴。因此，湿热内蕴是本病的主要病机。湿热毒邪阻滞气机、经络，气滞血瘀，则有红斑；不通则痛，故疼痛不休；水湿内停，外发肌肤，故有水疱。

（二）西医病因及发病机制

水痘-带状疱疹病毒属于人类疱疹病毒α科，命名为人类疱疹病毒3型。它是一种 DNA 病毒，具有嗜神经和皮肤的特征。水痘-带状疱疹病毒可经飞沫和/或接触传播，初次感染主要引起水痘或呈隐匿性感染。此后，该病毒进入皮肤的感觉神

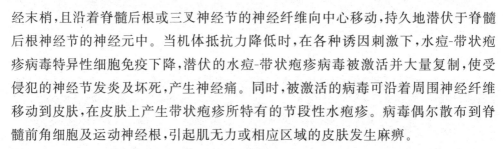

经末梢,且沿着脊髓后根或三叉神经节的神经纤维向中心移动,持久地潜伏于脊髓后根神经节的神经元中。当机体抵抗力降低时,在各种诱因刺激下,水痘-带状疱疹病毒特异性细胞免疫下降,潜伏的水痘-带状疱疹病毒被激活并大量复制,使受侵犯的神经节发炎及坏死,产生神经痛。同时,被激活的病毒可沿着周围神经纤维移动到皮肤,在皮肤上产生带状疱疹所特有的节段性水疱疹。病毒偶尔散布到脊髓前角细胞及运动神经根,引起肌无力或相应区域的皮肤发生麻痹。

带状疱疹发生的原因目前尚未完全弄清,特异性细胞免疫抑制可能是病毒再激活和发生播散的主要原因。细胞免疫功能受损者的带状疱疹的发病率和严重程度均上升,而且容易发生播散型带状疱疹,并发系统受累,常见的疾病有肺炎、肝炎或脑炎。带状疱疹发病原因:①恶性肿瘤,其中最常见的是淋巴瘤;②人类免疫缺陷病毒感染,人类免疫缺陷病毒感染者带状疱疹的发生率是正常人群的10倍,容易发生播散型和病程较长的带状疱疹,且其带状疱疹易复发;③药物、化学治疗或免疫抑制治疗,以及大剂量的糖皮质激素治疗均会增加水痘-带状疱疹病毒感染的概率;④带状疱疹亦可因外伤、过劳、各种感染,以及应用砷、锑等重金属药物等而诱发。

带状疱疹急性期疼痛属于伤害感受性疼痛,部分伴有神经病理性疼痛,其机制与病毒感染引发的神经组织炎症水肿及神经纤维损伤有关。疱疹后遗神经痛属于典型的神经病理性疼痛,其确切的发生机制尚未完全阐明,主要有外周机制和中枢机制。外周机制:受损的伤害性感受器异常放电导致外周敏化。中枢机制:①脊髓背角神经元的敏感性增高;②脊髓抑制性神经元的功能下降;③脊髓背角 Aβ 纤维脱髓鞘,与邻近 C 纤维形成新的突触;④脊髓背角伤害性神经通路代偿性形成,使中枢对疼痛的反应阈值大大降低。此外,神经损伤使神经内的离子通道(如钠、钾、钙离子通道)功能异常,也可导致神经病理性疼痛。

三、临床表现

(一)典型临床表现

1.易感人群

患者以老年人、青年人和体质虚弱者居多。

2.前驱症状

本病好发于春秋季节。发病前,患者可有轻度乏力、低热、食欲缺乏等全身症状,患处皮肤自觉灼热感或神经痛,触之有明显的痛觉敏感。带状疱疹潜伏期一般为 7～12 天。有的患者会因患处剧痛而被误认为急腹症、冠状动脉粥样硬化性心脏病或胸膜炎等疾病,也有患者没有任何前驱症状。

3.皮损特点

初起皮损是形态不规则的红斑,区域性淋巴结往往肿大疼痛,很快出现粟粒至黄豆大小丘疹,成簇状分布而不融合,继而变为水疱。水疱疱壁紧张发亮,疱液澄清,外周绕以红晕。以后水疱渐多而聚集成群,邻近的水疱可汇合而成较大的水疱或大疱,严重病例可出现血疱、坏疽等表现。水疱往往是1～2群或3～5群,也可以连接成一大片而呈带状。数天后,透明疱液变混成脓疱,逐渐吸收或破裂而成糜烂,以后干燥结痂,痂脱后遗留暂时性红斑或色素沉着,重者可有瘢痕形成。病程为2～3周,皮损在第1周末发展到高潮,然后逐渐消退。愈后复发的患者少见。带状疱疹好发部位有肋间神经、颈神经、三叉神经及腰骶部神经等。

4.自觉症状

疼痛为带状疱疹的主要症状,又称为疱疹相关性疼痛。

(1)疼痛出现时期。①前驱痛:指带状疱疹皮疹出现前的疼痛。②急性期疱疹相关性疼痛:出现皮疹后30天内的疼痛。③亚急性期疱疹相关性疼痛:出现皮疹后30～90天的疼痛。④慢性期疱疹相关性疼痛:即疱疹后遗神经痛,指出现皮疹后持续时间>3个月的疼痛。

(2)疼痛特征:①持续性单一疼痛,表现为烧灼痛或深在性痛;②放射性、撕裂性疼痛;③促发性疼痛,表现为异常性疼痛(即轻触引起疼痛)和痛觉敏感(即轻度刺激导致剧烈性疼痛)。老年、体弱患者疼痛较为剧烈。

除疼痛外,部分患者还会出现瘙痒,程度一般较轻。重度瘙痒会因患者不断搔抓,继发皮肤苔藓样变;部分严重、顽固性瘙痒会持续3年以上,长期顽固的瘙痒还会引发患者出现失眠、抑郁、焦虑等症状。少数患者还有暂时的运动神经障碍,出现软弱无力或轻度瘫痪,经3～6个月才逐渐恢复;肢体完全瘫痪者,很难恢复。

(二)特殊临床类型

1.特殊部位带状疱疹

(1)眼带状疱疹:多见于老年人,表现为单侧眼睑肿胀,也可表现为双侧。患者结膜充血,疼痛较为剧烈,常伴同侧头部疼痛,可累及角膜,形成溃疡性角膜炎。

(2)耳带状疱疹:是病毒侵犯面神经及听神经所致,表现为外耳道疱疹及外耳道疼痛。在膝状神经节受累的同时侵犯面神经和听神经,可出现面瘫、耳痛及外耳道疱疹三联征。

（3）内脏带状疱疹：病毒侵犯内脏神经纤维，引起胃肠道及泌尿道症状。腰腹部受损可发生局限性肠炎，表现为腹胀，可1周无大便而后腹泻。腰骶部受损可发生单侧性膀胱黏膜溃疡，患者可出现神经源性膀胱、排尿困难或尿潴留等症状。当病毒侵犯腹膜、胸膜时，可在这些部位发生刺激性积液。

（4）中枢神经系统带状疱疹：病毒侵犯大脑实质和脑膜时，发生病毒性脑炎和脑膜炎奈瑟菌。

2.特殊症状带状疱疹

（1）顿挫型带状疱疹：仅出现红斑、丘疹而无明显的水疱。

（2）无疹型带状疱疹：仅有皮区疼痛而无皮疹。

（3）坏疽性带状疱疹：常发生于老年人或营养不良的患者，皮损可坏死，愈后留有瘢痕。

3.其他特殊类型带状疱疹

（1）复发型带状疱疹：指非首次发生的带状疱疹，其在免疫正常人群中较为罕见。在下列情况下有复发的可能性，①长期、大剂量使用免疫抑制剂，致机体免疫功能低下时；②大剂量使用糖皮质激素，如有报道在应用泼尼松龙冲击治疗时，可诱使带状疱疹的复发；③恶性肿瘤、先天性免疫功能缺陷及其他慢性消耗性疾病患者。与首次发病相比，复发型带状疱疹的发病部位不确定，临床表现及疼痛程度可轻可重。当发现有典型的复发性带状疱疹时，应考虑带状疱疹是某种全身疾病的一部分。

（2）泛发型带状疱疹：指同时累及2个及以上神经节，对侧或同侧多个皮节产生皮损。泛发型带状疱疹除群集水疱外，全身泛发绿豆大小水疱，周围有红晕，类似水痘样发疹。

（3）播散型带状疱疹：多发生于恶性肿瘤或免疫功能极度低下者。病毒经血液播散，导致除受累皮肤外，全身皮肤出现广泛性水痘样疹，常伴高热等全身中毒症状，还可出现水痘-带状疱疹病毒视网膜炎、急性视网膜坏死及慢性进展性脑炎等并发症。约10%的播散型带状疱疹病例可合并内脏受累，病死率高达55%。

（三）并发症

1.疱疹后遗神经痛

神经痛多发生在皮损出现以前或与皮损同时发生，也可发生在皮损出现以后。疼痛程度因人而异，有的患者略觉疼痛，有的患者感觉剧痛难忍。一般认为,随着带状疱疹的好转,疼痛也应缓解,但多数患者仍觉疼痛。有文献报道,带状疱疹的疼痛绝大部分在45天内缓解,极少数老年人或免疫功能低下的患者疼痛会延续,称为疱疹后遗神经痛。

目前,疱疹后遗神经痛定义为带状疱疹皮损愈合后,持续3个月及以上的疼痛。这是带状疱疹最常见的并发症,9%～34%的带状疱疹患者会发生疱疹后遗神经痛。带状疱疹患者疱疹后遗神经痛的发病率及患病率均有随年龄增加而升高的趋势,60岁及以上的带状疱疹患者约65%会发生疱疹后遗神经痛,70岁及以上患者发病率可达75%。

(1)疼痛性质:疼痛性质多样,可为烧灼样、电击样、刀割样、针刺样或撕裂样。患者可以一种疼痛为主,也可以多样疼痛并存。

(2)疼痛特征。①自发痛:在没有任何刺激情况下,在皮疹分布区及附近区域出现的疼痛。②痛觉变态反应:对伤害性刺激的反应增强或延长。③痛觉超敏:非伤害性刺激引起的疼痛,如接触衣服、床单等轻微触碰或温度的微小变化可诱发疼痛。④感觉异常:疼痛部位常伴有一些感觉异常,如紧束样感觉、麻木、蚁行感或瘙痒感,也可出现客观感觉异常,如温度觉和振动觉异常,感觉迟钝或减退。

(3)病程:30%～50%患者的疼痛持续时间＞1年,部分病程可达10年或更长。

(4)其他症状:疱疹后遗神经痛患者常伴情感、睡眠及生命质量的损害。45%的患者情感受到中重度干扰,表现为焦虑、抑郁、注意力不集中等。患者还常出现多种全身症状,如慢性疲乏、厌食、体重下降、缺乏活动等。患者疼痛程度越重,活力、睡眠,甚至总体生命质量所受影响越严重。

2.其他并发症

(1)眼带状疱疹可并发角膜穿孔、急性虹膜睫状体炎、玻璃体炎、坏死性视网膜炎及阻塞性视网膜血管炎,最终出现视网膜脱离,导致视力下降甚至失明。

(2)耳带状疱疹可并发味觉改变、听力异常和眩晕。

(3)神经系统并发症包括无菌性脑膜炎奈瑟菌、脑白质病、周围运动神经病、吉兰-巴雷综合征等。

(4)重度免疫功能缺陷患者易发生播散型带状疱疹和内脏损害,后者可表现为肺炎、肝炎或脑炎。

四、诊断

(一)典型带状疱疹

此类带状疱疹根据临床表现即可诊断。前驱期无皮损或仅有疼痛时,诊断较困难,应告知患者有发生带状疱疹可能,密切观察,并通过疼痛性质(烧灼痛、放射性及撕裂性痛等),以及其他症状来排除相关部位的其他疾病。

(二)不典型带状疱疹

对于不典型病例,必要时可采用辅助检查辅助诊断。可采用聚合酶链反应检测疱液中水痘-带状疱疹病毒 DNA 及酶联免疫吸附试验测定血清中水痘-带状疱疹病毒特异性抗体等方法辅助诊断。有国外指南十分肯定聚合酶链反应法在带状疱疹诊断中的特异性和准确度,但国内尚缺乏标准化的诊断试剂,因此其应用较为局限。当怀疑有中枢神经系统受累时,检测脑脊液中水痘-带状疱疹病毒 DNA 具有重要的诊断价值。若错过早期检测水痘-带状疱疹病毒 DNA 的时间点,检测水痘-带状疱疹病毒抗体也具有一定的诊断意义。鉴于疱底细胞刮片中水痘-带状疱疹病毒抗原检测的特异性和敏感性均较低,目前已不推荐使用。

(三)特殊带状疱疹

对于伴发严重神经痛或发生在特殊部位(如眼、耳等部位)的带状疱疹,建议请相关专科医师进行会诊。对于分布广泛甚至出现播散性、出血性或坏疽性等严重皮损,病程较长且皮损愈合较慢,反复发作的患者等,需进行免疫功能评价、抗人类免疫缺陷病毒抗体或肿瘤等相关筛查,以明确可能合并的基础疾病。

五、鉴别诊断

发生在头面部的带状疱疹需要与如偏头痛、青光眼、中风等疾病进行鉴别;发生在胸部的带状疱疹容易误诊为心绞痛、肋间神经痛、胸膜炎等;发生在腹部的带状疱疹容易误诊为胆结石、胆囊炎、阑尾炎、胃穿孔等。

鉴别有困难者可行必要的影像学检查,如 B 超、计算机断层扫描、磁共振成像等检查以排除其他可能的疾病。皮损不典型时需与其他皮肤病鉴别。带状单纯疱疹虽与带状疱疹类似,但皮损会在同一部位反复发作且疼痛不明显。其他需要鉴别的疾病包括接触性皮炎、丹毒、虫咬皮炎、脓疱疮、大疱性类天疱疮等。

六、治疗

(一)辨证论治

1.风热外袭证

症状:皮损多发于头面部,红斑、丘疱疹;微恶风寒,发热,口渴;舌质红,舌苔薄黄,脉浮数。

治则:祛风清热解毒。

方剂:普济消毒饮加减。

药物:黄芩、黄连、牛蒡子、玄参、桔梗、板蓝根、升麻、柴胡、马勃、连翘、陈皮、薄荷、白僵蚕、生甘草。

加减:口渴明显者加石斛、麦冬;大便干燥者,加生大黄、生地黄;疼痛明显者加青皮、川楝子。

2.肝胆湿热证

症状:皮肤潮红,疱壁紧张,灼热刺痛;伴口苦咽干,急躁易怒,大便干,小便黄;舌红,苔薄黄或黄腻,脉弦滑数。

治则:清热利湿解毒。

方剂:龙胆泻肝汤酌加板蓝根、茵陈等。

药物:龙胆草、黄芩、栀子、柴胡、生地黄、当归、车前草、泽泻、生甘草。

加减:大便黏腻不爽者,加苍术、制大黄;失眠者加制远志、酸枣仁;疼痛难忍者加橘核、川楝子、延胡索。

3.脾虚湿蕴证

症状:皮损颜色较淡,疱壁松弛,破后糜烂、渗出,疼痛轻;口不渴,食欲缺乏或食后腹胀,大便时溏;舌淡,苔白或白腻,脉沉缓或滑。

治则:健脾利湿解毒。

方剂:除湿胃苓汤酌加滑石、防风、灯心草、白花蛇舌草等。

药物:苍术、白术、茯苓、陈皮、厚朴、猪苓、栀子、滑石、防风、灯心草、白花蛇舌草。

加减:周身困顿者加木瓜、石菖蒲;纳少者加焦三仙、鸡内金。

4.湿热下注证

症状:皮损多发于腰骶部或下肢,丘疱疹渗液黄稠,口渴不欲饮;舌质红,舌苔黄腻,脉滑数。

治则:清热解毒除湿。

方剂:四妙散加减。

药物:苍术、川牛膝、黄柏、生薏苡仁。

加减:失眠者加制远志、磁石、生龙牡;大便不爽者加吴茱萸、防风。

5.气滞血瘀证

症状:患部皮损大部分消退,但疼痛不止或隐痛绵绵;伴心烦,夜寐不宁,或咳嗽,动则加重;舌质暗紫,苔白,脉细涩。

治则:活血行气止痛。

方剂:桃红四物汤酌加地龙、延胡索等。

药物:桃仁、红花、熟地黄、当归、川芎、白芍、赤芍。

加减:疼痛明显者加全蝎、蜈蚣、延胡索;大便干燥者加生地黄、制大黄。

6.肝阴亏虚证

症状:症见疱疹消退后,胸胁隐痛或如针刺,口干咽燥;舌质黑暗,舌苔花白或少津,脉弦细等。

治则:滋阴疏肝,通络止痛。

方剂:一贯煎加减。

药物:生地黄、沙参、麦冬、枸杞子、当归、川楝子。

加减:胸胁胀痛者加香附、柴胡、佛手;失眠者加夜交藤、酸枣仁、生龙骨。

(二)掌六合三针

组方:震卦、艮卦、兑卦。

本病病机为肝胆火盛、水湿内停、湿热内蕴,病位在肝胆、脾胃。震卦主肝胆,艮卦应脾胃,两者相合,可疏肝健脾、清热利湿。兑卦主肺可透疹外出。

七、病案

刘某某,男,43岁。

初诊:2020年4月5日。

主诉:右侧肩部及上胸背部起水疱,伴有疼痛6天。

现病史:患者6天前劳累后,右侧肩部及上胸背部起水疱,伴有疼痛。口服阿昔洛韦片,外涂炉甘石,效果不明显。

查体:右侧肩部及上胸背部起水疱,舌红,苔黄腻,脉弦滑。

西医诊断:带状疱疹。

中医诊断:蛇串疮。

中医辨证:肝经湿热证。

治则:清热利湿,解毒止痛。

处方:龙胆泻肝汤加减。

掌六合三针组方:震卦、艮卦、兑卦。

二诊:内服中药5剂,共服阿昔洛韦片10天。服中药后大便稀,日5～6次,皮疹处疼痛明显减轻,部分已结痂。

处方:上方加炒白术、茯苓皮各15 g,继服1周。

三诊:内服中药共12剂,皮疹全部消退,局部稍痒;病灶区上午疼痛明显,下午减轻。大便基本正常。

处方:柴胡9 g、白芍30 g、当归9 g、川芎15 g、生地黄15 g、延胡索15 g、川楝子9 g、红花9 g、白芷15 g、细辛3 g、蝉蜕9 g、全蝎6 g、蜈蚣1条、三七6 g(冲)、地榆15 g、甘草6 g。继服1周。痊愈。

按语

带状疱疹多因湿热内蕴、肝胆火盛、瘀血凝滞、邪毒郁结皮肤腠理所致,除了表皮疱疹外,持续性疼痛为本病最痛苦的症状,患者常因疼痛昼夜难眠。

震卦应肝胆,主神经,具有平肝熄风、疏肝利胆、解痉止痛、活血化瘀等功效;艮卦应脾胃,具有清热化湿、疏通经络、通络止痛等功效;兑卦应肺,主皮肤,具有散风止痒、开窍通瘀、凉血止血、清热消肿、祛风透表等功效。组方震卦清泄肝胆湿热,主治各种神经疾病;艮卦燥湿止痛,兑卦疏风透表,两卦相配名曰"山泽通气",山气通于泽,气行而肿消,泽气行于山,山静而痛止。

第二节 扁 平 疣

一、概述

扁平疣是扁平隆起的小丘疹,一般数目较多,通常由人乳头瘤病毒2、3、10等型引起,常发生于青少年的面部、手背及前臂等处。中医的疣是指皮肤良性赘生物,因此根据发生的部位和形态的不同,有多种病名。发生在颜面及手背、前臂等处且扁平的疣,中医称为扁瘊。

二、病因及发病、机制

(一)中医病因、病机

扁平疣病因、病机有内外之分。外感风邪侵袭肌表,肌腠不密,风邪聚于肌肤化毒而成。体内脾失健运,水湿运化不利,湿浊内蕴化热,耗气伤血,致气阴不足、血虚风燥,复感外邪,凝聚肌肤而生皮损;肝失疏泄,致肝经火盛,血燥聚结,致筋气不容,搏结肌肤。

(二)西医病因及发病机制

乳多空病毒是一组双链、无包膜的 DNA 病毒,包括人乳头瘤病毒、多瘤病毒和猴空泡病毒等,其中只有人乳头瘤病毒能通过人与人之间的密切接触而传播。人是人乳头瘤病毒唯一宿主,其感染的靶细胞是皮肤和黏膜的上皮细胞,可引起多种病变。

当皮肤黏膜完整性受到破坏,人乳头瘤病毒侵入表皮的基底层细胞,形成有效感染并启动角质形成细胞的过度增生过程。病毒 DNA 基因组在基底层细胞低拷贝复制,并随着基底细胞的分裂不断复制,成为病毒 DNA 的长期储蓄库。皮肤黏膜破损是人乳头瘤病毒感染的重要前提,因此扁平疣最易发生于皮肤较柔嫩且常接触外界的面部及手背。

人乳头瘤病毒传播方式为多途径的直接或间接接触,外伤或皮肤破损也是人乳头瘤病毒传染的重要因素。扁平疣可以传染给人,也可自身接种病毒而发生新损害,往往随手指的搔抓或剃刀的剃刮而陆续出现,可以排列成串状。如果儿童感染扁平疣应特别注意,儿童可通过吮吸和啃咬手指传播到口腔区域,也可通过手-脸接触沾染病毒的玩具被间接传播,或通过轻微创伤直接传播到肘部和膝盖等。母婴垂直传播可增加婴儿喉部乳头瘤病的发病风险,出生时或两岁前出现扁平疣的儿童通过垂直传播获得感染的可能性最大。

机体主要依赖于细胞介导的免疫反应控制人乳头瘤病毒感染,扁平疣损害的出现及消退和个人免疫力有关。有人发现,损害持久的患者血清中免疫球蛋白 G 或免疫球蛋白 M 的滴定度较低,而免疫球蛋白 G 抗体大量存在时损害即可消失。人乳头瘤病毒的亚临床和潜伏感染逐渐得到公认,亚临床感染指患者未觉察人乳头瘤病毒感染,但经过详细的临床、组织学和细胞学检查及分子生物学检测,发现人乳头瘤病毒感染的依据。据估计,70%的生殖器部位的人乳头瘤病毒感染为亚临床感染。潜伏感染指感染部位无明显组织学改变,但存在病毒 DNA。

人乳头瘤病毒容易发生持续感染,提示其能逃避机体的免疫反应。人乳头瘤病毒逃避机体免疫的机制：①病毒感染周期中缺乏病毒血症,因此不能充分与机体免疫系统接触；②在病毒复制的早期仅有低水平的蛋白表达,难以将有效的病毒抗原信息经朗格汉斯细胞递呈给 T 细胞引发机体免疫反应；③高水平病毒蛋白表达发生在"免疫豁免"的终末角质细胞,这时完整的病毒只从上皮外层脱落,显然无法有效激发免疫反应。尽管人乳头瘤病毒感染能成功逃避机体的免疫机制,但最终还是能成功诱发免疫反应。因此免疫缺陷患者,如肾移植、恶性淋巴瘤、慢性淋巴细胞性白血病、红斑狼疮患者,以及器官移植术后应用免疫抑制剂的患者对人乳头瘤病毒尤为易感,感染后持续时间更长,感染的亚型更加复杂,且存在对治疗的抵抗。人乳头瘤病毒易感的其他原因包括一些罕见的基因突变,如 *DOCK8*、*EVER1*、*EVER2* 和 *CIB1* 等基因突变导致病毒清除障碍,易引起多发病毒疣。

三、临床表现

扁平疣损害主要是略微隆起的扁平丘疹,一般为大小不等的圆形、椭圆形或多角形扁平丘疹,直径 1～5 mm,呈圆形、卵圆形或不太规则的多边形,边界清楚,有时损害显著隆起而呈圆顶状。颜色不定,通常呈淡褐色或褐色,或与正常皮肤颜色基本相同,有些患者的损害呈淡白色或淡黄色。数目不定,多半是分散或聚集成群的多个损害。大多数患者无自觉症状,也可伴瘙痒等不适感。搔抓后,可沿搔抓方向自身接种传染,形成串珠状排列的疣体,即同形反应。长期存在的扁平疣可融合成片。

扁平疣常见于青少年,因此又称为青年扁平疣。好发于颜面、手背及前臂等处,有时伴发寻常疣。面部扁平疣偶可伴发喉部乳头瘤。仅发生在面部的皮损且伴有红斑时,容易与寻常痤疮皮损相混淆,或 2 个病同时存在时容易漏诊。尽管为慢性疾病,但在所有临床型人乳头瘤病毒感染中,扁平疣自发缓解率最高,有时突然消失,愈后不留瘢痕。也有患者持续多年不愈,少部分患者可以复发。

泛发性疣病损害比一般常见的扁平疣大而多,分布较广泛,同时往往并发多个寻常疣,有的并发霍奇金病或非霍奇金淋巴瘤等免疫功能尤其细胞免疫功能低下的疾病。

四、诊断

根据扁平疣的皮损特点,结合发病部位及发展情况,一般不难诊断。必要时结合组织病理学检查或检测组织中人乳头瘤病毒 DNA 以进一步确诊。

(一)组织病理学检查

角化过度及棘细胞层肥厚,表皮突可略延伸,不像寻常疣有角化不全及乳头瘤样增生。表皮细胞,尤其棘细胞层浅部及颗粒层,有显著的空泡细胞,细胞中央的细胞核凝缩;角质层因角质细胞有很大的空泡而呈网袋形。基底层的黑素往往增多。

荧光技术显示病毒主要存在于表皮浅部尤其颗粒层内。

(二)人乳头瘤病毒 DNA 检测

人乳头瘤病毒 DNA 检测显示为人乳头瘤病毒 2、3、5、10、28、41 可确诊扁平疣。

五、鉴别诊断

扁平疣需与其他分型人乳头瘤病毒引起的病毒疣予以鉴别,常见分型人乳头瘤病毒引起的病毒疣见表 3-1。

表 3-1　常见人乳头瘤病毒分型引起的不同类型病毒疣

临床表现	常见 HPV 类型
寻常疣	HPV1、2、3、4、26、29、57
丝状疣	HPV1、2、4、7、27、28、29、48、63
扁平疣	HPV2、3、5、10、28、41
跖疣	HPV1、2、3、4、27、28、58
尖锐湿疣	HPV6、11、40、42、43、44、54、61、72、81、89
疣状表皮发育不良	HPV3、5、8

注:HPV 为人乳头瘤病毒。

六、治疗

(一)辨证论治

1.风热毒蕴证

症状:皮疹初起,数目较多,形如粟米,颜色淡红、淡黄或近皮肤色,表面光滑发亮,散在分布,常感轻微瘙痒。伴口干不欲饮,身热,大便不畅,尿黄。舌质红,苔白或腻,脉滑数。

治则:祛风清热,活血解毒,软坚散结。

方剂:疣净汤加减。

药物:赤芍、马齿苋、薏苡仁、夏枯草、大青叶、山慈菇、香附、生地黄、蒺藜、皂角刺、甘草。

2.痰湿阻滞证

症状:淡褐色扁平丘疹。大便黏腻不爽。舌质白,苔厚腻,脉滑。

治则:燥湿化痰,理气活血。

方剂:二陈汤加减。

药物:半夏、陈皮、茯苓、甘草、当归、桃仁、红花、赤芍、川芎、生地黄。

3.湿热血瘀证

症状:皮损结节疏松,色灰或褐,大小不一,高出皮肤。舌黯红,苔薄,脉细。

治则:清化湿热,活血化瘀。

方剂:马齿苋合剂加减。

药物:马齿苋、紫草、败酱草、大青叶、薏苡仁、冬瓜仁。

4.气滞血瘀证

症状:皮疹为深褐色粟粒大小扁平丘疹,表面光滑,部分呈线状排列。无瘙痒或轻度瘙痒。舌质淡,苔白,脉弦。

治则:活血解毒,行气散结。

方剂:四物汤加减。

药物:当归、赤芍、马齿苋、薏苡仁、夏枯草、香附、生地黄、蒺藜、三棱、皂角刺、甘草。

加减:久不消退者可加穿山甲、僵蚕等。

(二)掌六合三针

组方:震卦、坤卦。

本病核心病机为湿热,基本病机为气血不和致筋脉不荣,因此组方时既要健脾化湿又需疏肝理气生血。震卦应肝,调畅气机;坤卦主脾,清热化湿、健脾和胃;两者相合,标本兼治。

七、病案

王某,女,35 岁。

初诊:2018 年 2 月 28 日。

主诉:面部扁平丘疹 1 个月余。

现病史:1 个月前面部皮肤无明显诱因出现淡褐色扁平丘疹。

查体:面部皮肤出现密集性淡褐色扁平丘疹。舌质白,苔厚腻。脉滑。

西医诊断:扁平疣。

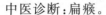
中医诊断：扁瘊。

中医辨证：痰湿阻滞证。

治则：化痰除湿。

处方：半夏 15 g、陈皮 15 g、茯苓 15 g、甘草 15 g、当归 10 g、桃仁 6 g、红花 5 g、赤芍 10 g、川芎 10 g、生地黄 10 g。

掌六合三针组方：震卦、坤卦。

按语

扁平疣是一种主要由乳多空病毒（主要为人乳头瘤病毒）感染所致的皮肤病，中医称为扁瘊。中医认为，扁平疣的主要病因：①风邪客（侵袭）于肌表，而后化毒发于肌肤，形成皮损。中医认为，风性主动，具有向上的特性，所以本病好发于面部。②脾失健运，湿浊内蕴，复感外邪，凝聚肌肤所致。

震卦，五行属木，应肝。肝为风木之脏，木过强时，即可乘土又可侮金。扁平疣是肝升太过或肝郁化火，筋失荣养所致，因此针刺震卦可舒肝气、平肝风、补肝肾、调和气血等。扁平疣的病变脏腑在肝、脾、肺，针刺震卦，肝气得舒，则肺脾气机畅达。坤卦五行属土，对应脾，主消化系统疾病。扁平疣的病机核心为痰湿，针刺坤卦有清热化湿、健脾和胃、升清降浊之功效。坤卦位于手少阴心经，与手少阳三焦经交汇。针刺坤卦时，将进针点选在小指与无名指之间的赤白肉际，针尖朝向掌心方向，刺于两条经络之间，使两条经络之气自然连接交通。《中藏经》有云："三焦者，人之三元之气"，三焦气机通利，则气血津液能运行到全身脏腑组织，脏腑经络气血调和，百病无生。

第三节　丹　毒

一、概述

丹毒是溶血性链球菌或者金黄色葡萄球菌感染引起的急性感染性皮肤病，又称网状淋巴管炎。患者皮肤可见成片的红肿迅速出现及蔓延，可有水疱或大疱，甚至发展成坏疽。

热毒炽盛致皮肤红如涂丹、热如火灼的皮损，中医称为"丹"。据此而出现的别名主要有丹熛、抱头火丹、大头瘟、流火、茱萸丹、大脚风、腿游风、鸡冠丹、赤游丹、熛火丹、天火、丹烟、天火丹毒、火丹等。本病发无定处,上自头面、下至足区均可以发病。临床上常根据发病部位的不同,归纳其主因:发于头面部位的称为抱头火丹,系风热化火;重症称为大头瘟;发于胸腹部位的称为内发丹毒,系肝火偏亢;发于下肢部位的称为流火,系湿热郁滞;发无定处的称为赤游丹。此外,发于小儿的丹毒,称为丹肿。若下肢部位的丹毒反复发作,有演变成大腿风的可能性。

二、病因及发病、机制

(一)中医病因、病机

本病为内外合邪阻于皮肤腠理,邪气不得外泄,聚而化毒导致。内有饮食不节,致脾虚湿蕴;肝郁乘脾,致脾失健运,湿自内生;或正气不足,外湿入内,引动内湿。外多因风、湿、热等外邪侵袭肌肤腠理。内外交合或湿热外发,致邪毒聚于肌表,经络不通,血瘀皮下而生丹毒。因此,本病病因为气血、津液运化失常,核心病机为湿邪火毒。

(二)西医病因及发病机制

丹毒多由 β-溶血性链球菌感染引起,少数由 C 型或 G 型溶血性链球菌导致。溶血性链球菌从皮肤黏膜微小破损(如擦破、抓破的轻微外伤甚至虫咬)处侵入网状淋巴管系统,并向邻近组织扩散。足癣和鼻炎引起的鼻腔内微小损伤是小腿和面部丹毒的主要诱因。细微的不易发现的皮肤黏膜破损,如鼻窦、牙齿的链球菌感染灶,或足趾、肛门附近的微小皲裂常是丹毒复发的原因。

溶血性链球菌侵入后释放毒素,导致患者皮肤红肿及全身中毒症状。同时,溶血性链球菌还可产生透明质酸酶及胶原酶促使皮肤组织崩解,使病菌更易扩散。因此,病情的轻重和患者的易感性及免疫力有关。除此之外,丹毒诱发因素还有营养不良、酗酒、丙种球蛋白缺陷及肾性水肿。

三、临床表现

(一)全身症状和体征

发病前,患者常常有全身不适、畏寒、头痛、口渴、恶心及关节炎等症状。初起时,往往是一个小红斑,迅速扩展而成水肿性大片红斑,局部有灼热感,同时体温骤然升高,可 39~40 ℃。严重时,患者可发生呕吐、谵妄或惊厥。

(二)皮损特点

患处红、肿、热,并有触痛,表面紧张而有光泽,边界常较清楚。皮损可发生于任何部位,特别常见于一侧小腿胫前;婴儿好发于腹部,其他部位亦可发生。有些老年患者在高热时并未发现皮损,2 天后自觉下肢疼痛时才发现下肢的肿胀性红斑。皮损发生在面部时,常由一侧的鼻部或耳部附近扩展到颊部,迅速越过鼻部而达另一侧,因而呈蝶形分布,眼皮往往显著水肿而难睁眼。有时皮损可上达发际、下至颌边,使整个面部发红、水肿。

四、诊断

(一)临床特点

(1)发无定处,但以下肢为多、颜面为重。

(2)皮疹初起时,仅见局限性水肿性红斑,呈鲜红色,边界清楚、表面紧张。然后,皮疹迅速向四周扩大。有的患者还发生水疱、血疱等。

(3)发病急剧,常先有恶寒、发热、恶心等症状,局部自觉灼热、疼痛,重则见高热、头痛、神昏谵语等。

(二)辅助检查

1.组织病理学检查

真皮高度水肿,病变严重者,表皮内也可发生水肿,有时发生表皮下水疱或大疱;血管及淋巴管扩张,中小动脉内皮肿胀,纤维蛋白变性。血管附近有淋巴细胞及大量中性粒细胞,在组织间隙和淋巴管内可查出革兰阳性的链球菌。淋巴管有增生的内皮细胞。

2.实验室检查

血液白细胞总数增多,中性粒细胞的比例增加。尿液可含蛋白和/或管型。

五、鉴别诊断

(一)接触性皮炎

接触性皮炎有接触外界刺激物的病史,一般没有全身症状,仅皮损部有瘙痒。

(二)蜂窝织炎

蜂窝织炎一般红肿边界不清,与丹毒相比浸润深,有明显的化脓现象。

六、治疗

(一)辨证论治

1.风热毒蕴证

症状:发于头面部,皮肤掀红灼热,肿胀疼痛,甚则发生水疱,眼泡肿胀难睁。伴恶寒、发热、头痛。舌质红,苔薄黄,脉浮数。

治则:疏风清热解毒。

方剂:普济消毒饮加减。

药物:黄芩、黄连、陈皮、甘草、玄参、金银花、桔梗、连翘、板蓝根、马勃、牛蒡子、升麻。

2.肝脾湿火证

症状:发于胸腹腰胯部,皮肤红肿,摸之灼手,肿胀疼痛,伴口干且苦。舌红,苔黄腻,脉弦滑数。

治则:清肝泻火利湿。

方剂:龙胆泻肝汤加减。

药物:牡丹皮、当归、白芍、生地黄、柴胡、黄芩、栀子、天花粉、龙胆草、连翘、牛蒡子、甘草。

3.湿热毒蕴证

症状:发于下肢,局部红赤肿胀、灼热疼痛,或见水疱、紫斑,甚至结毒化脓或皮肤坏死。可反复发作,形成大脚风。伴发热,胃纳不香。舌红,苔黄腻,脉滑数。

治则:利湿清热解毒。

方剂:五神汤合萆薢渗湿汤。

药物:茯苓、车前子、金银花、牛膝、紫花地丁、萆薢、薏苡仁、土茯苓、滑石、牡丹皮、泽泻、通草。

(二)掌六合三针

组方:震卦、艮卦。

震卦应肝胆,可疏肝利胆、清热利湿。艮卦应脾胃,具有清热化湿、疏通经络等功效。两者相配可用于丹毒,尤其是下肢丹毒的治疗。

七、病案

王某,女,35岁。

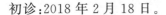

初诊:2018年2月18日。

主诉:右下肢红斑、灼痛2天。

现病史:患者于2天前发现右下肢红斑,并呈烧灼样痛,伴发热,无头痛、胸痛、腹痛,无肢体麻木,无畏寒。未治疗,饮食及睡眠欠佳,大小便正常。

查体:右下肢红斑,舌质红,苔厚腻,脉滑数。

西医诊断:急性网状淋巴管炎。

中医诊断:丹毒。

中医辨证:热毒挟湿证。

治则:清热利湿,解毒凉血。

处方:龙胆泻肝汤加减。

掌六合三针组方:震卦、艮卦。

按语

丹毒核心病机为湿邪火毒,下肢丹毒多为下焦湿热。杜锡贤教授认为本病应中西医结合治疗,特别是在发病初起应及时应用抗生素。抗生素以青霉素疗效最好,如青霉素过敏者可用红霉素、克林霉素等。

震卦应肝胆,主神经,具有平肝熄风、疏肝利胆、解痉止痛、活血化瘀等功效。艮卦应脾胃,具有清热化湿、疏通经络、通络止痛等功效。因此,两卦相配可以治疗好发于下肢的丹毒。

第四节　颜面粟粒性狼疮

一、概述

颜面粟粒性狼疮是一种病因不明的慢性炎症性皮肤病,又称为颜面播散性粟粒性狼疮、毛囊性粟粒性狼疮、粟粒狼疮样结核症或颜面播散性粟粒性结核,曾被认为是结核疹之一,但目前倾向于认为本病与结核感染无关。古代中医典籍未查到本病对应名称,现代中医从临床形态出发称为"面豆疮"。

二、病因及发病机制

(一)中医病因、病机

本病多因素体虚弱,气血不足,外毒侵入,痰浊凝滞而成。机体素虚,外邪进入体内,使脾运受阻,湿聚为痰,阻碍气机,血运不畅,久而为瘀;或素体虚弱,气血不足,肺肾阴虚,阴虚生内热,内热化火,灼津为痰,痰热交阻,阻滞经脉,结块遂成。湿热之邪为本病重点,贯穿本病,致使变证丛生。

(二)西医病因及发病机制

颜面粟粒性狼疮的病因和发病机制尚不明确,过去有学者认为可能与结核杆菌的感染相关,但国内外许多学者应用聚合酶链反应等方法均难以在本病皮损中检测到结核分枝杆菌 DNA,结核分枝杆菌素常呈阴性反应或弱阳性,抗结核治疗无效,多数患者体内没有任何结核病灶,因此结核疹的说法证据不足。也有学者认为该病的病因可能是对异物的变应性肉芽肿反应;还有学者认为该病可能与自身免疫系统的异常有关。

颜面粟粒性狼疮目前比较明确的发病机制是毛囊皮脂腺的坏死性肉芽肿样反应。有研究发现,颜面粟粒性狼疮患者的皮损中可分离出大量的痤疮丙酸杆菌的基因,而痤疮丙酸杆菌属于毛囊周围正常菌群,故有推测该病的发病机制可能是毛囊皮脂腺在各种诱因下被破坏后,机体对痤疮丙酸杆菌产生的一种异常的细胞免疫反应。

三、临床表现

皮损为粟粒至绿豆大小的丘疹或结节,略高于皮肤,呈半球形或扁平型。结节柔软、表面光滑,淡红或淡褐色,后期呈红褐色或略带紫红色,呈半透明状,玻片压诊可呈苹果酱色。结节可分批出现,也可孤立或集簇发生,数目不定,数个至数十个,无自觉症状。病程慢性,结节往往持续数月至数年,少数患者皮损可自发性消退,但消退后常会留有萎缩性凹陷性瘢痕,愈后一般不复发。

轻型患者皮疹仅限于眼周,重者延及整个面部,对称分布在眼睑、颊部、鼻两侧,如发生在眼睑下方,常分布排列呈线状。少数皮疹可发生于颈、肩及四肢。发生于颈部的结节可发展到黄豆大或樱桃大,表面正常皮色或淡黄色,与多发性皮脂腺囊肿相似。

四、诊断

本病确诊主要依靠典型的临床表现及组织病理学特征,皮肤镜检查对颜面粟粒性狼疮也具有诊断价值。

(一)临床特点

(1)患者以 20 岁以上的成年人为主。

(2)病变主要在眼睑、颊部及鼻两侧,偶尔发生在颈、肩和四肢。

(3)初起为粟粒至绿豆大小的圆形或略带扁平的结节,表面光滑,色泽红褐色或略带紫红色,用玻片压诊可呈苹果酱色。结节分批出现,孤立散在,有的集簇发生,数目不定,可达数十个之多,有的两三个互相融合;少数结节可以破溃而覆以痂皮。

(4)病程为慢性,结节经数月至数年才渐渐消失,留有凹陷性萎缩性瘢痕。

(二)辅助检查

1.组织病理学检查

真皮内有典型的结核性结构,中央是干酪样坏死,周围是上皮样细胞及淋巴细胞包绕,也常有朗格汉斯巨细胞。

2.皮肤镜检查

橘黄色、红黄色或红褐色均质半透明背景上可见靶样毛囊角栓,这在本病中有较高的特异性。

五、鉴别诊断

(一)寻常痤疮

寻常痤疮多见于青春期,以粉刺为主要皮损特征,病理改变无结核性浸润。

(二)酒渣鼻

酒渣鼻皮损除丘疹外,常伴有红斑和毛细血管扩张,在冷热刺激和饮酒等情况下可诱发加重;组织病理学检查无干酪性上皮肉芽肿。

(三)结节性硬化病

结节性硬化病损害为多发性的丘疹或结节,柔软而孤立,发生于面中央部位,无自觉症状。患者多伴有智力不足及癫痫。

六、治疗

(一)辨证论治

1.湿热毒瘀证

症状:皮损可见粟粒至绿豆大扁平丘疹,疹色淡红或紫红,表面光滑、透明、或顶端见脓点,伴轻微灼热痛痒、心烦口渴;舌质红,脉数。

治则:清热解毒,散瘀除湿。

方剂:清瘟败毒饮加减。

药物:黄芩、连翘、白花蛇舌草、丹参、生地黄、牡丹皮、夏枯草、茯苓、薏苡仁、红花、野菊花。

2.痰瘀凝聚证

症状:颜面可见粟粒大至绿豆大小的结节,呈红色或皮肤色,质地较实,全身症状不明显;舌苔白腻或有瘀斑,脉滑或弦细。

治则:化痰消瘀,理气通络。

方剂:海藻玉壶汤加减。

药物:海藻、昆布、半夏、贝母、青皮、陈皮、当归、川芎、连翘、牛膝、赤芍、桃仁、红花、枳壳。

加碱:有脾虚者加白术、怀山药、炒薏苡仁。

3.气血两虚证

症状:颜面有粟粒大至绿豆大小的结节,全身症状可有面色苍白、食欲缺乏、气短懒言、四肢无力、头晕目眩等;舌淡苔薄,脉沉细无力。

治则:益气养血,温化寒痰。

方剂:八珍汤加减。

药物:党参、白术、茯苓、熟地黄、白芍、半夏、陈皮、当归、川芎、升麻、白芥子、甘草。

4.阴虚血热证

症状:颜面有粟粒大至绿豆大小的结节,全身症状可有手足心热、口干咽燥;舌红少苔,脉细数或滑细。

治则:滋阴清热,消痰软坚。

方剂:知柏地黄汤加减。

药物:熟地黄、山药、山茱萸、茯苓、泽泻、牡丹皮、知母、黄柏、贝母、半夏、牡蛎(先煎)、鳖甲(先煎)。

加减:口干咽燥加天花粉、麦冬。

(二)掌六合三针

组方:乾卦、坎卦。

本病多为湿热聚积,导致结块出现。乾卦为阳脉之海,可活血化瘀;应大肠,可清热利湿。坎卦具有滋阴降火、行血散瘀的功效。

七、病案

李某某,男,45岁。

初诊:2023年3月2日。

主诉:面部红色丘疹,结节7个月余。

现病史:2022年8月开始,患者面部出现红色丘疹,就诊于某医院,诊断为酒渣鼻、玫瑰痤疮等。口服克林霉素2周,以及复方甘草酸苷片、沙利度胺片、丹参酮胶囊等,效果不明显。后行组织病理学检查,符合颜面播散性粟粒样狼疮。自2023年2月7日至今口服盐酸多西环素、泼尼松,每日1次,2片/次。

查体:面部有红色丘疹、结节,舌质淡红,少苔,有瘀点,脉细数。

西医诊断:颜面粟粒性狼疮。

中医诊断:面豆疮。

中医辨证:阴虚痰瘀证。

治则:清热养阴,活血软坚。

处方:海藻玉壶汤加减。

掌六合三针组方:乾卦、坎卦。

按语

中医古籍无颜面粟粒性狼疮相应病名,现代中医此称为"面豆疮",其皮损特点为疹色暗红或见融合的结节。本病病情缓慢、病程较长应首选中医治疗。中医认为该病湿热之邪为重点,湿热之邪缠绵难愈可导致变证丛生。

乾卦为阳脉之海,具有通调督脉、活血化瘀、通阳散瘀等作用。乾卦应大肠,大肠者,传导之官,因此具有清热化湿、理气止痛等调理消化系统的功效。坎卦具有滋阴降火、行血止痛、通窍散瘀、疏利三焦气机的功效。用上述卦位治疗颜面粟粒性狼疮疗效显著。

第五节 足 癣

一、概述

足癣在中医学上被称为脚湿气。因本病皮疹有多种形态,出现了多种俗名,如趾间腐白作烂,痒痛流水称臭田螺、脚气湿疮、脚气;生于足间,紫白黄疱,迭生不断称田螺疱;脚丫破烂,其痒搓之不解,必搓至皮烂称脚趾缝烂疮、烂疮、烂脚风、风痒脚疮、脚疰等。此外还有俗称香港脚、烂脚丫、脚烂疮等。

在皮肤浅表真菌感染中,足癣占 1/3 以上,是最常见的浅表真菌感染,通常发生于足部,尤其是足底两侧及趾间和足趾侧面,引起水疱、糜烂或鳞屑等皮疹,在我国南方尤为常见。足癣也常感染到手部而引起手癣,导致手足癣。足癣复发率高,80%以上患者平均每年复发次数>2 次。足癣对患者的健康、工作、社交及日常生活有明显的影响,过半数患者因瘙痒而影响睡眠。

二、病因及发病机制

(一)中医病因、病机

本病多因水湿之邪客于肌肤、肾虚不固、腠理不密外邪太过,导致风湿或湿热外邪聚于肌肤,循经下注于足,郁结而成。此外,接触患者鞋、袜等用品,可使毒邪染着致病。

(二)西医病因及发病机制

足癣的致病真菌,可以在人与人之间直接或间接传播。共用鞋袜,在公共浴室、健身房、游泳池等场所赤足,以及其他密切接触病原菌的情况均易被传染足癣。浅表性真菌感染在患者自身体表不同部位之间也可以传播,如手癣可引起足癣、体股癣及甲癣等;临床上 1/3 以上足癣患者常伴有甲真菌病。环境因素对发病起一定作用,湿热地区和高温季节的患者足癣更高发。很多足癣患者有家族癣病史,这种现象在"两足一手"型手、足癣人群中尤为突出。足癣与个人体质及生活习惯也有密切相关,手足多汗、穿过紧不透气鞋袜的人群,足癣发病率更高。此外,足癣的发生还与个人免疫功能有关,有的人仅是带菌者而不患足癣。

足癣的致病菌是多种毛癣菌或表皮癣菌,也可为白念珠菌、皮肤癣菌,其中以毛癣菌为主,红色毛癣菌和须癣毛癣菌最常见。近年来,白念珠菌感染的报道也有所增多。临床表现可因致病菌的种类而有所不同,但是仅有临床表现不能确定真菌种类,必须依赖真菌培养才可鉴定。

三、临床表现

根据皮损形态,足癣主要分为水疱型、间擦糜烂型、鳞屑角化型。在临床不同阶段,这些皮损的几种类型可以单独或同时存在,往往以其中 1~2 种最明显。

(一)水疱型

此型通常见于足跖中部或趾间皮肤,足跟少见。原发损害以成群或散在分布的小水疱为主,疱壁厚、疱液清,水疱干燥吸收后发生脱屑。患者初期常有明显瘙痒或刺痛感。此型有较强的继发细菌感染和促发癣菌疹的倾向。

(二)间擦糜烂型

此型最常见于4～5和3～4趾,好发于足多汗、长期浸水或穿着不透气鞋的人群。皮损表现为趾间糜烂、浸渍发白;除去表面浸渍发白部分,下方可见红色糜烂面,有时伴少量渗液。患者瘙痒感明显。此型夏季多发,易并发细菌感染所致的小腿丹毒或蜂窝织炎等。

(三)鳞屑角化型

此型皮损多累及足跖,大片表皮增厚、粗糙、干燥脱屑,自觉症状轻微。足跟与足缘每到冬季易发生皲裂、出血,自觉疼痛。慢性病程,可合并有甲真菌病。

四、诊断

足癣根据临床特点和真菌学检查结果,易于确诊。但真菌学检查结果受多种因素影响,阴性时也不能完全排除真菌感染,需结合临床进行综合判断。

(一)临床特点

(1)足癣常始于趾间,逐渐扩大,最终可累及大部甚至全部足掌。

(2)趾间或跖缘出现小水疱,搓破则滋水外溢,气味腥臭;若反复搓擦,趾间浸渍腐白皮肤,皮去显露鲜红色的糜烂面;部分水疱进而酿成紫白黄疱。

(3)部分趾间干痒,皮肤粗糙脱皮,甚至裂口而疼痛。

(4)自觉瘙痒。

(5)夏重冬轻,旷久难愈。

(二)真菌学检查

1.真菌直接镜检

真菌直接镜检的优点是设备要求简单、操作简便,可快速出结果,阳性具有诊断价值。操作时,从皮损活动性边缘的鳞屑或水疱壁取材,以10％～15％氢氧化钾做载液制片。显微镜下见到分隔和分支的透明菌丝或关节孢子即判断为阳性。真菌荧光染色等方法,有助于突出显示标本中的菌丝和孢子。

2.真菌培养

真菌培养包括后续的菌种鉴定可明确致病菌,有利于临床医师选择针对性药物及病情观察随访。一般选用沙堡弱培养基,26～28 ℃,培养2～4周。

五、鉴别诊断

(一)湿疹

湿疹常对称发生,为红斑、丘疹、水疱、糜烂,病损边界不清楚。慢性者,皮肤浸润肥厚,干燥粗糙,边缘较为清楚,冬重夏轻。真菌检查阴性。

(二)掌跖脓疱病

掌跖脓疱病脓疱常成批发生,双侧对称。脓疱经数天干涸结痂,形成咖啡色鳞屑而脱落。一般不累及指、趾间,不痒,有时身体其他部位有典型的寻常性银屑病表现。脓液做细菌及真菌检查阴性。

(三)幼年跖部皮炎

此病又称足前部湿疹,多发生于3~14岁儿童,男性多见。双跖前部及趾屈面出现对称性红斑,细小裂纹,表面干燥有光泽,边缘清楚,伴有疼痛。非承重部位及趾缝不受累。真菌检查阴性。大多数病例病变可自行消退,也可持续至青春期。

(四)掌跖红斑鳞屑性梅毒疹

此病为二期梅毒皮肤症状,表现为掌跖红斑,指甲盖大小,边缘清楚,上覆细碎鳞屑。不痒,有时四肢可见玫瑰疹。有冶游史,梅毒血清学试验强阳性。

六、治疗

(一)辨证论治

1.湿热蕴结证

症状:皮疹呈足趾间浸渍发白,基底红色糜烂面,可为水疱,有渗液。皮疹渗液多、浸渍发白明显或水疱密集为湿重于热;皮疹渗液多且水黏如脂,基底糜烂面潮红、灼热,甚者足部红肿、化脓有臭味、疼痛,伴发丹毒为热重于湿;水疱较多、渗液黏或不黏、糜烂面淡红为湿热并重。皮疹可有不同程度瘙痒或不痒,可伴有恶寒、发热、口干、大便秘结、小便黄;舌红,苔黄、黄厚腻或白厚腻;脉滑或滑数。

治则:清热利湿,解毒杀虫。

方剂:湿重于热者用萆薢渗湿汤加减;热重于湿加大黄、野菊花;湿热并重者用龙胆泻肝汤加减。外治可用硝矾散。

药物:萆薢渗湿汤包括萆薢、薏苡仁、赤茯苓、黄柏、牡丹皮、泽泻、滑石、通草。龙胆泻肝汤包括龙胆草、黄芩、栀子、泽泻、木通、车前子、当归、柴胡、甘草、生地黄。硝矾散包括明矾、硼砂、芒硝,研为细末,装瓶备用。

2.血虚风燥证

症状:皮疹呈足趾与足底皮肤干燥、脱屑,足跖、足跟与足底粗糙、肥厚,或足跟与足底皲裂、出血、疼痛,皮疹可有不同程度的瘙痒或不痒,口渴,大便秘结。舌红少津,苔薄。脉细。

治则:养血润燥,祛风杀虫。

方剂:用养血祛风汤或当归饮子加减。

药物:养血祛风汤包括生地黄、当归、川芎、白芍、荆芥、防风、苍术、黄柏、甘草。当归饮子包括当归、白芍、川芎、生地黄、白蒺藜、防风、荆芥穗、何首乌、黄芪、炙甘草。

(二)掌六合三针

组方:艮卦、坤卦。

本病病因为水湿之邪。坤卦应脾,健脾可利湿。艮卦主胃,可助脾运化;此外,艮卦位于手太阴肺经,别通太阳膀胱经,可泄水。

七、病案

李某某,女,45岁。

初诊:2019年7月24日。

主诉:双足丘疹、水疱伴剧痒1年,加重1周。

现病史:患者有足癣病史1年,现怀孕17周,足部皮疹逐渐加重。近1周足部瘙痒、水疱更加显著。自行外用药膏,使用后效果不明显。

查体:双足底、足缘、趾间有丘疹、红斑、深在水疱,趾间轻度渗出、糜烂,左足较重。真菌镜检(＋)。

西医诊断:足癣。

中医诊断:脚湿气。

中医辨证:湿热下注,外感毒邪。

治则:解毒利湿,杀虫止痒。

处方:硝矾散加减。

掌六合三针组方:艮卦、坤卦。

二诊:治疗7天,诸症已消退,不痒,足底、足缘及趾间仅有少量脱屑,外用硝矾散巩固治疗。

三诊:继用硝矾散 7 天,皮疹消退。

按语

足癣,中医称为"脚湿气",《外科启玄》:"久雨水湿,劳苦之人跣行,致令足丫湿烂成疮,疼痛难行",指出了本病的常见发病原因。西医学已明确该病主要为红色毛癣菌、须癣毛癣菌等真菌感染所致。

坤卦,五行属阴土,应脾。脾为后天之本,气血生化之源。坤卦具有健脾和胃、清热化湿、祛湿化痰、清热利湿、健脾利水等多种功效,可治疗因脾胃湿热下注、湿热之邪外侵导致的足癣。艮卦应胃,五行属土,具有清热化湿的功效。艮卦位于手太阴肺经,互通于阳明经,脏腑经络又别通于太阳膀胱经,有泄热行水之功,是治疗足癣的重要卦位。

第四章

皮炎湿疹类皮肤病

第一节　接触性皮炎

一、概述

古代物产不丰,但中医很早就认识到接触外界某些物质会使肌肤发生病变,根据接触物不同,中医有"漆疮""马桶疮""膏药风"等病名。

接触性皮炎是由于接触某些外界的物质如动物性、植物性或化学性物质后,在皮肤黏膜接触部位发生的急性或慢性的炎性反应,曾经称为毒物性皮炎。

二、病因及发病机制

(一)中医病因、病机

本病多因先天禀赋不耐,肌肤腠理不密,毒邪挟外邪侵入肌肤。外毒之邪可灼伤肌肤,侵蚀筋脉;可聚于脏腑,气机不畅,致使水湿内停,湿热内蕴;可入于营血,致血热妄行,流注肌肤。

(二)西医病因及发病机制

接触性皮炎病因多数为变态反应,称为变应性接触性皮炎。少数则由于化学物质对皮肤的直接刺激,称为原发刺激性接触性皮炎。有的化学品既有致敏性,也有原发刺激性。

1.变应性接触性皮炎

变应性接触性皮炎主要是Ⅳ型变态反应(迟发性变态反应),即T细胞参与作用的细胞免疫反应。

致敏的化学物质(半抗原)和皮肤接触后,与表皮蛋白质结合而成完全抗原(变应原)。抗原进入表皮后,由朗格汉斯细胞(细胞表面有La抗原)接受后,呈递给淋巴细胞,就像细胞免疫作用中巨噬细胞将抗原处理后呈递给 T 细胞一样,真皮内组织细胞也可参与。淋巴细胞接受抗原后,经淋巴管到附近淋巴结内,并在副皮质区内聚集,以后繁殖成若干致敏淋巴细胞,这一过程需经 5 天以上。T 细胞表面的辨认特殊性抗原的受体携带抗原,这些细胞经血流散布到身体各处,多位于原致敏物接触的部位,有的 T 细胞则成为记忆细胞。

当原先接触过的化学物质(特殊性半抗原)再和皮肤接触,与表皮蛋白质结合成抗原时,致敏淋巴细胞被吸引到接触部位,这些细胞聚集于该部位,须经一段时间才能足以引起变态(免疫)反应而发生皮炎,因而接触性皮炎是Ⅳ型变态反应。

致敏淋巴细胞再遇抗原时,细胞膜、细胞质及细胞核都发生变化,放出具有生物活性的多种物质(因子),称为淋巴活素。淋巴活素包括,①细胞毒因子:又称为淋巴毒素,使发生抗原抗体反应的部位受损,引起表皮细胞间水肿(海绵形成)。②趋化因子:会引起血管扩张,以及使单核细胞通过毛细血管壁到达反应部位,又称为渗透性增加因子。③促有丝分裂分子:促使单核细胞增生并有吞噬力而成巨噬细胞。④游走抑制因子:阻止巨噬细胞离开反应处,使其吞噬损伤组织。⑤吸引嗜碱性粒细胞到反应部位的活性介质。⑥引起更多的致敏淋巴细胞在区域性淋巴结的副皮质中形成的细胞因子。

致敏淋巴细胞所释放的这些因子引起血管扩张及水疱性表皮反应,于是在临床上有接触性皮炎的表现。另外,引起Ⅰ型变态反应的抗原能结合朗格汉斯细胞表面的特异性免疫球蛋白 E 抗体,呈递至 T 细胞,引起免疫球蛋白 E 介导的Ⅰ型变态反应的迟发项。

抗原也可引起体液免疫反应。抗原、抗体和补体作用可能形成免疫复合物而伤害朗格汉斯细胞,促使它们释放溶酶体酶之类的物质,可使附近的表皮及真皮进一步地发生炎症性变化。

在临床上,引起变应性接触性皮炎的半抗原常是较易吸收的低分子量化学物质。有的染料、药物及植物等只使少数有过敏体质的人发生皮炎。身体对一种特殊抗原发生敏感性,至少需要经 5 天,也可有更长的潜伏期。有的人和致敏物已接触多年,可以突然发生变态反应而迅速发生皮炎;有的人接触越勤,皮炎出现愈快、愈激烈;有的人屡次接触后,变态反应逐渐减弱,终于脱敏,遇到致敏物时不再发生皮炎;也有一些人经过多年以后,又对致敏物发生变态反应而出现皮炎;而有些人的过敏性始终存在,经常接触致敏物后,会形成长期不愈的慢性皮炎。

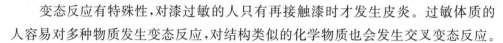

变态反应有特殊性,对漆过敏的人只有再接触漆时才发生皮炎。过敏体质的人容易对多种物质发生变态反应,对结构类似的化学物质也会发生交叉变态反应。

影响变应性接触性皮炎发生的因素可能很多,如先天的过敏体质、接触物的致敏性、接触时间的长短、年龄等,例如成人发生接触性皮炎似乎较儿童多,穿染色衣服1天后所发生的皮炎往往比只穿几分钟的重,漆树的漆比其他油漆容易引起皮炎。此外,搔抓摩擦、长期和肥皂水接触、皮肤多汗、天气湿热、真菌或细菌感染等各种体内外因素皆可能影响个人的敏感性。

2.原发刺激性接触性皮炎

原发刺激性接触性皮炎是皮肤对外界刺激的直接反应。芥子气、辣椒、斑蝥等有机物,硝酸、硫酸、水杨酸、氢氧化钾、石灰等无机物,以及其他腐蚀性化学品和任何人的皮肤接触后,都能引起皮炎,甚至发生坏死或溃疡,皮肤受损程度因刺激物的刺激性、刺激时间和个人的耐受性而不同。

正常完整的皮肤有一定的保护作用,对外界的刺激有一定的防御力。皮脂、汗液等构成的酸性薄膜及角质层都是保护人体的屏障。但是,如果表皮经常接触去污剂、水和有机溶剂等物质,会出现干燥,甚至皲裂;如果环境的湿度太低,温度太高或太低,也会引起接触性皮炎;如果皮肤已因湿疹等皮肤病而受损,外界刺激更容易引起接触性皮炎。

原发性刺激物损伤表皮细胞后,除了使细胞发生凝固性坏死外,细胞中的溶酶体会崩解而放出酸性磷酸酶等溶蛋白酶,这些酶能破坏皮肤组织,对接触性皮炎的发生起到一定的作用。

三、临床表现

(一)变应性接触性皮炎

接触物的性质、浓度、接触方式及个体的反应性不同,发生的皮炎形态、范围及严重程度也不相同。轻症时,局部呈红斑,淡红至鲜红色,稍有水肿或有针尖大丘疹密集;重症时,红斑肿胀明显,在此基础上多数有丘疹、水疱,炎症剧烈时可以发生大疱。水疱破裂则有糜烂、渗液和结痂。当皮炎发生于组织疏松部位如眼睑、口唇、包皮、阴囊等处,则肿胀明显,呈局限性水肿而无明确的边缘,皮肤光亮,表面纹理消失。

皮炎的部位及范围与接触物接触部位一致,境界非常鲜明。但如接触物为气体、粉尘,则皮炎呈弥漫性而无一定的鲜明界线,多在身体暴露部位,如两手背及面部等。有时可由于搔抓等将接触物带至其他部位,使远隔接触部位的皮肤也发生相似的皮疹。机体高度敏感时皮炎蔓延而范围广泛。本病的病程有自限性,一般在去除病因后,处理得当,1～2周可痊愈。但再接触变应原时可再发。反复接触变应原或皮炎处理不当,可以转为亚急性或慢性皮炎,呈红褐色苔藓样变或湿疹样改变。少数可发生大疱性表皮坏死型药疹样表现(中毒性表皮坏死症)或肉芽肿样皮损。自觉症状大多有痒和烧灼感或胀痛感,少数严重病例可有全身反应,如发热、畏寒、头痛、恶心等。

(二)原发刺激性接触性皮炎

原发刺激性接触性皮炎临床上多见。急性期可表现为红斑、水疱、渗出。亚急性、慢性可表现红斑、粗糙、脱屑、龟裂。根据接触刺激物的性质和接触时间长短,临床上可以表现以下几型。

1.急性刺激性接触性皮炎

急性刺激性接触性皮炎是接触强刺激物后在很短时间内引起的急性皮炎,在接触部位会发生明显的红斑、水疱、水肿或大疱。

2.延迟性急性刺激性皮炎

某些刺激物可以引起延迟反应性皮炎,在接触刺激物后8～24小时发生皮炎,其临床表现与变应性接触性皮炎相似,有时二者很难区别。常见引起延迟性急性刺激性皮炎的物质有地蒽酚、表氯醇、竹叶草脂及丙烷砜等。

3.刺激性反应

刺激性反应常见于经常接触水或常在潮湿环境下工作的患者,如理发师、清洁工、家庭主妇等。表现为轻度红斑、皮肤干燥、龟裂。脱离接触水的环境后症状消退。如继续接触,可进一步发展为慢性累积性刺激性皮炎。

4.慢性累积性刺激性皮炎

此型在临床上常见,多为反复接触弱强度刺激物,如化妆品、肥皂、去污剂、表面活性剂、有机溶媒及油。临床表现为开始时有痒、痛、局限性干燥斑片,以后出现红斑、鳞屑、角化、龟裂、苔藓样变。皮损在暴露刺激物后几天、几月甚至几年后发生。

5.脓疱性刺激性皮炎

某些化学物如油类及煤焦油可引起痤疮样反应。此型常在反复密闭接触此类化学物质后发生。

6.物理性刺激性接触性皮炎

反复的微创如长期接触粗糙的纸、玻璃及粗纤维制品,或反复的搔抓、不适当的热水烫洗等刺激,均会引起皮肤出现红斑、丘疹、瘙痒。

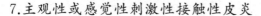

7.主观性或感觉性刺激性接触性皮炎

主观性或感觉性刺激性接触性皮炎又称敏感性皮肤,接触某些物品后几分钟内发生针刺样反应,而无可见的皮疹表现,多发生于面部。化妆品或遮光剂成分是常见的诱发原因,如丙二醇、羟基酸、乙醇、乳酸、壬二酸、苯甲酸、过氧化苯甲酰、对甲氧基苯酚、维A酸、山梨酸等。

8.其他

除上述临床表现外,接触性皮炎还可发生溃疡(强酸、强碱)、毛囊炎(油或脂)、粟丘疹(氯化铝)、色素增加(重金属)及色素减退等症状。

四、诊断

根据接触史及临床特点,本病的诊断一般不难。当病因不明,或患者与数种物质接触需要寻找病因时,可做斑贴试验。

(一)临床特点

(1)接触性皮炎一般是在接触部位或身体暴露部位突然发生境界限清晰的急性皮炎,患者发病前大多存在各种明确病因。

(2)接触性皮炎患者发病时,急性期,皮损以瘙痒、灼痛表现为主;慢性期,皮损多仅表现为瘙痒。

(3)发病时间长短与接触致敏物时间有关,接触致敏物时间短者一般表现为红斑、丘疹、丘疱疹、水疱等急性期的皮肤损害;接触致敏物时间长者,多表现为皮损增生甚至苔藓样变。

(二)辅助检查

1.组织病理学检查

接触性皮炎一般为急性,有的为亚急性或慢性,组织变化和急性、亚急性、慢性湿疹基本相同。但是,急性接触性皮炎的表皮水肿更显著,表皮内常有水疱,还可有大疱,疱液内可有少数白细胞及不完整的表皮细胞。急性接触性皮炎的真皮也有显著水肿,以及轻度的细胞浸润及扩张的血管。而在慢性接触性皮炎的组织内,会有角化过度及角化不全、棘细胞层肥厚、轻度海绵形成。真皮内有浓密的细胞浸润及纤维组织增生,大多数细胞是单核细胞而不是淋巴细胞,淋巴细胞只占5%~8%,嗜酸性粒细胞很少。

原发刺激性和变应性接触性皮炎的病理组织变化往往不能鉴别,但原发性刺激接触性皮炎可以出现严重的表皮坏死。

2.斑贴试验

斑贴试验是一种诊断Ⅳ型变态反应的方法,用于确定患者是否存在接触性变态反应,并评价接触性变态反应与皮炎发生之间的关联性。斑贴试验原则上适用于临床上所有怀疑接触性变应原引起的变态反应的病因检测,但斑贴试验通常根据患者病情、用药等情况综合评估。

(1)禁忌证:①有速发型接触性反应史(如接触性荨麻疹)的患者,如青霉素皮试阳性的患者不应进行青霉素斑贴试验;②有接触性变应原相关的全身性变态反应史的患者;③可疑刺激原、变应原为对皮肤有明显刺激性的物质如酸、碱、盐、腐蚀性化学物质等;④孕妇和哺乳期妇女;⑤无行为控制能力或不能保证斑贴试验条件的患者。

(2)延期检测:①严重或泛发性皮炎的急性期,需等到病情得到有效控制后才能进行斑贴试验。②药物因素,糖皮质激素、免疫抑制剂等需要停药后才进行斑贴试验。③局部紫外线光疗、放射治疗及暴晒后,需推迟至4周以后。

在贴敷48小时后除去测试物,30分钟后进行第1次判读,24～48小时进行第2次判读。综合2次结果判断最后结果。需要注意的是,刺激性反应多在去除变应原后呈快速消退的趋势,而变态反应多在贴敷后2～4天加重,然后逐渐消退。6天后出现的阳性反应为延迟性反应。如果在贴敷后7天再观察1次,可以减少7%～30%的接触性变态反应漏诊率。有些变应原容易引起延迟性反应,因此应在试验的第7天再次判读。

五、鉴别诊断

(一)丹毒

丹毒红肿明显,境界清楚,伴有寒战、高热、头痛等全身症状。白细胞总数明显增多。

(二)急性湿疹

皮疹有红斑、丘疹、糜烂、滋水等。皮损对称性发作,有转为亚急性和慢性湿疹的倾向。

(三)植物日光性皮炎

患者常服食过灰菜、紫云英等,无刺激物接触史,日晒后发病,发疹多局限于曝光部位,全身症状轻微。

六、治疗

(一)辨证论治

1.热毒夹湿证

症状:病情较重,肌肤焮红成片,肿胀,瘙痒无度,搔之细疹随手而起。皮疹密集,形似麻疹,触之碍手,皮损以肘部、腕部、颜面较多,迅速在红斑上起水疱,小者如粟米、黄豆,大者如樱桃,疱壁厚而紧张,搔破后津水浸淫,干则结黄痂;伴头痛,身热,胃纳欠佳,呕恶不适,大便干结;舌质红,苔黄,脉滑数。

治则:清热解毒利湿。

方剂:化斑解毒汤加减。

药物:生石膏、升麻、连翘、牛蒡子、黄连、知母、玄参、紫草、板蓝根、白鲜皮、防风、蝉蜕、甘草。

加减:热毒重者加水牛角、银花;水肿明显者加通草、滑石、冬瓜皮;纳呆者加苍术、陈皮;头痛发热者加生石膏、桑叶、野菊花;湿盛者加泽泻、猪苓、茵陈;食欲缺乏者加陈皮、苍术、大麦芽;大便干结者加生川大黄。

2.风热壅盛证

症状:手腕、指缝、手背、手臂、颜面肌肤剧烈瘙痒,皮肤焮火肿胀,可见密集红色丘疹,但不起水疱,少数患者皮肤瘙痒,起风团;舌淡红,苔薄白,脉数。

治则:清热疏风,调和营卫。

方剂:清热疏风饮加减。

药物:防风、荆芥、蝉蜕、鱼腥草、金银花、生地黄、紫草、赤芍、竹叶、土茯苓、甘草、白鲜皮。

加减:伴有毒火盛者加石膏、苦参;伴痒者加蜈蚣;血瘀明显者加丹参;血虚者加何首乌。

3.血虚风燥证

症状:病变后期,接触变应原部位皮肤暗红,色素加深,表面粗糙,脱屑,苔藓样变,剧烈瘙痒;舌质暗红,苔薄微黄,脉弦。

治则:养血润燥,祛风止痒。

代表方剂:当归饮子加减。

药物:当归、川芎、首乌、荆芥、白蒺藜、防风、僵蚕、乌梢蛇、麦冬、玉竹、鸡血藤、赤芍、白鲜皮、甘草。

加减:皮损潮红、水肿者加茯苓皮、牡丹皮;痒甚者加珍珠母、灵磁石;发于面部者加菊花;发于躯干、四肢者加地肤子、白鲜皮。

(二)掌六合三针

组方:兑卦、离卦。

本病多因腠理不密,外邪侵入肌肤,聚而化热所致。兑卦应肺,可祛风透疹、散风止痒;离卦应心与心包,主小肠,可用于治疗热性病证。

七、病案

胡某,男,35岁。

初诊:2013年11月7日。

主诉:全身瘙痒伴皮疹、乏力半个月余。

现病史:患者自诉于半个月前在野外劳动时,接触有机磷农药,夜间全身皮肤瘙痒,呈阵发性剧痒,因痒进行搔抓,后皮肤溃破,以双手背、前臂、颈部明显;凌晨及夜间稍有减轻,白日瘙痒加重;同时伴乏力,无寒噤、高热,无咳嗽、咳痰,无心慌、心悸,无尿频、尿急及血尿。患者曾到当地卫生室就诊(具体不详),上述症状未见好转。

查体:周身皮肤红斑、丘疹。皮损肥厚干燥,有鳞屑,呈苔藓样变,可见抓痕、血痂。舌淡红,苔薄白,脉弦细。

西医诊断:接触性皮炎。

中医诊断:漆疮。

中医辨证:血虚风燥证。

治则:养血润燥,祛风止痒。

处方:当归引子加减。

掌六合三针组方:兑卦、离卦。

按语

漆疮是指人中漆毒,引起肌肤肿胀、起疱、发痒、成疮者,俗称"漆咬疮""漆毒""漆痱子"。本病以起病较急,约24小时发疹,轻者仅感瘙痒,重者颜面水肿,渗流脂水为特征。"漆疮"一词最早见于《诸病源候论·漆疮候》,它对漆疮的病因进行了较为详尽的论证,且把本证分为轻重型,指出:"若火烧漆,其毒气则厉,著人急重",说明用火烧漆所生气体着人,病情较为严重。

兑卦应肺,五行属阴金,对应肺脏,具有散风止痒、清热消肿、祛风透表等功效。离卦五行属火,应心与心包,主小肠。《灵枢·邪客》云:"心者,五藏六府之大主也,精神之所舍也,其藏坚固,邪弗能容也……故诸邪之在于心者,皆在于心之包络。包络者,心主之脉也"。心包为阴血之母,三焦为阳气之父。因此,离卦主治心、肺、胸膈及小肠疾病,如心气部滞不舒、热伤神明、热伤津液、口干舌燥,以及热毒炽盛、诸肿疮痒等热性病症。

第二节 激素依赖性皮炎

一、概述

在中医学上,本病属于药毒的范畴。激素依赖性皮炎是由于激素的滥用或药瘾引起了躯体依赖,从而出现戒断症状,导致皮肤发生炎性反应。激素依赖性皮炎在临床上以糖皮质激素依赖性皮炎最为多见,因此本节主要介绍糖皮质激素依赖性皮炎。糖皮质激素依赖性皮炎又称局部糖皮质激素戒断皮炎。

二、病因及发病机制

(一)中医病因、病机

本病多因湿热内蕴,外受风湿热毒邪,诸邪搏结,蕴结于肌肤,肌肤腠理开合失司而致。湿热内蕴伤血,血虚则生风;耗气久之,则致气阴不足。因此,湿热内蕴为本病核心病机。风气盛,往来于肌肤,故剧痒;乱用或多用药物致毒邪内陷,故皮疹对药物依赖。予以治疗则病情缓解或消失,但属于治标不治本。停药后湿热毒邪外泄,皮疹复发,红肿热痛更重。

(二)西医病因及发病机制

其病因及发病机制是长期反复外用糖皮质激素,使皮肤发生以下改变。

1.表皮与真皮变薄

局部长期外用糖皮质激素,糖皮质激素通过干扰表皮的分化,诱导皮肤结构和功能发生变化,角质形成细胞增殖受抑制,导致透明角质层颗粒形成减少,最终使角质层变薄。真皮变薄是由于糖蛋白和蛋白聚糖的黏弹性变化使胶原的原纤维间黏附力减弱,胶原合成减少。

2.色素减退/沉着

由于角质层的层数减少,迁移到角质形成细胞的黑素减少,引起色素减退。

色素沉着可能与糖皮质激素激活黑素细胞再生色素有关。

3.血管显露

由于血管壁的胶原纤维间黏附力减弱可导致血管变宽,真皮胶原的消失而导致表面的血管显露。

4.酒渣样/痤疮样皮炎

在糖皮质激素诱导的酒渣鼻样皮损中,毛囊蠕形螨的密度显著增加。蠕形螨封闭毛囊皮脂腺出口,充当带菌者,引起炎症反应或变态反应,强效糖皮质激素还可使皮脂腺增生,导致特有的酒渣鼻样皮疹。糖皮质激素能使毛囊上皮退化变性,导致出口被堵塞,出现痤疮样皮疹或使原有的痤疮加重。

5.毛囊感染

因糖皮质激素的免疫抑制作用,可使局部毛囊发生感染和原发毛囊炎加重。

6.糖皮质激素依赖

糖皮质激素具有强大的抗感染特性,可减轻很多皮肤病症状,如抑制丘疹的发展和减轻瘙痒、血管收缩、红斑消失。然而糖皮质激素不能消除疾病的病因,停用后常引起原有疾病加重,可见到炎性水肿、发红、烧灼感、不适感和急性的脓疱疹等反跳现象。该现象常常发生在停用糖皮质激素后 2～10 天,并持续几天或 3 周左右。因反跳现象导致患者继续外用糖皮质激素,而造成糖皮质激素依赖。

三、临床表现

患者长期外用糖皮质激素,停药后原治疗部位又发生鲜红色红斑,表面光滑、皮纹消失,外观皮肤呈透明状。有时可见毛细血管扩张、丘疹等变化。皮肤干燥、脱屑、龟裂、结痂,自觉刺痛、灼热或肿胀感,对物理、化学、清洁剂等外来刺激相当敏感。随着外用糖皮质激素的反复使用,红斑等症状进一步加剧。

本病易发于面颈、阴囊、阴唇、肛周及皮肤褶皱部。发生本病的患者除因皮炎湿疹类疾病使用糖皮质激素外,还有只因单纯皮肤瘙痒、血管扩张、黄褐斑及作为粉底而长期外用糖皮质激素的。这类患者为单纯性糖皮质激素依赖性皮炎,但也有些患者患有原发性皮肤病,如特应性皮炎、银屑病等,长期治疗后突然停药,导致皮疹复发及增剧的反跳现象与糖皮质激素依赖性皮炎同时出现。

四、诊断

(一)临床特点

(1)长期反复外用糖皮质激素时间＞1 个月。

（2）原发皮肤病已愈，皮肤又出现明显鲜红色斑，表面光滑、皮纹消失，对物理、化学、清洁剂等外来刺激敏感。

（3）多发生于面、阴囊、女阴或褶皱部。

（4）皮损多感刺痛、烧灼，而少瘙痒。

（二）组织病理学检查

组织病理随疾病的时期和严重程度的不同而变化。表皮萎缩变薄，轻微的棘层肥厚、细胞间水肿。真皮可见血管扩张，血管周围淋巴细胞浸润，毛囊周围水肿伴炎性细胞浸润；有时可见毛囊脓肿溃疡，腔内可见大量多形核白细胞；弹性纤维退化变性，伴结缔组织和皮脂腺的增生。真皮偶可见上皮样细胞肉芽肿和极少的郎格汉斯细胞。

五、鉴别诊断

本病需与原发性皮肤病治疗停药后的再发与恶化的反跳现象、玫瑰痤疮样类固醇皮炎及糖皮质激素变态反应等鉴别。

六、治疗

（一）辨证论治

1.风热蕴肤证

症状：面部红斑、丘疹或弥漫性潮红，轻度肿胀，瘙痒。心烦，咽干或口干舌燥，大便干或正常，小便微黄。舌红，苔薄黄或薄白，脉浮或浮数。

治则：疏风清热，凉血止痒。

方剂：消风散加减或桑菊饮加减。

药物：消风散加减包括荆芥、防风、当归、生地黄、苦参、苍术、牛蒡子、知母、蝉蜕、甘草。桑菊饮加减包括桑叶、菊花、薄荷、蝉蜕、生地黄、当归、白鲜皮、黄芩、牡丹皮、生薏米、甘草。

加减：若有脓疱、红丘疹者，加用槐花、鸡冠花；病程较长、红斑明显、舌下络脉瘀紫者，加丹参、红花；瘙痒者，加祛风止痒药物，如薄荷、蒺藜、白鲜皮、地肤子；血管扩张、面部潮红者，加紫草、玫瑰花；伴胸胁苦满、烦躁易怒者，加柴胡、白芍等。

2.毒热蕴结证

症状：面部红斑或紫红斑，肿胀，可见丘疹、脓疱，自觉瘙痒、灼热或疼痛。烦躁易怒，口干口苦，大便干，小便黄。舌红苔黄、黄腻，或舌绛少苔，脉数、洪数或滑数。

治则:清热解毒,凉血止痒。

方剂:黄连解毒汤合凉血五花汤加减。

药物:生栀子、黄芩、黄连、黄柏、玫瑰花、野菊花、鸡冠花、红花、凌霄花、牡丹皮、赤芍、紫花地丁、生地黄、甘草。

加减:皮肤灼热瘙痒、干燥脱屑、潮红水肿或伴毛细血管扩张较甚者,加青蒿、地骨皮;痒重者,加白鲜皮、地肤子;伴丘疹、脓疱者,加金银花、蒲公英;渗出明显者,加茵陈、土茯苓;严重者,可加水牛角、石膏等。

3.湿热壅滞证

症状:面部潮红、肿胀明显、毛细血管扩张、丘疹、丘疱疹等,可有渗出、糜烂、灼热、瘙痒。口干黏腻,纳谷不香,头身困重,便溏、黏腻不爽或便干结,溲赤或浑浊。舌质红,苔黄腻,脉滑、滑数或濡数。

治则:清热利湿,健脾消肿。

方剂:茵陈蒿汤合五苓散加减。

药物:苍术、白术、厚朴、猪苓,茯苓、泽泻、车前草、六一散(包)、茵陈、栀子、竹叶。

加减:瘙痒重者,加刺蒺藜;大便干结者,加麻仁;红肿重者,加生石膏、白茅根;伴口苦、心烦、易怒、带下色黄者,加龙胆草、黄芩、生地黄、柴胡等。

4.血虚风燥证

症状:皮损暗红、干燥,色素沉着或色素减退;瘙痒或伴眩晕、失眠。舌淡,苔薄白,脉细。

治则:养血祛风、润肤止痒。

方剂:当归饮子加减。

药物:当归、丹参、白芍、何首乌、防风、荆芥、刺蒺藜、熟地黄。

加减:伴眩晕耳鸣、腰膝酸痛、月经量多者,加女贞子、墨旱莲、桑寄生等;瘙痒剧烈,伴心烦、失眠者,加生龙骨、煅牡蛎、珍珠母。

5.气阴两虚证

症状:热毒导致的皮疹经治疗后,皮疹暗红或淡红,皮肤表面干燥、脱屑、紧缩、瘙痒;神疲乏力。舌边尖红,苔少或无苔,脉细数。

治则:养阴生津、兼清余热。

方剂:沙参麦冬汤加减。

药物:沙参、麦冬、黄芩、青蒿、生地黄、白鲜皮、地骨皮、白菊花、茜草、甘草。

加减：气虚甚者，加太子参、黄芪、白术、茯苓；挟瘀者，加丹参、红花、当归、白芍；余热退者，去黄芩、白鲜皮、青蒿，加党参、茯苓、白术，以健脾益气、补土固本。

（二）掌六合三针

组方：巽卦、离卦、坎卦、曲池。

本病核心病机为湿热内蕴。巽卦应肝胆，可清热化湿、祛风止痒、抗拮变态反应。本病病位在心，离卦五行属火，应心与心包，主小肠。坎卦可祛燥，与巽卦相配使用。曲池为手阳明大肠经之合穴，又可作为巽卦的通关引气之穴，增强巽卦祛风作用。

七、病案

董某某，男，34 岁。

初诊：2020 年 06 月 24 日。

主诉：患激素依赖性皮炎 5 年，多处治疗未愈。

现病史：5 年前因用"去斑霜"后皮肤出现干燥脱屑、瘙痒，微痛。医师诊断为过敏，给予肤轻松，用药后皮疹消失，但停药后皮疹反复，自觉皮肤灼热、痒、微痛、有紧胀感。

查体：面部皮肤潮红、光亮、变薄，两颊部毛细血管扩张，散在分布粟粒大小丘疹。苔黄腻，脉滑数。

西医诊断：激素依赖性皮炎。

中医诊断：中药毒。

中医辨证：湿热证。

治则：清热利湿，凉血祛风止痒。

处方：湿热清加减。

掌六合三针组方：巽卦、离卦、坎卦、曲池。

按语

激素依赖性皮炎是一种由于长期外用含糖皮质激素药膏，一旦停用后导致皮肤潮红变薄、毛细血管扩张、色素沉着伴烧灼感，甚至出现痤疮及酒渣鼻样皮疹的皮肤病。《黄帝内经》中有"诸痛痒疮，皆属于心"的记载，认为心为火脏，主血脉，其华在面。因此，肌表血热可见皮损灼热、潮红；血热伤营耗血，肌肤失养，可见色素沉着；热毒入络，血瘀络脉，可见颜面红血丝。总之，其主要病机是心火亢盛，热伤血络。

巽卦应肝胆,主风,具有疏风解表、抗拮变态反应、祛风止痒等功效,无风不作痒,风必多燥。离卦五行属火,应心与心包,主小肠。《灵枢·邪客》云:"心者,五藏六府之大主也,精神之所舍也,其藏坚固,邪弗能容也……故诸邪之在于心者,皆在于心之包络。包络者,心主之脉也"。坎卦具有祛燥的功效。曲池为手阳明大肠经之合穴,具有散风止痒、祛风透表等功效,又可作为巽卦的通关引气之穴,取之则祛风作用更强。

第三节 湿 疹

一、概述

历史上,皮肤病学家是从形态学的描述来认识并命名皮肤病的,而且绝大部分命名仍沿用至今。"湿疹"就是其中之一。而中医学同样依据本病的皮损特征和预后,称此病为湿疮、燥疮、久疮及掌心风等。

由于科学的发展及临床经验的积累,许多有湿疹样表现的疾病,病因查清或有特定的表现,而逐步从"湿疹"区别出来,成为独立的疾病。有湿疹样临床表现而病因明确的疾病,也不因有湿疹样表现而称为湿疹,如湿疹型药疹,应属于"药疹",而不再称"湿疹"。有些原来认为原因不明的湿疹,由于医学的进步已找出接触的原因而划入接触性皮炎中。

湿疹与接触性皮炎虽有不少共同点,但在临床上也可看到一些不同之处,如接触性皮炎在病因去除后,病程可呈自限性,常迅速痊愈;而湿疹病因常不清楚,病程反复。接触性皮炎的病因比较单一,而湿疹病因比较复杂,似与变应原的种类、一定的体质等有关。湿疹与特应性皮炎的皮损形态基本相同,特应性皮炎患者有"特应性"表现,皮损的分布有特征性等又与湿疹不同。

湿疹属于形态学诊断,广义的湿疹是指表皮出现鳞屑、角化不全及海绵水肿的一组疾病。狭义的湿疹是指多种内外因素引起的无法确定病因的变应性炎症反应疾病,其特征有自觉瘙痒、多形性皮损、渗出倾向、慢性期皮损增厚、易反复发作。本节介绍的湿疹为临床诊断的湿疹,是狭义的湿疹。

由于临床上存在对疾病的认识水平不同、病史资料分析不全面、检测手段不足等因素,导致湿疹诊断率过高。针对这一现象,中华医学会皮肤性病学分会免疫学组与中国医师协会皮肤科医师分会指南制定与规范委员会共同制定了《皮炎湿疹类疾病规范化诊断术语专家共识》建议对于当前诊疗水平尚不能明确临床特征和病因的湿疹性皮损,可以保留"湿疹"作为描述性诊断用词,但应进一步进行病史评估、实验室检查和随访,以寻找可能的疾病特征和病因。

二、病因及发病机制

(一)中医病因、病机

患者因禀赋不耐、饮食失节,脾胃受损,失其健运,湿热内生,又兼外受风邪,内外两邪相搏,风湿热邪浸淫肌肤所致。湿疹的不同时期有不同的特点。急性者以湿热为主;亚急性者多与脾虚湿恋有关;慢性者则多为病久耗伤阴血,血虚风燥,乃致肌肤甲错。总之,湿热贯穿本病始终,是本病的核心病因、病机。

(二)西医病因及发病机制

湿疹病因复杂,可分为外源性和内源性。外源性因素多为接触因素和机械损伤,①接触性变应原:如金属制品、天然橡胶、芳香剂、食物蛋白(生肉、动物内脏、谷物)等。②接触性刺激物:如酸、碱、有机溶剂或其他化学制品等强刺激物,或水、肥皂、洗涤剂、机油、印刷品等弱刺激物。③机械损伤:如外伤、搔抓、长期摩擦等。内源性因素主要包括遗传因素、特应性体质、精神状态、激素水平、机体免疫状态、微量元素变化等。超过半数的患者是职业接触导致,见于长期接触机械润滑油、有机溶剂的工人,频繁洗手、接触消毒剂的医务人员,长期接触洗涤剂的家庭主妇,接触洗发水和染发剂的理发师及接触水泥等材料的建筑工人等。此外,精神紧张、失眠、过度疲劳、情绪变化等精神改变,感染、新陈代谢障碍和内分泌功能失调等疾病,也可产生或加重湿疹的病情。

湿疹的发病机制尚不清楚,且不同亚型的发病机制存在差异。一般认为湿疹是由复杂的内外激发因子引起的一种Ⅳ型变态反应。其病因与变应原的性质、免疫反应的特点及与免疫球蛋白E介导的迟发相反应之间的关系现已了解:Ⅳ型变态反应由于辅助性T(helper T,Th)1及Th2等免疫细胞的参与,可产生各种免疫亚型,接触性皮炎可能是Ⅳa及Ⅳc参与,而湿疹可能有Ⅳa及Ⅳb参与,具体机制有待进一步研究阐明。皮肤暴露于刺激物和变应原后,激活体内炎症反应,启动固有免疫细胞并活化T细胞,释放多种炎症因子和趋化因子,导致组织细胞损伤并加剧皮肤屏障破坏;而屏障功能下降后又使得外界物质及病原微生物更易进入皮肤,加重组织损伤及炎症反应,形成了恶性循环。皮肤屏障功能受损是湿疹反复发作的中心环节,这使得病情迁延不愈。

三、临床表现

(一)按病程分

湿疹按病程分为3期。

1.急性湿疹

急性湿疹多数为短期内接触刺激导致发病。主要表现为多数散在或成群的粟粒大小的红色丘疹、丘疱疹、小水疱,基底红斑。继发感染时可起脓疱,严重时渗液较多,破溃后露出潮红的糜烂面。病变中心往往较重,向四周蔓延,外围出现新的丘疹或丘疱疹,瘙痒剧烈。急性湿疹可发生于体表任何部位,多对称分布,常见于头面、耳后、四肢远端、手足、阴囊、女阴、肛门等处。

2.亚急性湿疹

亚急性湿疹多是急性湿疹长久不愈迁延而来,表现为渗出液减少、表面结痂且鳞屑较多,轻度肥厚浸润。

3.慢性湿疹

慢性湿疹多为内外因素共同引起,可由急性或亚急性湿疹转变而来,也可以在发病时即呈现为慢性炎症。无渗液,出现苔藓样变、痂屑及色素性变化,皮肤增厚、表面粗糙,加重时外围出现新的丘疹或丘疱疹,伴有不同程度的瘙痒或疼痛。强烈搔抓可以继发化脓性感染。慢性湿疹常见发病部位是小腿、手足、肘窝、腘窝、外阴、肛门等处。

(二)按发生部位分

皮损的部位不定,可为局限性,也可弥漫散布于全身各处。

(1)泛发性湿疹:皮损多泛发或散发于全身多个部位。

(2)局限性湿疹:仅发生在特定的部位,可以部位命名,如手部湿疹、女阴湿疹、阴囊湿疹、耳部湿疹、乳房湿疹、肛周湿疹、小腿湿疹等,在不同部位可有不同的特点。①头部湿疹:常因皮脂溢出或化脓性感染而有蜜黄色厚痂,似脓疱疮样。②面部湿疹:往往是成片红斑或分散的水疱、丘疹,成年男人胡须处的湿疹可像须疮。③躯干湿疹:常是红斑鳞屑性皮损。④乳房湿疹:常见于妇女,尤其哺乳期妇女,乳头易皲裂而疼痛。⑤掌跖的慢性湿疹:因角化过度而像胼胝,皮沟处容易形成皲裂。此型多是发生在手、足的神经性皮炎,常合并肘部的皮损。⑥肘窝及腘窝的肢体湿疹:常出现慢性苔藓样变。⑦小腿湿疹:多因静脉曲张引起,又称坠积性湿疹。⑧肛门、阴囊及女阴湿疹:往往肥厚、糜烂,肛门周围易有辐射状皲裂。患者往往因剧痒而难安眠,也可因过度清洁表现为干燥苔藓化。

(三)按皮损特征分

1.钱币状湿疹

钱币状湿疹又称盘形湿疹,是钱币至手掌大或更大的皮损,由红斑、水疱或丘疱疹融合而成。边界较清楚成片,或局限结痂脱屑而呈亚急性改变,引起剧痒,常发生于手背及手指背侧,也可出现于四肢伸面、足背、肩部或臀部等处,时轻时重,特别在寒冷干燥季节容易复发。

2.坠积性湿疹

坠积性湿疹患者多在下肢尤其小腿出现渗液、结痂、鳞屑及色素沉着等损害,通常发生于静脉曲张患者,又称静脉曲张性湿疹。

3.乏脂性湿疹

乏脂性湿疹又称裂纹状湿疹,多发生在秋、冬、春三季,是气候干燥、皮肤水分脱失、皮肤老化、皮脂分泌减少所致,夏季多可自愈。多见于老年人,好发部位是双小腿,也发生于上肢、躯干。皮损特点为皮肤呈淡红色;有糠样鳞屑,表皮裂隙引起浅表裂纹,类似"碎瓷"。

4.自体敏感性湿疹

自体敏感性湿疹又称自体敏感性皮炎,患者先有湿疹,如钱币状湿疹或坠积性湿疹等,此后附近及远隔皮肤发生多个散在或群集的斑丘疹、丘疹、水疱或丘疱疹等皮损,有时类似玫瑰糠疹样。原发灶附近皮损可出现同形反应,排列成线性,远隔皮损对称分布于四肢及躯干等处。发痒或有灼热感,浅部淋巴结可肿大。原发湿疹消退后,继发的皮损即可逐渐消退。本病是局部感染的细菌产物或局部应用的药物,和皮肤角蛋白结合,形成完全变应原后所引起的自身免疫反应。

四、诊断

(一)诊断流程

(1)应详细询问病史,包括职业、发病时间、可疑变应原接触史、加重或缓解因素、神经精神状态、特应性体质,以及其他皮肤病史等。尽量明确发病与可疑暴露史之间的关系。

(2)对于湿疹患者应进行详细的全身皮肤检查,观察皮损的部位(如手掌、面部或身体其他部位)、形态(干燥、红斑、水疱、鳞屑、角化等)、严重程度(轻、中、重)。

(3)通过辅助检查,尽可能明确病因。

(二)临床特点

(1)病因复杂,多由内外因素引起的免疫炎症反应。

(2)皮疹表现多形:红斑、针尖或针头大的丘疹、丘疱疹。皮疹中心部密集,逐渐向周围散开,一般境界不清。

(3)渗出倾向明显,有时呈不同程度浸润。慢性可有苔藓样变。

(4)瘙痒是湿疹患者常有的自觉症状,有的瘙痒较轻,只有间歇或阵发性痒觉;有的剧痒难忍,特别是晚间往往瘙痒剧烈而使患者不能安眠;有的患者,尤其是急性湿疹患者的患处可有灼热感或麻刺感等感觉异常。

(5)湿疹有时减轻,有时加重,可由急性变成慢性,也可由慢性变成急性状态,摩擦、搔抓、感染或局部治疗不当都可使症状加重,痊愈后也容易复发。

(三)辅助检查

1.斑贴试验

为明确潜在的致敏因素,建议湿疹患者做斑贴试验,斑贴试验参考本章第一节。

2.点刺试验

疑有Ⅰ型超敏反应时,可使用点刺试验明确病因。为明确特应性体质是否为发病因素,可对吸入变应原也进行点刺试验。对于经常使用乳胶手套的患者,可单独针对乳胶变应原进行点刺试验或放射变应原吸附试验。进行点刺试验前应准备肾上腺素注射液以防个别患者发生过敏性休克。

3.特异性免疫球蛋白E测定

血清特异性免疫球蛋白E测定主要用于明确特应性体质。

4.感染相关检查

凡是疑诊为手部湿疹的患者均建议进行真菌涂片或真菌培养检查,以排除原发或继发真菌感染。细菌革兰染色涂片检查可排除细菌感染相关性疾病,皮肤刮片镜检用于排除疥疮,免疫荧光染色、病毒培养或聚合酶链反应可用于排除单纯疱疹病毒感染。

5.组织病理学检查

(1)急性湿疹:主要表皮变化是水疱形成,同时有细胞内及细胞间水肿。水疱在表皮深层时,表皮可隆起而像丘疹,当水疱很浅而接近角质层时,容易破裂而成糜烂并有较多的渗液。表皮的细胞内水肿可使细胞破裂,产生网状变性;细胞间水肿能使细胞间桥断裂,也引起水疱形成。水疱不断扩大及合并而成较大的水疱,表皮很容易擦破,形成糜烂,透明的浆液不断渗出。角质层细胞往往不能完全角化,成为角化不全。血浆凝集形成痂。真皮水肿,真皮浅层的毛细血管扩张和充血,血管周围常有淋巴细胞浸润,也可有中性粒细胞,有时也可侵入表皮内。

(2)亚急性湿疹:组织中也有细胞间水肿、细胞内水肿及水疱,棘细胞层中度增生肥厚,角质层有不同程度的角化不全和结痂。真皮内血管周围常有淋巴细胞浸润。

(3)慢性湿疹:棘细胞层肥厚,有轻度细胞间水肿,但表皮内没有水疱。角化亢进,角化不全明显,色素可增多,有苔藓样变时表皮增生。真皮内有弥漫的细胞浸润,主要为淋巴细胞、单核细胞及成纤维细胞,胶原纤维增厚。

6.皮肤镜检查

对于部分因特殊原因不能接受皮肤组织病理学检查的患者,皮肤镜检查对诊断有一定提示意义。

五、鉴别诊断

(一)接触性皮炎

接触性皮炎患者常有明显接触史,病变局限于接触部位,皮疹多为单一形态,易起大疱,境界清楚,病程短。去除病因后,多易治愈。

(二)神经性皮炎

神经性皮炎多见于颈、肘、尾骶部,有典型苔藓样变,无多形性皮疹及渗出表现。

(三)手、足癣

手、足部湿疹需与手、足癣相鉴别,后者皮损境界清楚,有叶状鳞屑附着,夏季增剧,常并发指(趾)间糜烂,鳞屑内可找到菌丝。

六、治疗

(一)辨证论治

1.风湿蕴肤证

症状:皮疹可发生于身体各处,但以面颊、四肢常见,其皮疹为疏松或密集性丘疹,干燥脱皮,状如糠秕,在寒冷、干燥、多风的气候条件下,可使症状明显加重或诱发。自觉燥痒不适,伴有口干舌燥、咽痒、目赤、大便秘结;舌质红,苔少或苔微干,脉洪、数、浮。

治则:散风祛湿。

方剂:消风散加减。

药物:荆芥、苦参、知母、苍术、羌活、蝉蜕、防风、牛蒡子、生地黄、胡麻仁、茯苓、生石膏、当归。

加减:皮疹多发于头面及双上肢者,加苍耳子,散风去湿止痒;皮疹多发于下半身者,加地肤子,清热利湿止痒。

2.湿热蕴结证

症状:见红斑、丘疹、水疱,抓破后糜烂、渗出;伴有便干溲黄;舌质红,苔薄黄,脉滑数。

治则:清热利湿。

方剂:清热利湿饮加减。

药物:龙胆草、黄芩、栀子、金银花、土茯苓、柴胡、车前子(包煎)、泽泻、当归、生地黄、牡丹皮、甘草。

3.脾胃虚弱证

症状:久病不愈,反复发作,自觉瘙痒,时轻时重,皮损干燥,覆有鳞屑,或有丘疹、水疱、糜烂、渗液等;伴面色苍白、神疲乏力、饮食减少、腹胀便溏;舌质淡,苔腻,脉细弱、沉滑。

治则:健脾除湿。

方剂:参苓白术散、除湿胃苓汤加减。

药物:萆薢、薏苡仁、赤苓、白术、苍术、厚朴、陈皮、泽泻、白鲜皮、地肤子。

加减:鳞屑较多者,加用当归、生地黄、熟地黄、芍药;饮食欠佳、腹胀便溏者,加扁豆、山药、砂仁、枳壳。

4.血虚风燥证

症状:病程日久,皮损轻度肥厚、浸润、干燥、粗糙,伴抓痕、血痂、苔藓样变,瘙痒剧烈;舌质淡红少津,苔少,脉沉弦。

治则:滋阴养血,润燥熄风止痒。

方剂:当归饮子、养血润肤饮加减。

药物:当归、生地黄、熟地黄、黄芪、白芍、荆芥、防风、川芎、白蒺藜、丹参、蝉蜕、天花粉、地肤子、白鲜皮。

加减:若皮损干燥、浸润、肥厚较甚者,加王不留行、桃仁、红花;痒甚,加皂角刺、蜂房;鳞屑较多,加沙参、麦冬、首乌;伴失眠多梦,加柏子仁、酸枣仁、茯神、夜交藤。

5.气滞血瘀证

症状:常见于疾病迁延日久、经脉疏泄失常、气血瘀滞患者,表现为皮肤增生、肥厚、干燥、脱屑,周边色素加深,皮色紫暗,瘙痒剧烈;伴平素性情急躁易怒,胸胁胀满;舌质紫黯,苔薄,脉弦而涩。

治则:理气活血化瘀,祛风止痒。

方剂:膈下逐瘀汤、消风散、逍遥散加减。

药物:当归尾、赤芍、桃仁、红花、香附、青皮、陈皮、木香、王不留行、泽兰、防风、蜂房。

加减:鳞屑较多者,加生地黄、熟地黄、沙参、麦冬等;痒甚者,加刺蒺藜、乌梢蛇。

6.肝肾阴虚证

症状:皮疹泛发全身,其中以肘窝、腘窝最为明显,有的是局限型肥厚与轻度糜烂渗出交替出现,有的为扁平丘疹,高出表皮,常因剧烈发痒而搔抓,使之皮肤干燥似皮革,纹理加深,肤色暗红;舌质红或微绛,苔少或无苔,脉细数。

治则:滋肾柔肝。

方剂:地黄饮子加减。

药物:何首乌、熟地黄、钩藤、当归、炒白芍、茯苓、炒牡丹皮、枸杞子、泽泻、地骨皮、当归、杜仲、续断、酸枣仁、山药、薏苡仁。

加减:阴血不足甚者,加麦冬、女贞子;风盛瘙痒甚者,加蝉蜕、僵蚕、全虫;合并血瘀者,加桃仁、柏子仁。

(二)掌六合三针

组方:巽卦、兑卦、坎卦、曲池。

本病总因禀赋不耐,导致湿热内生。湿热郁而化热,耗气伤血,而致血虚风燥。巽卦应肝胆,主风,可平肝熄风。兑卦应肺,主气,外合皮毛,可透疹。坎卦五行属水,可导湿下行,有利湿之功。曲池为手阳明大肠经之合穴,又是巽卦的通关引气之穴,可增强祛风作用。

七、病案

董某某,男,34岁。

初诊:2020年06月24日。

主诉:双耳部红痒半年余。

现病史:患者半年前无明显诱因双耳部出现红斑,伴瘙痒。便眠可。

查体:双耳上方见红斑,面部有少量红疹,苔薄黄,脉沉细。

西医诊断:湿疹。

中医诊断:湿疮。

中医辨证:湿热证。

治则:清热利湿,凉血祛风止痒。

处方:湿热清加减。

掌六合三针组方:巽卦、兑卦、坎卦、曲池。

二诊:2020年07月08日复诊。症轻,改复方黄柏液外用,便不成形,苔薄黄,脉沉细。

处方:上方加炒白术15 g、陈皮9 g,水煎服,日1剂。

三诊:2020年07月22日。症轻,仍痒,药后腹胀,苔薄黄,脉沉细。

处方:上方加枳壳9 g、厚朴9 g、莱菔子9 g,水煎服,日1剂。

四诊:症轻,眼睑肿,面颊有少量丘疹,耳部时痒,仍腹胀,苔薄黄,脉沉细。

处方:上方去薄荷、枳壳、莱菔子,加枳实9 g、浮萍9 g。水煎服,日1剂。

按语

湿疹总因禀赋不耐,风、湿、热阻于肌肤所致。饮食不节,脾失健运,致湿热内生,又外感风湿热邪,内外合邪,两相搏结,浸淫肌肤发为本病;或是素体虚弱,脾为湿困,肌肤失养或因湿热蕴久,耗伤阴血,化燥生风而致血虚风燥,肌肤甲错发为本病。

巽卦应肝胆,主风,具有疏风解表、抗拮变态反应、祛风止痒等功效。兑卦应肺,主气,外合皮毛,具有散风止痒、清热消肿、祛风透表等功效。无风不作痒,风必多燥,坎卦具有祛燥的功效。曲池为手阳明大肠经之合穴,具有散风止痒、祛风透表等功效,又可作为巽卦的通关引气之穴,取之则祛风作用更强。

第四节 荨 麻 疹

一、概述

荨麻疹是一种以风团和瘙痒为主要表现的常见免疫相关性皮肤病。在我国,荨麻疹的患病率约为 0.75%,女性患病率高于男性,部分病例存在病情迁延反复、临床疗效不佳等情况。中医学文献里类似荨麻疹的记载颇多,主要是 2 个方面:一是根据皮肤受到外界刺激而发病的特点,取名为瘾疹、风疹;二是根据皮损特征,有风瘙瘾疹、赤疹、白疹等别名。

二、病因及发病机制

(一)中医病因、病机

本病病因复杂,病机变化多端,主要有 2 个方面,一是发病基础,患者先天禀赋不耐,致卫气不固,腠理不密;二是发病条件,风邪客于肌表,往来腠理。外感风邪可挟湿、热等邪入体,发病急骤,变化多端;脏腑失常,气血失和,可致内风,外发肌表,病程多缓。风邪聚于脏腑,致使毛窍闭塞,经气不得宣泄,水液不得外输,气血瘀滞、湿郁化热而出现皮肤疾病。

(二)西医病因及发病机制

荨麻疹的病因或诱因较为复杂,依据来源不同通常分为外源性和内源性。外源性如物理因素(摩擦、压力、温度、日晒等)、食物(鱼虾和禽蛋等动物蛋白类、蔬果类及酒、饮料等)及食品添加剂、吸入物(植物花粉、尘螨、动物皮毛等)、药物(免疫介导的如青霉素、磺胺类、血清制剂、各种疫苗等,非免疫介导的如吗啡、可待因、阿司匹林等)、植入物(人工关节、吻合器、心脏瓣膜、骨科用钢板或钢钉及节育器等);内源性因素包括慢性隐匿性感染(细菌、真菌、病毒、寄生虫等感染)等引起的自身炎症反应、劳累或精神紧张、自身免疫反应等。与急性荨麻疹相比,慢性荨麻疹的病因或诱因通常更难以明确。

肥大细胞是荨麻疹发病过程中关键的效应细胞,可通过免疫和非免疫机制诱导活化。其中,变应原特异性免疫球蛋白 E 与其高亲和力受体(FcεRI)结合并激活肥大细胞的 I 型变态反应是引起荨麻疹发生的重要免疫机制。除此之外,与荨麻疹发病相关的免疫机制还包括 I 型及 I b 型自身免疫反应,I 型自身免疫的特征在于存在多种自身抗原,如甲状腺过氧化物酶可和免疫球蛋白 E 自身抗体交联;II b 型自身免疫的特征是存在针对免疫球蛋白 E 或 FcεRI 的免疫球蛋白 C 自身抗体,上述两类自身免疫机制都可引起肥大细胞活化脱颗粒 D。非免疫机制则包括直接由肥大细胞释放剂或食物中小分子化合物诱导的假变应原反应,以及非甾体抗炎药改变花生四烯酸代谢等。肥大细胞脱颗粒导致组胺、肿瘤坏死因子 a、白细胞介素(interlukin,IL)(如 IL-2、IL-3、IL-5、IL-13),以及白三烯 C4、D4 和 E4 等多种炎症因子产生,从而影响荨麻疹发生、发展、预后和治疗反应。嗜碱性粒细胞、嗜酸性粒细胞、B细胞和T细胞的参与使荨麻疹的炎症反应更为复杂,而非组胺依赖性炎症反应是抗组胺药治疗抵抗的基础。近年来还发现,2型炎症也与慢性自发性荨麻疹发病有关,Th2及其相关细胞因子可能在其中发挥一定作用。此外,维生素D水平不足或缺乏、凝血系统异常激活也被认为参与荨麻疹发病。少数荨麻疹患者肥大细胞活化的机制并不清楚,甚至其发病可能不依赖肥大细胞。

三、临床表现

荨麻疹皮损特点是迅速出现的风团,在风团出现前几分钟,局部常发痒或有麻刺感。有的患者在风团出现前数小时或1～2天可有食欲减退、全身不适、头痛或发热等全身症状。

风团是由于局部毛细血管扩张,导致富含蛋白质的液体渗入周围组织形成的,当液体被重新吸收时风团消退。但荨麻疹的进展是一个动态过程,新的风团可不断地生成,而旧的风团逐渐消退。风团消失处在风团消失后的24小时内一般不再发生新损害。风团消失后,皮肤恢复正常。有的有暂时的色素斑或含铁血黄素沉着,应考虑荨麻疹型血管炎的可能。

风团扁平发红,有淡黄或苍白的水肿性斑块,而边缘有红晕。单个风团可持续数小时至数天,其大小和性状随皮损边缘的蔓延和消退而变化。有时风团呈环形,几个相邻的环性损害可以相接或融合而成地图状。偶有风团形成水疱、大疱,水疱常有红晕,这类风疹块较易发生于儿童。

风团的大小及数目不定,可出现于任何部位的皮肤,荨麻疹性水肿发生在真皮浅层,血管性水肿发生在真皮深层或皮下和黏膜下。大量液体渗入真皮和皮下组织形成较厚斑块,称为血管性水肿。如果出现于唇部、眼皮或眶部四周,患处显著肿胀。舌、口腔或咽喉等黏膜处都可累及。风团引起剧痒、针刺或灼热感,但个人的程度不同。严重的患者有头痛、发热等全身症状,尤其急性荨麻疹患者发热可在40℃左右,血压可降低,甚至发生昏厥和休克,需及时处理。大多数患者只有发痒的风团而无其他症状。但也有患者出现其他症状,以呼吸系统症状和消化系统症状为最为多见。呼吸系统症状表现为哮喘或喉头水肿,可引起声嘶和咽痛,严重的喉水肿可引起呼吸困难,甚至窒息。消化系统症状有恶心、呕吐、腹痛、腹泻。有患者出现蛋白尿或血尿,但很少见。

按照发病模式,结合临床表现,可将荨麻疹进行临床分类。不同类型荨麻疹的临床表现有一定差异(表4-1)。

表 4-1　不同类型荨麻疹的临床表现

类型	临床表现
自发性荨麻疹	
急性自发性荨麻疹	自发性风团和/或血管性水肿发作≤6 周
慢性自发性荨麻疹	自发性风团和/或血管性水肿发作＞6 周
诱导性荨麻疹	
物理性	
人工荨麻疹	皮肤受到机械性切力后 1～5 分钟局部形成条状风团
冷接触性荨麻疹	皮肤遇到冷的物体(包括液体、空气等)，在接触部位形成风团
热接触性荨麻疹	皮肤局部受热后形成风团
延迟压力性荨麻疹	皮肤垂直受压后 30 分钟至 24 小时局部形成红斑样深在性水肿，可持续数天
日光性荨麻疹	皮肤暴露于紫外线或可见光后诱发风团
振动性血管性水肿	皮肤被振动刺激后数分钟出现局部红斑和水肿
非物理性	
胆碱能性荨麻疹	皮肤受产热刺激如运动、摄入辛辣食物，以及患者情绪激动时发生直径 2～3 mm 的风团，周边有红晕
水源性荨麻疹	皮肤接触水后诱发风团
接触性荨麻疹	皮肤接触一定物质后诱发瘙痒、红斑或风团

四、诊断

(一)诊断要点

在诊断荨麻疹时，可根据病史采集及荨麻疹临床特点进行诊断，必要时采用辅助检查进一步明确诊断。

1.病史采集

应详尽采集病史，包括可能的诱发因素及缓解因素、病程、发作频率、皮损持续时间、昼夜发作规律、风团大小及数目、风团形状及分布、是否伴随瘙痒或疼痛程度、消退后是否有色素沉着，以及是否伴恶心、呕吐、腹痛、腹泻、胸闷及喉梗阻等全身症状，个人或家族的过敏史及个人感染史、内脏病史、外伤史、手术史、用药史、心理及精神状况、月经史、生活习惯、工作和生活环境、既往治疗反应等，以便于明确诊断、评估病情及了解病因。

2.临床特点

荨麻疹临床主要表现为风团和/或血管性水肿，发作形式多样，风团的大小和形态不一，多伴有瘙痒。病情严重的急性荨麻疹还可伴有发热、恶心、呕吐、腹痛、腹泻、胸闷及喉梗阻等全身症状。

3.辅助检查

(1)组织病理学检查:表皮有细胞内水肿,真皮内小血管扩张,大量血清由毛细血管渗出,挤压已扩张的血管而可减少血量。真皮的水肿使胶原纤维及胶原束彼此分离,水肿剧烈而扩展到皮下组织时则成血管性水肿(巨大荨麻疹)。真皮内淋巴间隙增宽,血管周围有轻度的嗜酸性粒细胞、中性粒细胞、肥大细胞及淋巴细胞浸润。

(2)其他辅助检查:①急性荨麻疹通常有自限性,除针对性寻找诱因或病因(如通过血常规,初步了解发病是否与感染相关)以外,一般不推荐采用其他辅助检查诊断。在急性荨麻疹发作期间合并如腹痛、腹泻、胸闷、气促、休克等消化、呼吸、循环系统症状时,或在其他必要情况下,可根据临床实际,对症酌情选择实验室检测指标,如C反应蛋白、降钙素原、粪隐血、血/尿淀粉酶、D-二聚体等,必要时可进一步完善影像学检查,监测患者生命体征等。②对迁延不愈者或病情未控制的慢性自发性荨麻疹患者,可基于病史和症状、体征,在必要时选择性开展实验室检查,如血常规、C反应蛋白和/或红细胞沉降率、总免疫球蛋白E、D-二聚体、抗核抗体、抗甲状腺过氧化物酶免疫球蛋白G抗体、抗甲状腺球蛋白免疫球蛋白G抗体、维生素D、变应原筛查、幽门螺杆菌感染检测、自体血清皮肤试验及其他必要的相关检查。

(二)病因诊断

通过详细询问病史和皮肤科专科检查,结合以下方面寻找病因。

1.风团的形态和大小

风团表现为线状,多为人工性荨麻疹(又称皮肤划痕症)。风团小,1~3 mm,周围有明显红晕,有时可见卫星状风团,则可为胆碱能性荨麻疹。

2.风团的部位和时间

风团分布于掌跖或下背部,可为延迟压力性荨麻疹。风团限于暴露部位者可能与日光或冷热有关。风团存在时间>4小时,且消退后有色素或鳞屑,并伴有关节痛、腹痛、红细胞沉降率增快,病理为坏死性血管炎,对抗组胺药物无效时可考虑为荨麻疹性血管炎。

3.辅助检查

实验室检查可采用红细胞沉降率、抗核抗体与血清补体测定。皮肤活检对有补体活化参与所致的荨麻疹诊断有帮助。梅毒血清反应,以及测定冷球蛋白、冷纤维蛋白原、冷溶血素和冰块试验对冷荨麻疹诊断有帮助。疑为感染因素引起者,可选择检查血液白细胞计数及分类,末梢血异形淋巴细胞。疑为血原虫、丝虫等寄生虫因素引起者,可通过尿和大便常规及培养找虫卵或寄生虫,阴道涂片找霉菌或滴虫,若怀疑在副鼻窦、齿、胸、胃肠道和泌尿生殖道部,可通过 X 线检查辅助查找。

部分诱发性荨麻疹的诊断方法或试验见表 4-2。

表 4-2　部分诱导性荨麻疹的诊断方法或试验

类型	诊断方法或试验
人工荨麻疹	划痕试验:使用平滑的钝物或专用测试器具轻划过前臂或上背部皮肤,10 分钟后划痕处出现风团及瘙痒为诊断试验阳性,引起上述症状的最小刺激强度即为诱发阈值
冷接触性荨麻疹	冷激发试验或冷热临界阈值试验:将塑料膜包裹的立方冰块静置于前臂皮肤 5 分钟,或将前臂皮肤置于专用温度梯度测试器上 5 分钟,温度刺激结束 10 分钟后出现风团为诊断试验阳性,引起风团的最高温度即为诱发阈值
热接触性荨麻疹	热激发试验或冷热临界阈值试验:将热源静置于前臂皮肤 5 分钟,或将前臂皮肤置于温度梯度测试器上 5 分钟,温度刺激结束 10 分钟后出现风团为诊断试验阳性,引起风团的最低温度即为诱发阈值
延迟压力性荨麻疹	延迟压力试验:肩部背负重物(7 kg,肩带宽 3 cm)或四肢、背部垂直放置重力柱体(5 kg,直径 6.5 cm)15 分钟,6 小时后出现水肿性红斑即为诊断试验阳性。在直径 6.5 cm 的受力面积上引起背部或前臂皮肤出现水肿性红斑的最小重物质量即为诱发阈值
日光性荨麻疹	光激发试验:臀部皮肤经长波黑斑效应紫外线 6 J/cm^2、中波红斑效应紫外线 60 J/cm^2 及可见光照射,10 分钟后出现风团为诊断试验阳性。通常以在长波黑斑效应紫外线 2.4～6 J/cm^2、中波红斑效应紫外线 24～60 J/cm^2 引起风团的最小紫外线能量值为诱发阈值
振动性血管性水肿	振动激发试验:前臂皮肤置于涡旋振荡器上以 1 000 rpm 频率振动 5 分钟,10 分钟后出现风团或血管性水肿为诊断试验阳性
胆碱能性荨麻疹	(1)运动激发试验:使用健身单车、跑步机等健身器具锻炼 30 分钟,运动期间或运动结束后 10 分钟内出现风团为诊断试验阳性;若出现运动激发试验阳性,建议时隔 24 小时以上再行温度激发试验 (2)温度激发试验:42 ℃ 热水浴,同时监测体温,待体温较基线上升 1 ℃ 后计时 15 分钟,其间或热水浴结束后 10 分钟内出现风团即为诊断试验阳性

五、鉴别诊断

(一)荨麻疹性血管炎

荨麻疹性血管炎一般风团持续 24 小时以上,可有疼痛感,皮损恢复后留有色素沉着,病理提示有白细胞破碎性血管炎样改变。

(二)其他疾病

荨麻疹还需要与表现为风团或血管性水肿的其他疾病鉴别,如急性荨麻疹应与荨麻疹型药疹、严重变态反应、丘疹性荨麻疹、败血症、遗传性血管性水肿、获得性血管性水肿等鉴别;慢性荨麻疹应与血清病样反应、大疱性类天疱疮、肥大细胞增多症、嗜中性荨麻疹性皮病、自身炎症反应综合征(如肿瘤坏死因子受体相关周期性发热综合征、家族性地中海热、甲戊酸激酶缺乏症等)等鉴别。上述疾病可依据相关临床表现、实验室检查或组织病理学检查明确。

六、治疗

(一)辨证论治

1.风热相搏证

症状:多见于急性荨麻疹,发病急,风团密集成片,其色鲜红,灼热剧痒;伴有发热咽痛,心烦口渴;舌红苔黄,脉浮数或弦数。

治则:疏风清热止痒。

方剂:秦艽牛蒡汤加减。

药物:秦艽、牛蒡子、黄芩、栀子、生地黄、白鲜皮、海桐皮、牡丹皮、当归、生甘草。

加减:伴有发热,属风热炽盛者,加生石膏;大便秘结者,加大黄;咽红肿痛明显者,加金莲花、金银花;血热重者,加赤芍。

2.风寒外束证

症状:多见于寒冷性荨麻疹,风团色白,遇风遇冷皮疹加重,遇热则轻,痒甚;伴恶寒,口不渴;舌质淡胖,苔白,脉浮紧。

治则:疏风散寒、调和营卫。

方剂:麻黄汤加减。若素体虚寒,复感风邪者,可用阳和汤加减。所以在治疗时要分清是外感风寒引发,还是内寒招致风邪所致。

药物:麻黄、桂枝、荆芥穗、防风、生地黄、白鲜皮、当归、甘草。

3.肠胃湿热证

症状:多见于慢性荨麻疹急性发作,表现为风团较大,融合成片,皮损灼热而痒,经久不退。舌质暗红,苔黄腻。脉弦滑。

治则:清热除湿,疏风健脾。

方剂:清脾除湿饮加减。

药物:黄芩、黄连、栀子、牡丹皮、茯苓、泽泻、白鲜皮、荆芥穗、当归、甘草。

加减:若苔厚腻、湿热重者,加黄连、大黄;以湿邪困脾为主者,加厚朴、白术等;痒甚者,加苦参、地肤子。

4.肝胆湿热证

症状:风团鲜红,灼热瘙痒、头昏目赤、胁痛呕苦。常因情志变化而加剧。舌边红,苔黄。脉弦数。

治则:清热利湿,祛风止痒。

方剂:龙胆泻肝汤加减。

药物:龙胆草、栀子、黄芩、生地黄、柴胡、菊花、白蒺藜、金银花。

加减:外风侵入者,可加荆芥、防风等;有虫积者,可加使君子、南瓜子;瘙痒不已者,加地肤子、白鲜皮。

5.风湿袭表证

症状:多见于慢性荨麻疹、人工性荨麻疹,风团成片,时隐时现,久治不愈;舌淡苔白,脉沉缓。

治则:健脾化湿,祛风止痒,调和气血。

方剂:多皮饮加减。

药物:茯苓皮、陈皮、冬瓜皮、桑白皮、大腹皮、干姜皮、白鲜皮、当归、甘草。

加减:久治不愈、少苔者,加地骨皮;风湿重者,加五加皮;舌质红者,加牡丹皮。

6.气血两虚证

症状:风团反复发作,迁延不已,午后、夜间或劳累时皮疹加重;伴有神疲乏力,心烦易怒,口干;舌淡少苔,脉沉细。

治则:养血益气,祛风固表。

方剂:当归饮子加减。

药物:当归、生地黄、白芍、生黄芪、茯苓、防己、荆芥穗、刺蒺藜、白鲜皮、甘草。

加减:气虚明显者,加党参;阴虚血亏明显者,加元参、熟地黄等。

(二)掌六合三针

组方:巽卦、兑卦、曲池。

本病病因为风,肝主风,故取巽卦;病在腠理,肺主皮毛,故取兑卦;曲池可清阳明之火,治皮肤病证,又为巽卦通关之穴。

七、病案

孙某,女,31岁。

初诊：2019年5月17日。

主诉：周身反复发作性红风团伴剧烈瘙痒3个月余。

现病史：3个月前，患者不明原因周身出现大小不等的红风团伴剧烈瘙痒，反复发作。曾口服氯雷他定片、外用炉甘石，效果不明显。

查体：周身大小不等红风团。舌质红，苔黄腻。脉弦滑。

西医诊断：荨麻疹。

中医诊断：瘾疹。

中医辨证：湿热蕴结证。

治则：清热利湿，祛风止痒。

处方：龙胆泻肝汤加减。

掌六合三针组方：巽卦、兑卦、曲池。

二诊：经治疗，皮损症状明显减轻，现以双上肢发作为主，瘙痒也明显减轻。

处方：上方加知母9g，金银花10g。水煎服，日1剂。

三诊：服上药21剂痊愈。

按语

荨麻疹多与风邪郁于腠理有关，风邪挟寒、挟湿或挟热，郁于肌表，致使毛窍闭塞，经气不得宣泄，气血瘀滞而出现全身皮肤疾病。

巽卦应肝胆，主风，位于手阳明大肠经，阳明多气多血之腑，联于肌表皮肤，具有平肝熄风、散风清热、疏风解表、抗拮变态反应、祛风止痒等功效。兑卦应肺主气，外合皮毛，具有散风止痒、清热消肿、祛风透表等功效。风邪外袭首犯皮毛，肺卫首当其冲，因此应取兑卦。曲池宣泄透达，养血祛风，清泄阳明热邪；又为巽卦通关穴，使经气外达肌表，可疏风散热，有清泄阳明之功，故为治疗外感表证及全身皮肤病的要穴。两卦一穴联用，治疗急慢性荨麻疹，其效甚速。

第五节 药 疹

一、概述

在古代，医家就已经认识到引起药毒的途径、药毒的主要证候和预后，以及

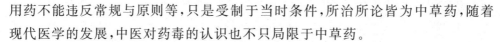

用药不能违反常规与原则等,只是受制于当时条件,所治所论皆为中草药,随着现代医学的发展,中医对药毒的认识也不只局限于中草药。

由药物引起的非治疗性反应,统称为药物不良反应。皮肤是药物不良反应常见的靶器官之一。药疹又称药物性皮炎,属于皮肤药物不良反应,指药物通过口服、注射、吸入等各种途径进入人体后引起的皮肤黏膜炎症性皮损,严重者可累及机体的其他系统。随着人们应用药物的机会及种类越来越多,药疹的发生率也在不断地增加,但准确的发生率目前尚很难确定。住院人群调查资料结果表明,药疹的发生率为 1‰~3‰,其中 75% 是由抗生素所致。

二、病因及发病机制

(一)中医病因、病机

本病为先天禀赋虚弱,或食辛温燥烈之品,致脾气虚弱,运化失职,湿热内生,内不得疏泄,外不得透达,湿热与药毒相结;或入营血,血热沸腾,热极生风,风热相搏,郁于肌腠。

(二)西医病因及发病机制

药疹的发生与个体易感因素及药物类型有关,①个体易感因素:不同个体对药物的反应存在明显的差异性,同一个体不同时期对相同药物的反应也不尽相同。前者取决于遗传因素(具有相关易感基因、药物代谢酶相关基因缺陷等),后者与个体生理状态、所处环境的改变密切相关。②引起药疹的常见药物类型:引起药疹的致敏药物种类繁多,常见的有抗菌药物类、非甾体抗炎药、抗癫痫及镇静催眠药、抗痛风药等。

一般认为药疹的发生主要是免疫反应和非免疫反应 2 种机制引起的。

1.免疫性药物反应

免疫性药物反应包括各型变态反应、肉芽肿反应和光敏反应。大多数药疹的发生与变态反应相关。药疹只发生在少数易感体质患者,与机体二次致敏相关,常见潜伏期为 4~20 天。药物激发变态反应的能力取决于多种因素,包括药物的分子特性、药物代谢的个体差异、遗传背景及接受药物时个体的状况等。变态反应的类型包括以下几种。

(1)Ⅰ型变态反应:即免疫球蛋白 E 依赖性速发性药物反应,包括荨麻疹、血管性水肿、某些湿疹性皮炎及过敏性休克。常见于应用青霉素、头孢类及生物制剂等药物患者。

(2)Ⅱ型变态反应:即细胞毒性药物诱导的反应。抗原特异性免疫球蛋白 G

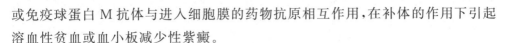

或免疫球蛋白 M 抗体与进入细胞膜的药物抗原相互作用,在补体的作用下引起溶血性贫血或血小板减少性紫癜。

(3)Ⅲ型变态反应:即免疫复合物介导的药物反应。药物抗原与特异性免疫球蛋白 G 或免疫球蛋白 M 抗体形成循环免疫复合物沉积于组织,活化补体系统引起的组织损伤称为血清病样反应,包括发热、关节炎、肾炎、神经炎、水肿和荨麻疹等。部分药热、血管炎可能涉及此型反应。

(4)Ⅳ型变态反应:即细胞介导的药物反应。经抗原刺激而致敏的 T 淋巴细胞再遇抗原和/或抗原附着的细胞接触时,致敏淋巴细胞大量分化繁殖并释放具有生物活性的淋巴活素,包括细胞毒因子、巨噬细胞移行抑制因子、皮肤炎症因子、转移因子、趋化因子及细胞分裂因子等,从而引起组织损伤。属于Ⅳ型变态反应的疾病有药物接触性皮炎、剥脱性皮炎、大疱性表皮坏死型及湿疹型药疹等。移植排斥反应、结核分枝杆菌素试验及麻风菌素试验也是Ⅳ型反应。

大多数药物仅引起 1 种类型变态反应,但个别药物(如青霉素)也可引起多种类型变态反应。

2.非免疫性药物反应

这是药物效应途径的非免疫性活化、过量、积蓄毒性、代谢变化等导致的药疹,无免疫系统参与,其可能发生机制如下。

(1)效应途径的非免疫性活化:一些药物反应在临床上酷似变态反应,但其为非抗体依赖性,如某些药物(如阿司匹林、多黏菌素 B 等)可通过直接导致肥大细胞释放炎症介质引起荨麻疹和血管性水肿;造影剂可能启动补体依赖性效应途径而引起荨麻疹反应;在花生四烯酸代谢异常或合并肥大细胞活化异常的个体中,某些药物(如阿司匹林等非甾体抗炎药)可通过抑制环氧化酶而导致白三烯生成过多,引起炎性反应。

(2)药物过量:用药剂量过大引起的药疹称为中毒性药疹,常表现为一种增强的药理作用,此种情况在老年人和肝、肾功能不良者中多见。

(3)累积毒性:有些药物排泄较慢或者药物剂量不大,但用药时间过久可造成药物在体内及皮肤中累积过多而诱发药疹,如碘化物、溴化物引起的痤疮型药疹,其发生机制仍未明确。

(4)药物相互作用:可通过 3 种机制引起药疹,①药物竞争相同的血浆蛋白结合部位,如保泰松、阿司匹林可从结合部位上取代香豆素导致出血;②药物刺激或抑制与自身降解有关的代谢酶或其他药物的代谢酶;③一种药物干扰另一种药物的排泄,如丙磺舒可减少青霉素在肾脏的排泄。

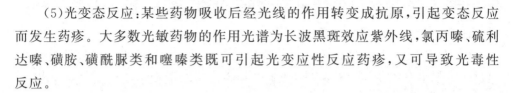

（5）光变态反应：某些药物吸收后经光线的作用转变成抗原，引起变态反应而发生药疹。大多数光敏药物的作用光谱为长波黑斑效应紫外线，氯丙嗪、硫利达嗪、磺胺、磺酰脲类和噻嗪类既可引起光变应性反应药疹，又可导致光毒性反应。

三、临床表现

一种药物可引起不同的皮损症状，不同药物可引起相同的皮损症状，而同一种药物对不同患者或同一患者的不同时期也可引起不同的皮损症状。药疹的临床表现繁多，主要有以下几类。

（一）发疹型药疹

此型又称为麻疹型或猩红热型药疹，是药疹中最常见的一型。皮疹表现为弥漫性鲜红色斑或半米粒大至豆大的红色斑丘疹，密集对称分布。皮疹数目多，范围广泛，形态如猩红热样或麻疹样，尤以皱褶部位及四肢屈侧更为明显；可伴发热等全身表现，但较麻疹及猩红热轻微。多有明显瘙痒。外周血白细胞计数可升高，一过性肝功能异常。后期皮损颜色转淡，伴有糠状脱屑。有时上述2种皮疹可在同一患者身上同时表现，半数以上病例在停药2周后完全消退。如未及时停药，可发展为剥脱性皮炎。

引起此型最多见的药物有青霉素类、保泰松、氨苯磺胺、磺胺甲唑、萘啶酸、萘普生、青霉胺、吡罗昔康、苯妥英、两性霉素B、口服降糖药、噻嗪类利尿剂、巴比妥类、地西泮、吩噻嗪、氯丙嗪、别嘌醇、卡马西平、奎尼丁、卡托普利、非甾体抗炎药、重组人粒细胞巨噬细胞集落刺激因子、醋甲唑胺、舒拉明钠、硝苯地平、钙通道阻滞剂、庆大霉素、博来霉素、万古霉素及金、锂制剂等。

（二）荨麻疹型和/或血管性水肿型药疹

荨麻疹型药疹在临床上较常见。临床表现与急性荨麻疹相似，但持续时间较长，特点为剧烈瘙痒、边界清晰的水肿性红斑，压之褪色，消退后皮肤外观正常。荨麻疹可以作为唯一的症状出现，也可为血清病样综合征、过敏性休克时的一个症状，也可合并血管性水肿。按皮疹出现的时间，荨麻疹样皮疹有速发型及延迟型2种，速发型是指荨麻疹在服药后几分钟至2天发生，延迟型常在服药几天后发生。

血管性水肿则常发生于疏松结缔组织，如面、唇、口、舌、咽喉、悬雍垂、四肢及外生殖器，表现为局限性真皮深层及皮下组织肿胀，边界不清，表面光亮，50%的患者可能同时合并荨麻疹。血管水肿累及咽喉、舌等部位时，会发生喉水肿或舌肿胀可引起呼吸道阻塞,危及生命;严重病例会出现过敏性休克表现。

引起此型药疹最常见的药物有青霉素及其合成衍生物、氨基糖苷类抗生素、氨苯磺胺、苯妥英、卡马西平、口服降糖药、卡托普利、X线造影剂、非甾体抗炎药及鸦片类药物,其次有巴比妥类、胰岛素、西咪替丁,以及抗抑郁药如曲唑酮、丙米嗪、地昔帕明及氟西汀。心血管药如钙通道阻滞剂、血管紧张素转换酶抑制物,以及抗心律失常药如奎尼丁、普鲁卡因胺,还有其他被报道的药物如甲氧苄啶及美司钠。

(三)固定型药疹

本型是药疹中较常见的一种,特征性皮损为圆形或类圆形的水肿性暗紫红色或鲜红色斑疹。重者可在红斑基础上出现水疱、大疱,黏膜皱褶处易糜烂渗出,甚至继发感染而出现溃疡产生痛感。通常在1～10天消退缓解,发生糜烂溃疡者常病程较长,可迁延数十日。服用同样药物后会在同一部位再次发生,随着复发次数增加,皮损扩大,数目亦可增多。反复发生皮损的部位易遗留灰黑色色素沉着斑,不易消退,发作愈频色素愈深。数目可单个或多个,也有广布全身者。好发于口唇、口周、龟头、肛门等皮肤黏膜交界处,指(趾)间皮肤、手背、足背、躯干等肢端部位也较为多见。多数病例无全身症状,但也有伴发热、畏寒、头痛、全身乏力、食欲减退者,一般均较轻微。

引起固定性药疹的常见药物有磺胺类药物、四环素及其衍生物、青霉素及其合成类青霉素、克林霉素、甲氧苄啶、抗真菌药、氨苯砜、砷剂、对氨基水杨酸、抗疟药、甲硝唑、巴比妥类、鸦片类、地西泮、抗惊厥药、右美沙芬、阿司匹林、保泰松、布洛芬、萘普生、对乙酰氨基酚、吲哚美辛、紫杉醇、别嘌呤。主要是非甾体抗炎药(阿司匹林、布洛芬、萘普生、对乙酰氨基酚)、磺胺类药物、巴比妥类和抗疟药等。

(四)紫癜型药疹

紫癜型药疹潜伏期为7～10天,表现为可触及的紫癜和/或瘀点,散在或密集分布,好发于双下肢,对称分布。这种发疹可有血小板计数减少,或由血管的损伤引起。伴或不伴发热、荨麻疹、关节痛、淋巴结肿大、腹痛、血尿、便血,甚至黏膜出血、贫血,以及血清补体水平偏低等。

引起此型的常见药物有抗菌药物类、巴比妥类、利尿剂、非甾体抗炎药等。有时食品添加剂和防腐剂如苯甲酸盐、柠檬黄(酒石黄)也可引起紫癜。

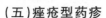

（五）痤疮型药疹

痤疮型药疹表现为皮脂溢出部位的毛囊炎性丘疹、脓疱，损害类似寻常痤疮，皮疹发生缓慢，常于服药2个月以上发生。病程较长，停药后可拖延数月始愈。痤疮型药疹主要是长期服用某些药物，如糖皮质激素、避孕药、碘剂、溴剂、卤化物、表皮生长因子受体抑制剂等引发的。

（六）湿疹型药疹

此型的发生率占药疹的7‰～10‰，不同药物的首次发疹的潜伏期差别较大，多在1～3周甚至更长时间，再次发作者潜伏期可明显缩短。临床表现与湿疹基本相同，皮损为局限或泛发全身的红斑、丘疹、水疱等，常融合成片，可有糜烂、渗出、脱屑，伴有不同程度的瘙痒。病程较长，有时可迁延成慢性湿疹。

常见致敏药物包括免疫抑制剂、抗丙肝病毒药物、表皮生长因子受体和哺乳动物雷帕霉素靶蛋白抑制剂等。

（七）光敏性药疹

光敏性药疹是患者在系统应用光敏性药物并暴露于阳光达一定时间后，在皮肤发生的急性皮肤炎症反应，可分为2种类型。

1.光毒性反应

光毒性反应是药物增加皮肤吸收紫外线的能量，导致自由基的产生，从而引起组织细胞毒性损伤。这是药物直接光化学作用所致，任何个体的皮肤内有足够浓度的药物，在适当波长的紫外线作用下均可引起光毒性反应。皮损仅发生于光暴露部位，表现类似晒斑，严重者可形成大疱。任何人都可发生，与药物剂量、紫外线照射强度相关，停药后可消退。

引起此反应的常见药物包括喹诺酮类抗生素、四环素、非甾体抗炎药、胺碘酮、吩噻嗪类和补骨脂及其衍生物等。

2.光变态反应

光变态反应是光敏性药物吸收紫外线能量使药物分子与载体蛋白形成完全抗原，通过变态反应而发生的皮损。仅有少数个体发病，有一定的潜伏期，属于Ⅳ型变态反应。主要表现为光暴露部位（如面部、上胸部和手背）与非光暴露部位的广泛性湿疹样损害，病情多迁延。

引起此反应的常见药物为磺胺类、噻嗪类利尿剂和补骨脂及其衍生物等。

（八）多形红斑型药疹

此型皮损特点为豌豆大至蚕豆大的圆形或椭圆形水肿性红斑或丘疹，中央常有水疱,边缘带紫色,好发于头面部及四肢远端伸侧皮肤,对称或不对称分布。轻度瘙痒,并常伴有发热、关节痛、腹痛等。严重者侵入眼、口、外阴等皮肤黏膜交界处,出现水疱糜烂,疼痛剧烈,称史蒂文斯-约翰逊综合征(具体内容见下文),如治疗不及时可危及生命。

引起此型的药物包括吡唑啉酮类衍生物(如保泰松、羟基保泰松)、青霉素、四环素及其衍生物、缓释磺胺类药、氨苄西林、水杨酸盐、柳氮磺吡啶、巴比妥类、乙内酰脲类药、卡马西平、吩噻嗪衍生物、青霉胺、碘海醇、反转录酶抑制剂。

(九)血管炎

药物引起的变应性血管炎好发于小血管,其炎症范围可以从轻度的细胞浸润到急性坏死,严重者可侵犯许多器官的血管,包括皮肤和肾。皮肤表现为红斑、斑丘疹、紫癜、大疱或坏死等,亦有呈结节性多动脉炎样病变。皮肤变应性血管炎可伴有发热、全身不适、肌痛、关节痛、头痛、腹痛、呼吸困难或周围神经性病变,也可伴有肝肾损害。

(十)血清病样反应

血清病样反应是指在被动免疫时,人体初次注射大量抗血清后出现的迟发的变态反应。血清病样反应可以是猩红热样或麻疹样红斑,同时伴有紫癜,也可伴有肾小球肾炎及侵犯各处小血管的过敏性血管炎。其他临床表现有肌肉痛、关节痛、发热、面部水肿等。

(十一)苔藓样疹型药疹

苔藓样疹型药疹可分为扁平苔藓样药疹和苔藓样药物反应,二者均为使用药物之后突然发生的,其皮损在临床和组织学上极似扁平苔藓,为散在分布于躯干、四肢的紫红色的扁平多角形丘疹、斑丘疹及斑块,通常无明显鳞屑,可累及黏膜部分。与扁平苔藓相比,苔藓样药物反应威克姆(Whickham)纹特征不明显,并且出现湿疹样及银屑病样皮疹。但在苔藓样药物反应皮损的苔藓样特征明显时,区分二者实际上缺乏明显意义。病理上,二者都可表现为较典型的扁平苔藓样改变,出现显著的界面皮炎及苔藓样皮炎改变。苔藓样药物反应少数情况下可出现轻度角化不全,以及淋巴细胞向表皮的移入,表皮海绵水肿,浸润细胞中可见嗜酸性粒细胞。

(十二)急性泛发性发疹性脓疱病

急性泛发性发疹性脓疱病又称脓疱型药疹,在临床相对少见。皮疹常始于面部及皱褶处,以后泛发于躯干、四肢。初期皮损表现为广泛性红斑,继之迅速出现大量的非毛囊性表浅无菌性小脓疱,脓疱通常呈针尖及粟粒大小,于躯干及四肢呈近似均匀分布,颈部、腋窝、腹股沟及腘窝等间擦褶皱部位相对密集;重者脓疱可形成脓液,可有多形红斑样靶形红斑、紫癜等皮损。但一般没有围绕红斑边缘密集出现的环状分布趋势,这通常可作为与脓疱型银屑病相鉴别的临床特点。持续1~2周,脓疱可自行干涸脱屑。发病急性期可伴发热,外周血白细胞总数和中性粒细胞计数升高,以及全身轻度不适。

(十三)药物超敏综合征

药物超敏综合征临床表现多样,潜伏期长(2~8周),常表现为发热(体温>38 ℃,高峰可达40 ℃)、弥漫性淋巴结肿大、嗜酸性粒细胞计数增多和内脏损害(肝功能损害、肺炎、心肌炎等)。皮疹呈现多形性,典型皮损表现为颜面水肿及迅速波及全身的红斑、丘疹,也可表现为紫癜、剥脱性皮炎等。

药物超敏综合征病死率为10%。其内脏损害以肝功能损害为主,但也可见肺、肾脏、心脏、肌肉等器官损害。据文献报道,药物超敏综合征病情常可出现双峰改变,具体表现为在经免疫抑制类药物治疗一段时间后,在病情得到控制的好转阶段,患者可再次出现不同表现的加重病情,以内脏器官和组织损伤为主。药物超敏综合征患者主要死因是严重的内脏受累,病死率的高低与停用药物的时间及脏器损伤类型相关。

导致药物超敏综合征的药物:①抗惊厥药,如苯妥英钠、卡马西平、苯巴比妥、拉莫三嗪;②磺胺药;③米诺环素;④氨苯砜;⑤别嘌醇;⑥金制剂;⑦其他,如环孢素等。有时药物超敏综合征与病毒感染(人疱疹病毒6型等)相关。

(十四)史蒂文斯-约翰逊综合征/中毒性表皮坏死松解症

这是一种严重的皮肤-黏膜反应,绝大多数由药物引起,以水疱及泛发性表皮松解为特征,可伴有多系统受累。目前认为,史蒂文斯-约翰逊综合征及中毒性表皮坏死松解症代表了一组疾病谱,史蒂文斯-约翰逊综合征为轻型(表皮松解面积<10%体表面积),中毒性表皮坏死松解症为重型(表皮松解面积>30%体表面积),介于两者之间的为重叠型史蒂文斯-约翰逊综合征-中毒性表皮坏死松解症。

发病前期,可能出现发热及类似上呼吸道感染的症状。皮损的类型及受累情况差异较大,早期皮损多初发于躯干上部、四肢近端和面部,为靶型或紫癜样表现,逐渐扩散至躯干和四肢远端,严重者可出现水疱、大疱,甚至大面积融合成片的表皮松解。大面积表皮松解可使真皮外露形成大片糜烂、渗出,易导致出血和感染。眼、口、鼻及生殖器黏膜损伤是史蒂文斯-约翰逊综合征/中毒性表皮坏死松解症的临床特征之一,可出现黏膜侵蚀、糜烂和出血。上呼吸道黏膜坏死松解可引起支气管阻塞及通气障碍;胃肠道黏膜损伤包括充血、糜烂、浅表或深层溃疡等,临床上可出现腹泻甚至便血;肾小管的损伤可导致急性肾损伤。转氨酶水平的轻度升高较常见,但严重的肝损伤少见。急性胰腺功能损伤也可见于史蒂文斯-约翰逊综合征/中毒性表皮坏死松解症患者。近期流行病学研究表明,史蒂文斯-约翰逊综合征/中毒性表皮坏死松解症患者发生的弥散性血管内凝血与其死亡高度相关。

(十五)剥脱性皮炎型药疹

剥脱性皮炎型药疹是重症药疹之一,临床表现以全身皮肤弥漫性潮红,伴以渗液、结痂,继之大量剥脱为特征。渗液有臭味。黏膜亦可有充血、水肿、糜烂等。有的患者皮损初呈麻疹样或猩红热样,逐渐加重,融合成全身弥漫性潮红、肿胀,尤以面部及手足为重,继而全身出现大量鳞片状或落叶状脱屑。手足部呈手套或袜套状剥脱,头发、指(趾)甲可脱落(病愈可再生),黏膜可有损害。多有全身浅表淋巴结肿大,常伴有明显的全身症状如畏寒、发热、呕吐、恶心,甚至高热;严重者可体温降低,可伴有支气管肺炎、药物性肝炎,外周血白细胞计数可显著增高或降低,可因全身衰竭或继发感染而危及生命。此型药疹多是长期用药后发生,首次发病者潜伏期约 20 天,病程可在 1 个月以上。

四、诊断

(一)诊断要点

药疹的诊断主要根据病史及上述特征性临床表现,可依据以下要点进行初步诊断。

(1)有明确服药史。

(2)有一定的潜伏期。

(3)除固定型药疹外,皮损多对称分布,颜色鲜红。

(4)瘙痒明显,部分药疹如史蒂文斯-约翰逊综合征及中毒性表皮坏死松解症等可伴有明显的皮肤疼痛。

(5)排除与皮损相似的其他皮肤病及发疹性传染病。如患者服用 2 种以上的药物,准确判断致敏药物将更为困难,应根据患者过去服药史、有无药疹史、此次用药与发病的关系及所发疹型最常由何种药物引起等加以分析。必要时可以借助相应的评估工具来判定,最常用的评估工具是 Naranjo 药物不良反应概率评估量表,5 分以上(含 5 分)可判定为"很可能有关",敏感性高,评分标准见表 4-3。

表 4-3　Naranjo 药物不良反应概率评估量表评分标准

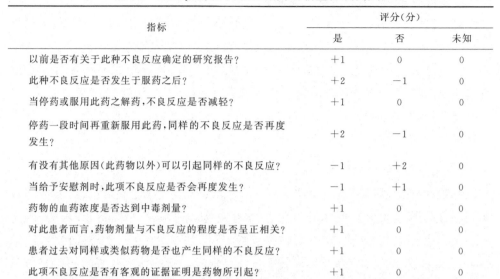

指标	评分(分)		
	是	否	未知
以前是否有关于此种不良反应确定的研究报告?	+1	0	0
此种不良反应是否发生于服药之后?	+2	−1	0
当停药或服用此药之解药,不良反应是否减轻?	+1	0	0
停药一段时间再重新服用此药,同样的不良反应是否再度发生?	+2	−1	0
有没有其他原因(此药物以外)可以引起同样的不良反应?	−1	+2	0
当给予安慰剂时,此项不良反应是否会再度发生?	−1	+1	0
药物的血药浓度是否达到中毒剂量?	+1	0	0
对此患者而言,药物剂量与不良反应的程度是否呈正相关?	+1	0	0
患者过去对同样或类似药物是否也产生同样的不良反应?	+1	0	0
此项不良反应是否有客观的证据证明是药物所引起?	+1	0	0

注:判定结果分为 4 级。≤0 分为不可能有关;1～4 分为可能有关;5～8 分为很可能有关;≥9 分为肯定有关。

(二)辅助检查

1.实验室检查

(1)一般实验室检查:有利于病情评估和鉴别诊断,包括血常规、肝功能、肾功能、尿常规、凝血全套、血清总免疫球蛋白 E、C 反应蛋白等。轻型药疹常表现为白细胞、中性粒细胞、嗜酸性粒细胞计数及比例轻度升高,C 反应蛋白、总免疫球蛋白 E 轻度升高等改变。

(2)辅助实验室检查:根据不同类型的药疹需要鉴别诊断的疾病不同,可增加相应辅助实验室检查指标,如麻疹型药疹,可增加上呼吸道病原体检查、抗链球菌溶血素 O、咽拭子培养等与感染性疾病鉴别。重症药疹常伴有肝功能损伤,还需注意增加乙型肝炎病毒相关检查以排除乙型肝炎等疾病。

(3)致敏药物实验室检查:针对药疹的致敏药物实验室检查,即在体外检查药疹患者的致敏药物,曾进行过不少探索,方法虽多,但尚无比较确切的可靠方法。常用方法:①放射变应原吸附试验;②组胺游离试验;③嗜碱性粒细胞脱颗粒试验法;④淋巴细胞转化试验;⑤巨噬细胞游走抑制试验;⑥药物诱导淋巴细胞刺激试验。

2.皮肤试验

关于药疹的皮肤试验有斑贴、划痕、皮内试验。斑贴试验主要针对由药物引起的接触性皮炎或系统性接触性皮炎,在固定性药疹皮损处进行药物斑贴试验有较高的价值。对药疹一般用划痕及皮内试验。此试验的缺点:①阳性率不高;②皮肤试验要在变态反应消退后半个月才能进行,故只能做回顾诊断;③皮内试验有一定危险性,可诱发严重反应。

3.组织病理学检查

由于药疹临床表现多种多样,故不同药疹的病理形态也不尽相同,可见几乎所有炎性皮肤病变可能出现的病理改变。一般情况下,不同药疹病理改变如下。

(1)湿疹样药疹:往往会出现比较明显的角化过度与角化不全结构,并出现表皮的海绵水肿与炎细胞移入。

(2)药物型扁平苔藓与苔藓样药物反应:可出现扁平苔藓典型的界面皮炎改变与苔藓样炎症细胞浸润。表皮内可见到角化不良细胞,但不同于扁平苔藓会出现部分的角化不全改变,颗粒层增厚往往不明显。

(3)固定型药疹:表现为明显的界面皮炎改变,嗜酸性粒细胞可多或少。根据病情发展的阶段不同,可表现出基底细胞空泡样改变或基底细胞带液化变性。病情后期,可仅表现为真皮浅层的噬色素细胞分布。

(4)多形红斑型药疹及中毒性表皮坏死松解症型药疹:都可以出现明显的角朊细胞坏死,有时出现明显的卫星状细胞坏死。严重时可能出现表皮广泛的坏死改变,而此时真皮炎症细胞浸润往往较为轻微,可见或不见嗜酸性粒细胞浸润。在与感染所诱发的重症多形红斑鉴别中,后者表现出更明显的淋巴细胞外渗,集中于表皮下层的细胞凋亡,且往往出现更为严重的苔藓样淋巴细胞浸润、炎细胞沿血管向下延伸及红细胞的外溢。

(5)其他药疹:紫癜样药疹可出现真皮浅层的血管外红细胞外溢与含铁血黄素沉着,荨麻疹型药疹可以出现与荨麻疹相似的真皮浅层水肿改变,血清病型药疹则可表现出白细胞碎裂性血管炎的病理变化。

五、鉴别诊断

药疹皮损表现多样,临床鉴别诊断甚为复杂,有无服药史是区别药疹与其他皮肤病的关键之处。主要与临床表现为红斑、丘疹、紫癜、脓疱、大疱、风团等损害的疾病相鉴别,如病毒感染相关疾病(如麻疹、猩红热、风疹、疱疹、传染性单核细胞增多症、川崎病等)、其他原因导致的皮肤血管炎(如过敏性紫癜)、自身免疫性大疱性疾病(如线性免疫球蛋白 A 大疱性皮病、大疱性类天疱疮、天疱疮、大疱性红斑狼疮)、葡萄球菌烫伤样皮肤综合征、玫瑰糠疹、急性移植物抗宿主病、接触性皮炎、脓疱型银屑病、角层下脓疱病等。可通过病原学、自身抗体检测、组织病理学、免疫荧光等检查进行鉴别诊断。

六、治疗

(一)辨证论治

1.毒热夹风证

症状:皮疹泛发,以红斑、丘疹为主,特别是红斑既可弥漫周身,又可局限某处,常是此起彼伏。伴有壮热、大便秘结。舌质红,苔薄黄,脉浮数。

致敏药物包括青霉素、水杨酸类、天花粉、板蓝根、楮桃叶、穿心莲、满山香等,此证类似猩红热样红斑、荨麻疹样、麻疹样等药疹。

治则:清气解毒,凉血退斑。

方剂:银翘散合白虎汤加减。

药物:金银花、连翘、赤芍、黄芩、生石膏、炒知母、炒牛蒡子、荆芥、防风、山药、生地黄、白茅根。

2.血热发斑证

症状:皮肤焮红成片,或见密集针头大小的红色粟粒疹,压之褪色。伴有身热,关节酸痛。舌质红,苔薄黄,脉细滑带数。

致敏药物包括抗生素、磺胺类、阿司匹林、保泰松、当归、白蒺藜、川贝母等,此证类似猩红热样红斑、麻疹样、光敏反应等药疹。

治则:凉血解毒,活血退斑。

方剂:皮炎汤加减。

药物:生地黄、生石膏、牡丹皮、赤芍、金银花、连翘、炒知母、竹叶、甘草、紫草、绿豆衣。

3.血热夹湿证

症状:皮疹以红斑、丘疱疹、水疱、渗出、糜烂等为主,既可泛发,又可局限。伴有食欲缺乏、腹胀不适。舌质红,苔黄微腻,脉濡数。

致敏药物包括解热镇痛药、磺胺类、碘剂、巴比妥、青霉素、抗血清、六神丸、刺蒺藜、马齿苋等,此证类似多形红斑型、红皮病型、固定性药疹、大疱性表皮松解萎缩型等药疹。

治则:凉血解毒,清化湿热。

方剂:犀角地黄汤加减。

药物:水牛角、绿豆衣、生地黄炭、金银花炭、生薏苡仁、丹参、炒牡丹皮、紫草、茯苓皮、赤小豆、蒲公英。

4.血瘀成斑证

症状:皮疹黯红、紫红,可见血疱或见皮下结节,伴见疼痛或痒痛相兼。舌质黯红或见瘀斑,脉细涩。

致敏药物包括铋剂、利血平、巴比妥、颠茄、天花粉、地龙、天花粉素等,此证类似结节性红斑、紫癜、血管炎型等药疹。

治则:活血化瘀,通络退斑。

方剂:通窍活血汤加减。

药物:当归、赤芍、苏木、生地黄、白芷、川芎、香附、紫草、牡丹皮、川牛膝、金银花、白茅根、甲珠、皂角刺、丝瓜络。

5.湿热下注证

症状:皮疹主要集中在外阴区域和下肢,可见丘疱疹、水疱、渗出、糜烂或结痂皮。伴有瘙痒、小便短黄。舌质红,苔黄腻,脉濡数。

致敏药物包括磺胺类、安替比林、茶叶、青蒿、大蒜等,此证类似固定性、湿疹样型等药疹。

治则:清利湿热,导赤退斑。

方剂:龙胆泻肝汤加减。

药物:炒龙胆草、柴胡、黄芩、焦山栀、生地黄、忍冬藤、赤小豆、赤茯苓、车前子、白茅根、连翘、甘草、灯心草。

6.气阴两虚证

症状:多见于后期,皮疹渐趋消退,或有许多鳞屑脱落,小如糠秕,大如落叶。自觉痒重,夜间尤剧;口干喜饮、气短乏力、神疲倦怠。舌质淡红,苔少或无苔,脉虚细。

此证类似多形红斑、红皮病、剥脱性皮炎、大疱性表皮松解萎缩型等重症恢复期。

治则:益气养阴,扶正解毒。

方剂:增液汤加减。

药物:鲜生地黄、金银花、沙参、玄参、生黄芪、绿豆衣、石斛、山药、天冬、麦冬、玉竹、赤小豆、玳瑁。

(二)掌六合三针

组方:兑卦、乾卦、离卦。

本病多因先天禀赋虚弱,后食辛温燥烈之品,致湿热内生,因此取兑卦、乾卦、离卦。兑卦应肺,可清热凉血;乾卦通调督脉,可活血化瘀;离卦应心与心包,可清热泻火。

七、病案

许某某,女,38 岁。

初诊:2020 年 6 月 2 日。

主诉:躯干部皮肤密集红斑、丘疹 5 天。

现病史:患者诉 5 天前疑因口服青霉素类药物发生变态反应,躯干部出现散在密集红斑、丘疹,纳眠可,二便调。

查体:躯干部泛发性密集红斑、丘疹,舌红,苔薄黄,脉浮数。

西医诊断:药疹。

中医辨证:风热证。

治则:疏风清热,凉血解毒。

处方:方用银翘散加减。

掌六合三针组方:兑卦、乾卦、离卦。

二诊:服上药 14 剂。皮疹基本消退,无新发皮损。

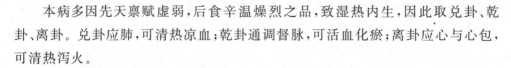

按语

药疹又称药物性皮炎,是指药物通过口服、外用和注射等途径进入人体而引起的皮肤黏膜炎症的皮肤病。几乎所有的药物都有可能引起皮炎,但最常见的有磺胺类药、解热镇痛药、安眠药类及青霉素、链霉素等。本病患者为风热证,多见于荨麻疹型药疹,应以疏风清热、凉血解毒为原则进行治疗。

兑卦应肺,具有清热凉血、开泄腠理、散风止痒等功效。乾卦五行属金,为阳脉之海,具有通调督脉、调节全身气血、活血化瘀、清热化湿等功效。离卦五行属火,应心与心包,具有清热泻火、理气散滞、利气止痛、抗感染、拮抗变态反应等多种功效。

第五章

血管炎性皮肤病

第一节　过敏性紫癜

一、概述

中医根据此病"发成大小青紫色斑点,色如葡萄,头面遍身随处可发"取名为葡萄疫。过敏性紫癜又称亨诺克-舒恩莱因紫癜、免疫球蛋白 A 血管炎、类风湿紫癜,是儿童时期最常见的血管炎之一。患者以儿童、青年为主,常见发病年龄为 7～14 岁。

二、病因及发病机制

(一)中医病因、病机

本病的外因多为风、热、湿诸邪。外感风热,炽于营血,致血热妄行;或湿热入内,气血相搏,而致血热络损,外则血溢肌肤,内则蕴阻肠胃。内因在脾,脾为气血生化之源,有统血之功,脾气虚弱,不能统血,血不归经,外溢肤表可成紫斑。久之,脾阳不振,可损及肾阳,致使脾肾两虚。

(二)西医病因及发病机制

迄今为止,该病的病因及发病机制仍未完全阐明,发病前多有上呼吸道感染等症状(常见的是病毒或链球菌性咽炎),在过敏性紫癜肾炎患儿的肾小球系膜的血管中发现肾炎相关的纤溶酶受体(A 组溶血性链球菌抗原),提示部分病例与链球菌感染相关。该病也可能与药物(如非那西汀、青霉素、灰黄霉素、四环素、红霉素、奎尼丁)、食物、支原体感染、昆虫叮咬、化学毒物、物理因素(如寒冷)、妊娠、其他变应原及淋巴瘤等有关,也有家族患病的报道。

其发病机制以免疫球蛋白 A 介导的体液免疫异常为主,免疫球蛋白 A1 沉积于小血管壁引起了自身炎症反应和组织损伤,这在过敏性紫癜发病中起重要作用,特别是免疫球蛋白 A1 糖基化异常及免疫球蛋白 A1 分子清除障碍在过敏性紫癜的肾脏损害起着关键作用,大分子的免疫球蛋白 A1～G 循环免疫复合物沉积于肾脏可能是导致紫癜性肾炎的重要发病机制。T 细胞功能改变、细胞因子和炎症介质的参与凝血与纤溶机制紊乱、易感基因等因素在过敏性紫癜发病中也起着重要作用。

三、临床表现

过敏性紫癜大多数情况以皮肤紫癜为首发症状,早期也可出现发热、乏力、食欲减退、头痛、腹痛及关节疼痛等非特异性表现。

(一)皮肤症状

皮疹是过敏性紫癜的常见症状。典型的紫癜形成前可能是类似荨麻疹或红色丘疹的皮疹,四肢或臀部对称性分布,以伸侧为主。然后四肢或关节附近及躯干等处发生紫癜,紫癜可隆起,也常有荨麻疹型、多形红斑或结节性红斑样损害,并可能形成疱疹、坏死及溃疡,也可出现针尖样出血点。另外,皮疹也可见于阴囊、阴茎、龟头、手掌及足底处。皮疹一般在数周后消退,可遗留色素沉着,但是会逐渐消退。手背、面部等部位也可发生局限性水肿。

(二)关节症状

关节痛是过敏性紫癜常见的关节症状,发生率为 75%,开始为弥漫性手臂及小腿疼痛,多数关节可被侵犯,多见于膝及踝关节。关节痛可发展为关节炎,表现为关节周围肿胀,少数有关节积液。关节炎可在几周内消退,一般不留变形。成人患者关节症状较常见。

(三)消化系统症状

消化系统症状包括轻度腹痛和/或呕吐,但有时为剧烈腹痛,偶尔有大量出血如便血,鼻、口及胃甚至眼黏膜也可出血。少数患者可出现肠梗阻、肠穿孔、肠套叠,其他少见症状还有肠系膜血管炎、胰腺炎、胆囊炎、胆囊积水、蛋白丢失性肠病及肠壁下血肿。

(四)肾脏损害

患者可有血尿、蛋白尿、管型尿、水肿及血压增高等肾炎症状,一般在短期内或持续数月恢复,偶然转成慢性肾炎或发生肾衰竭,甚至可以发生尿毒症,导致死亡。高血压可单发或合并肾脏病变。

(五)其他系统表现

生殖系统受累以睾丸炎常见,此外还可出现神经系统症状,常见头痛,可出现抽搐、瘫痪、舞蹈症、运动失调、失语、失明、昏迷、蛛网膜下腔出血、视神经炎、吉兰-巴雷综合征,也有颅内占位、出血或血管炎报道但较少见。儿童少见肺部改变,但也有肺出血、肺泡出血及间质性肺炎的报道。也有患儿出现肌肉内出血、结膜下出血、反复鼻出血、腮腺炎和心肌炎。有的患者发生继发性贫血,患者可因皮肤内脏广泛出血及全身衰竭而死亡。

四、诊断

(一)诊断标准

过敏性紫癜的诊断有赖于患者的临床表现,目前诊断标准参见国际风湿病联盟和儿童风湿病国际研究组织及欧洲儿科风湿病协会制定的诊断标准(表 5-1)。

表 5-1　过敏性紫癜诊断标准

1.皮肤紫癜	分批出现可触性紫癜或下肢明显的瘀点,无血小板计数减少
2.腹痛	急性弥漫性腹痛,可出现肠套叠或胃肠道出血
3.组织学检查	典型的白细胞碎裂性血管炎,以免疫球蛋白 A 为主的免疫复合物沉积,或免疫球蛋白 A 沉积为主的增殖性肾小球肾炎
4.急性关节炎或关节痛	(1)关节炎:急性关节肿胀或疼痛伴有活动受限 (2)关节痛:急性关节疼痛不伴有关节肿胀或活动受限
5.肾脏受累	(1)蛋白尿:>0.3 g/24 h,或晨尿样本清蛋白肌酐比≥30 mmol/mg (2)血尿、红细胞管型:每高倍视野红细胞数≥5 个,或尿隐血≥2+,或尿沉渣见红细胞管型

注:其中第 1 条为必要条件,加上 2~5 中的至少 1 条即可诊断为过敏性紫癜。非典型病例,尤其在皮疹出现之前已出现其他系统症状时易误诊,需注意鉴别诊断。

(二)辅助检查

过敏性紫癜目前尚无特异性的诊断方法,相关辅助检查仅有助于了解病情和并发症,可根据病情选择下列检查。

1.外周血检查

白细胞计数正常或增加,中性粒细胞计数可增高。一般情况下无贫血,胃肠道出血严重时可合并贫血、血小板计数正常或升高。红细胞沉降率正常或增快,C 反应蛋白升高。凝血功能检查通常正常,抗凝血酶原可增高或降低,部分患儿纤维蛋白原含量、D-二聚体含量增高。

2.尿常规

尿常规可发现红细胞、蛋白、管型,重症可见肉眼血尿。镜下血尿和蛋白尿为最常见的肾脏表现。

3.血液生化检查

血肌酐、尿素氮多数正常,极少数急性肾炎和急进性肾炎表现者可升高。血谷丙转氨酶、谷草转氨酶少数可有升高。少数血磷酸肌酸激酶同工酶可升高。血清蛋白在合并肾病或蛋白丢失性肠病时可降低。

4.免疫学检查

患者急性期血清免疫球蛋白 A 可升高,类风湿因子和抗中性粒细胞抗体可升高。

5.影像学检查

(1)超声检查:对于过敏性紫癜消化道损伤的早期诊断和鉴别诊断起重要作用。高频超声检查过敏性紫癜急性期肠道损害显示病变肠壁水肿增厚,回声均匀减低,肠腔向心性或偏心性狭窄,其黏膜层及浆膜层呈晕环状低回声表现。彩色多普勒超声在皮肤紫癜出现前可显示受累的肠管节段性扩张、肠壁增厚、黏膜粗糙、肠腔狭窄、增厚肠壁血流丰富,也可显示肠系膜淋巴结大及肠间隙积液。过敏性紫癜排除肠套叠的检查首先是腹部超声。

(2)X 线及计算机断层扫描检查:过敏性紫癜合并胃肠道受累时,腹部 X 线可表现为肠黏膜折叠增厚指纹征、肠襻间增宽,小肠胀气伴有多数液气平面,同时结肠和直肠内无气体;计算机断层扫描表现为多发节段性肠管损害,受累肠壁水肿增厚、肠管狭窄,受累肠管周围常可见少量腹水。当计算机断层扫描示多节段的跳跃性肠壁增厚、肠系膜水肿、血管充血及非特异性淋巴结肿大,应考虑过敏性紫癜的诊断。在诊断过敏性紫癜并发症,如肠套叠、肠穿孔、肠梗阻时,计算机断层扫描表现更具特征性,尤其肠系膜血管炎的诊断中,可见明显肠壁、血管壁水肿及增厚圈。注意对怀疑有肠套叠的过敏性紫癜患者,行钡剂或空气灌肠对诊断和治疗意义不大,但有可能会加重炎症,甚至导致肠穿孔。计算机断层扫描检查多在腹部 X 线及 B 超检查有疑问时适用。

(3)内镜检查:消化道内镜能直接观察过敏性紫癜患儿的胃肠道改变,严重腹痛或胃肠道大出血时可考虑内镜检查。内镜下胃肠黏膜呈紫癜样改变、糜烂和溃疡。典型者为紫癜样斑点、孤立性出血性红斑、微隆起,病灶间可见相对正常黏膜。病变多呈节段性改变,主要累及胃十二指肠、小肠和结肠,但往往以小肠为重,很少累及食管。侵犯部位以十二指肠黏膜改变最为突出,十二指肠降段不规则溃疡可能也是过敏性紫癜在胃肠道的典型表现。

6.组织病理学检查

紫癜性损害表现为真皮上部毛细血管和毛细血管后静脉的白细胞碎裂性血管炎。有小血管扩张、内皮细胞水肿、管腔狭窄,部分可有血栓形成,血管壁水肿,有纤维蛋白渗出、变性及坏死。发病早期,血管壁及周围有中性粒细胞浸润,可见白细胞破碎和红细胞外溢等;发病晚期,则以单核细胞浸润为主。

皮损及皮损旁的皮肤直接做免疫荧光检查,真皮血管壁中有免疫球蛋白 A、C3 和纤维素的沉积。

五、鉴别诊断

(一)特发性血小板减少性紫癜

根据皮疹的形态、分布及血小板数量一般不难鉴别。

(二)外科急腹症

在皮疹出现前如有急性腹痛者,应与急腹症鉴别。过敏性紫癜的腹痛虽较剧烈,但位置不固定,压痛轻,无腹肌紧张和反跳痛,除非出现肠穿孔才有上述情况。出现血便时,需与肠套叠、梅克尔憩室相鉴别。

(三)细菌感染

脑膜炎奈瑟菌菌血症、败血症及亚急性细菌性心内膜炎等均可出现紫癜样皮疹。这些疾病的紫癜,其中心部位可有坏死。患者一般情况危重,且血培养阳性。

(四)肾脏疾病

肾脏症状突出时,应与链球菌感染后肾小球肾炎、免疫球蛋白 A 肾病等相鉴别。

六、治疗

(一)辨证论治

1.热毒炽盛证

症状:斑色初起鲜明,后渐变紫,分布较密,发病与消退均较快。伴有瘙痒或关节肿痛。脉浮数,舌质红,苔薄黄。

治则:凉血活血祛风,兼以化斑解毒。

方剂:消斑青黛散加减。

药物:青黛、玄参、沙参、柴胡、知母、黄连、甘草、莲子心、生石膏、生地黄、炒牛蒡子、荆芥、绿豆壳。

2.湿热内蕴证

症状:紫斑多见于下肢,间见黑紫血疱,时有糜烂。伴腹痛较剧,甚则便血或黑便,腿踝肿胀,轻者腹胀微痛、纳呆、恶心、呕吐。舌质红或紫,苔黄腻,脉濡数。

治则:清热化湿,活血通络。

方剂:三仙汤、芍药甘草汤、失笑散合方加减。

药物:薏苡仁、滑石(包)、赤芍、杏仁、蒲黄炭、甘草、白通草、竹叶、白茅根、赤小豆、牡丹皮、紫草。

3.气不摄血证

症状:起病较缓,紫斑色淡暗,分布较稀,时愈时发,迁延日久。伴有腹胀、便溏、恶心、纳呆、面色萎黄或虚浮、自汗、气短、精神萎靡、肢倦无力、心悸、头昏、目眩、唇淡。舌质淡,苔少,脉虚细。

治则:健脾益气,摄血止血。

方剂:归脾汤加减。

药物:炙黄芪、党参、茯神、熟地黄、当归、炒白芍、白术、炙甘草、桂圆肉、广木香、阿胶(烊化)。

4.阴虚火旺证

症状:紫红斑,色不鲜明,分布不密,反复发作。兼有虚热烦躁,面赤火升,腰酸膝软,血尿、蛋白尿和管型尿等。舌质红,苔少,脉细数。

治则:养阴清热,降火止血。

方剂:六味地黄丸加减。

药物:生地黄、炒牡丹皮、玄参、大蓟、小蓟、山药、白茅根、茯苓、龟甲(先煎)、枸杞子、紫草、泽泻。

5.脾肾阳虚证

症状:反复发作,病程日久。斑色淡紫,触之欠温,遇寒加重。伴有面色苍白或紫暗、头晕、耳鸣、身寒肢冷、腰膝酸软、纳少便溏、腹痛喜按。舌淡或偏紫,脉细弱。

治则:补肾健脾,温阳摄血。

方剂:黄土汤加减。

药物:伏龙肝、白术、甘草、阿胶(烊化)、制附片、菟丝子、仙鹤草、黄芩。

(二)掌六合三针

组方:兑卦、震卦、离卦。

本病多为血不归经,外溢肌肤所致。兑卦应肺,可开泄腠理;震卦应肝,可调和气血;离卦应心与心包,可调畅气机。

七、病案

张某,男,56岁。

初诊:2021年10月3日。

主诉:双下肢皮肤紫斑1个月余。

现病史:患者诉1个月前双下肢出现紫斑,反复性发作,时轻时重,伴倦怠、乏力,纳可,小便调,大便稀。

查体:双下肢密集性紫斑,舌红,苔黄腻,脉濡数。

西医诊断:过敏性紫癜。

中医辨证:湿热内蕴证。

治则:清热利湿,活血化瘀。

处方:龙胆泻肝汤加减。

掌六合三针组方:兑卦、震卦、离卦。

二诊:服上药21剂皮损颜色变淡、面积减少,服药无不适。纳眠可,二便调,舌淡红,苔薄黄,脉濡数。

处方:上方继服。

三诊:服上药28剂,皮损基本消退。

按语

中医学认为过敏性紫癜在病初常有外感,因过敏引起,故其病因多与风、湿、热、毒邪有关,一般将其归于"斑疹""瘀斑"类进行辨证。中医将过敏性紫癜辨证分为5型:热毒炽盛证、湿热内蕴证、气不摄血证、瘀血阻络证、阴虚火旺证。其中,其他各证型均可导致瘀血阻络,因此活血化瘀应贯穿于过敏性紫癜治疗始终。此证型对应湿热内蕴证,宜清热利湿、活血化瘀。

兑卦应肺,具有清热凉血、开泄腠理、散风止痒等功效。震卦应肝,具有平肝熄风、调补肝肾、调和气血、活血祛风等功效。离卦五行属火,应心与心包,具有清热泻火、理气散滞、利气止痛、抗感染、拮抗变态反应等多种功效。

第二节 结节性红斑

一、概述

结节性红斑一般属于中医学"瓜藤缠"范畴。结节性红斑是多种抗原刺激物诱发的一种超敏反应,以双侧胫前非溃疡性痛性皮下结节、红斑为主要临床表现。结节性红斑容易发生于春秋季,在不同年龄、性别、种族的人群中均可出现结节性红斑,最常见于青年人,女性好发。结节性红斑病因复杂,半数以上结节性红斑患者为特发性(或皮肤型),病因不明;另一些患者可由多种因素引起,主要包括感染、免疫性和/或炎症性疾病、肿瘤、药物、妊娠等,有自限性。结节性红斑可为一种独立的皮肤病(特发性),也可为其他疾病的皮肤表现。

二、病因及发病机制

(一)中医病因、病机

患者多为素体血分有热,外感湿邪,湿与热结所致。脾虚失运,水湿内生,湿郁化热,湿热下注,气滞血瘀,瘀阻经络而发;或体虚之人,气血不足,卫外不固,湿邪乘虚外袭,客于肌肤腠理,流于经络,气血瘀滞,凝结而发。

(二)西医病因及发病机制

结节性红斑是类似多形红斑的一种过敏性疾病。结节性红斑和感染、药物、某种全身性或内脏疾病等多种因素有关,可由许多不同的疾病诱发,但是约50%的患者不能查出病因。

感染尤其是链球菌及结核分枝杆菌感染是常见的病因,有些患者在发病前有过急性上呼吸道感染,有的结核分枝杆菌素试验呈阳性反应。患者的皮肤血管可能对细菌尤其是链球菌或结核分枝杆菌及其产物过敏,于是发生结节性红斑。患者可同时有风湿热、风湿性心脏病、细菌性喉痛、扁桃体炎、细菌性心内膜炎或某种结核病。脑膜炎奈瑟菌、麻风分枝杆菌或葡萄球菌等其他细菌感染也可引起本病,例如麻风患者常有结节性红斑。毛癣菌等真菌也可以是病因,由于病毒感染的麻疹、流行性感冒,以及性病淋巴肉芽肿患者都可有结节性红斑的表现。

药物性皮炎可以表现为结节性红斑,常见的引起药物性皮炎的药物有青霉素、磺胺药、溴化物、碘化物、砜类药物、水杨酸盐、避孕药、雌激素类化合物等。结节性多动脉炎、风湿性关节炎、系统性红斑狼疮、类肉瘤病、溃疡性结肠炎、局限性肠炎或其他炎性肠病、急性女阴溃疡、白塞综合征、结节病、淋巴瘤等患者及妊娠期妇女都可伴发本病。如果患者有霍奇金淋巴瘤病史,结节性红斑的出现可以认为是疾病即将复发的先兆。

结节性红斑确切的发病机制仍不清楚,因其病理变化中主要以淋巴细胞浸润为主,有人认为可能是机体对某些病原微生物(细菌、真菌等)抗原的一种Ⅳ型变态反应。但也有人认为是一种免疫复合物反应。患处血管有免疫球蛋白及补体沉积,但在特发性患者及无合并症的患者中未发现循环免疫复合物。

三、临床表现

根据临床表现可分为急性型及慢性型。

(一)急性型结节性红斑

急性型结节性红斑较为常见,呈自限性,但易复发。发病前1～3周患者常出现前驱症状,如低热、乏力、肌肉酸痛及上呼吸道感染等前驱症状;发病前2～8周部分患者出现关节炎的表现,最常见于膝关节,但任何关节均可受累,症状消退后通常不会导致关节出现破坏性变化。特征性皮疹为胫部红色结节肿胀性红斑,一般双腿均受累。好发于两侧小腿伸侧,多对称分布,其次为大腿、前臂伸侧,偶可累及躯干、颈部和面部。初起损害是有触痛的皮下结节,表面为边界不太明显的圆形或椭圆形淡红斑。以后,结节渐渐增大而隆起,皮肤表面平滑鲜红,触痛更加显著并有疼痛。结节的直径为1～5 cm,数目不定,通常有数个至数十个,散布在两侧,结节数量不对称,相邻损害可以聚合成较大硬块,容易使患部附近,尤其小腿下部发生水肿。几日以内,皮疹由红色变成紫红或暗红色。自然病程为3～6周,之后缓慢消退,愈后不留瘢痕。

(二)慢性型结节性红斑

慢性型结节性红斑较少见,皮疹与急性型结节性红斑较相似,表现为红色、暗红色的结节、斑块,但与急性型结节性红斑较相比,皮损多单发或数量较少,持续时间更长。部分慢性型结节性红斑患者皮损边缘颜色较鲜红,中央颜色较暗,质硬,可呈硬皮病样外观,具有游走性或以离心方式进行扩展,形成境界不清的环状或弓形损害。皮损可互相融合形成大的斑块,多为单侧,双侧者不对称,好发于下肢,面部、躯干部等偶见。病程可长达数月或数年。慢性型结节性红斑皮损疼痛不明显,常无全身症状,但也有发热、关节痛相关报道。

四、诊断

结节性红斑的诊断主要是临床表现结合组织病理学检查。

(一)临床特点

(1)中青年女性多见。

(2)好发于小腿伸侧,皮损为蚕豆大小的皮下结节,红色、稍隆起于皮面、有压痛。皮损数目不定、不破溃。

(3)患者发病前可有上呼吸道感染、扁桃体炎等,常伴全身不适、发热、关节疼痛等。

(二)辅助检查

1.常规实验室检查

此病可有白细胞计数增高、红细胞沉降率增快、抗链球菌 O 升高的改变。

2.组织病理学检查

典型病理改变为脂肪小叶间隔型脂膜炎。

(1)急性结节性红斑:早期有脂肪间隔水肿、淋巴组织细胞浸润,伴数量不等的中性粒细胞和嗜酸性粒细胞。脂肪间隔内的中小血管(静脉)管壁有不同程度水肿,亦可有淋巴细胞的浸润、内膜增生;管腔可部分闭塞,有出血。位于脂肪周边的炎症可进入邻近脂肪细胞间。间隔内浸润细胞以淋巴细胞、组织细胞为主,可有泡沫细胞、多核巨细胞,形成噬脂性肉肿,可见 Miescher 结节。Miescher 结节指组织细胞围绕细小静脉或裂缝样间隙呈放射状排列,是急性结节性红斑在组织病理上较特征性的表现(但此结节也可见于硬红斑、白塞病等)。陈旧性损害表现为脂肪间隔增宽及间隔周围纤维化和脂肪萎缩,也可出现噬脂性肉芽肿;少数可见淋巴组织细胞为主的小叶脂膜内浸润,组织细胞及多核巨细胞肉芽肿。

(2)慢性结节性红斑:类似于急性结节性红斑的后期表现,但脂肪间隔增厚、纤维化、毛细血管增生、血管内皮增厚和脂肪肉芽肿性反应更明显。病变脂肪组织上方的真皮常有炎症细胞浸润。炎症比较重的部位可能有继发性血管炎的表现,如果出现真正的血管炎或溃疡形成,则要考虑是否有白塞病等其他疾病的可能。

直接免疫荧光检查早期病变常有免疫球蛋白和补体沉积于受累血管壁。

五、鉴别诊断

(一)结节性多动脉炎

结节性多动脉炎患者有多脏器损害症状,皮疹多形,结节常沿血管排列,慢性经过。病理上主要侵犯真皮深部与皮下交界处的中、小动脉,管壁有纤维素样坏死、中性粒细胞浸润和核碎裂等坏死性血管炎变化。

(二)结节性血管炎

结节性血管炎侵犯皮下中等口径血管,以静脉为主。结节常发生于小腿,沿血管排列,慢性经过,全身症状轻微。组织病理上呈肉芽肿样改变,血管腔内常有血栓形成。

(三)硬红斑

硬红斑表现为紫红色结节,位于小腿屈侧,破溃后形成穿透性溃疡,慢性经过。组织病理为结核性肉芽肿样变化。

六、治疗

(一)辨证论治

1.血热毒盛证

症状:皮损色红、结节大小不一,疼痛较明显,局部皮温略有升高;口干舌燥、喜冷饮,大便秘结、小便黄赤,手足心热或心烦易怒。舌质红,可见瘀点、瘀斑,苔薄黄或黄腻。

治则:凉血活血,解毒消斑。

方剂:凉血解毒汤加减。

药物:生地黄、玄参、牡丹皮、地榆、当归、土茯苓、黄柏、苦参、金银花、赤芍、丹参、川牛膝。

加减:局部疼痛明显者,加乳香、没药;便秘者,加生首乌、生大黄。

2.血瘀阻络证

症状:皮损暗红,结节质地较硬,压之疼痛,反复缠绵不愈;口不渴,大便正常;舌质暗,苔白或白腻,脉濡滑。

治则:清热利湿,活血祛瘀,通络散结。

方剂:化瘀散结汤加减。

药物:紫草、茜草、板蓝根、忍冬藤、白花蛇舌草、防己、黄柏、夏枯草、赤芍、丹参。

加减:结节难消伴发热者,加土贝母、柴胡、金银花;下肢肿者,加车前子、泽泻;反复发作者,去板蓝根,加黄芪、茯苓、薏苡仁、白芥子。

3.湿热内蕴证

症状:起病较急,皮损红肿灼热,有头痛、咽痛、纳差、低热、关节痛、口渴、大

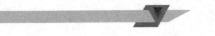

便干、小便黄。舌质微红,苔白或腻,脉滑微数。

治则:清热利湿,活血通络。

方剂:湿热清加减。

药物:龙胆草、黄芩、栀子、柴胡、生地黄、牡丹皮、当归、金银花、土茯苓、泽泻、车前子(包)、甘草。

4.寒湿入络证

症状:皮损暗红,反复缠绵不愈;伴有关节痛,遇寒加重,肢冷,口不渴,大便不干;舌淡,苔白或白腻,脉沉缓或迟。

治则:散寒祛湿,化瘀通络。

方剂:阳和汤加减。

药物:熟地黄、肉桂、麻黄、鹿角胶、白芥、姜炭、生甘草。

加减:关节疼痛者,加秦艽、威灵仙;下肢肿者,加车前子、泽泻;结节紫暗难消者,加皂角刺、鸡血藤。

(二)掌六合三针

组方:离卦、坤卦。

本病多为血分有热,外感湿邪所致。离卦应心与心包,可清热泻火;坤卦应脾,可清热化湿。因此,取离卦、坤卦治疗本病。

七、病案

王某,女,35岁。

初诊:2020年9月3日。

主诉:双下肢散在结节性红斑伴疼痛1周。

现病史:患者诉1周前双下肢出现结节红斑,压之疼痛,伴有头痛、咽痛,纳眠可,二便调。

查体:胫骨两侧散在对称性红色皮下结节。舌红,苔黄腻;脉滑数。

西医诊断:结节性红斑。

中医辨证:湿热证。

治则:清热利湿,行气活血。

处方:湿热清加减。

掌六合三针组方:离卦、坤卦。

二诊:服上药14剂,皮损变暗,服药无不适。纳眠可,二便调。舌淡红,苔黄;脉滑数。

处方:上方继服。

结节性红斑是发生于皮下组织和真皮深部的急性血管炎症反应,中医称本病为瓜藤缠。基本病机为湿热下注,蕴阻经络,气滞血瘀。本病治疗宜清热利湿散结,行气活血化瘀。

离卦五行属火,应心与心包,具有清热泻火、理气散滞、利气止痛等功效。坤卦属阴土,应脾,具有健脾和胃、清热化湿、通腑行气等功效。

第三节　变应性皮肤血管炎

一、概述

中医学对变应性血管炎无确切记载,目前可称此病为"瘀血流注"。变应性皮肤血管炎可由各种因素如感染、异性蛋白、药物等引起,严重时侵及内脏,免疫复合物引起的白细胞碎裂性血管炎,主要侵犯真皮上部毛细血管及小血管。皮肤及全身小血管都可发生变应性血管炎,因此本病有各种表现,其中有以皮肤表现为主的皮肤型,以内脏损害为主的系统型,兼有两者的皮肤-系统型,可统称为皮肤-系统性血管炎。

此病概念比较混乱,有不同的名称,实际上可能是一个疾病不同阶段的表现。常见名称包括皮肤小血管血管炎、变应性小动脉炎、结节性真皮过敏疹、皮肤过敏性血管炎、系统性变应性血管炎、变应性血管炎、结节性坏死性皮炎、皮肤白细胞碎裂性血管炎、皮肤坏死性血管炎等。

二、病因及发病机制

(一)中医病因、病机

本病多因外感湿热或湿热内生,使脏腑蕴湿热于内。外感风邪、气机不畅以致气血瘀滞、化毒瘀阻肌肤血络或化毒日久耗伤正气,而致水湿停滞、气血凝滞,外发肌肤为病。

(二)西医病因及发病机制

本病的发病机制是Ⅲ型变态反应,但能诱导免疫复合物形成的抗原很多,本病病因尚不明确。感染、药物、恶性肿瘤和自身免疫性疾病都可作为抗原诱导机体产生相应抗体,形成循环免疫复合物,由于下肢血流的液体静脉压高,易使血循环中的免疫复合物沉积于小血管壁和毛细血管壁而导致血管炎形成。

三、临床表现

本病可分为皮肤型和系统型,前者仅表现为皮肤症状,后者常有明显的系统症状,但有时也不能截然分开。

(一)皮肤症状

常见的皮损包括红斑、丘疹、风团、结节、出血坏死性水疱、紫癜、溃疡,其中1~2种皮疹先发生,也可其中数种皮疹同时出现或分批发生。紫癜是最常出现的皮损,其次是荨麻疹样的皮损,皮损局限或广泛地分布于四肢及臀部等处,特别常见于小腿。可伴有水肿,踝部水肿尤为常见;也可有雷诺现象、网状青斑,常呈对称性。自觉症状不定,可有疼痛、灼热或针刺感。

(二)全身症状

全身症状包括发热、全身不适、肌痛及关节痛。泌尿系统发生肾小球肾炎时,出现血尿及蛋白尿等。累及关节时,除关节疼痛及压痛外,关节还可红肿。消化系统有食欲缺乏、恶心、呕吐、吐血、溃疡病、腹泻及血便等症状。呼吸系统可有肺炎,出现咳嗽、咯血及胸痛等症状。神经系统受损的表现有周围神经炎或多发性神经炎,中枢神经系统也可波及。器官也可有血管炎性损害,如心脏可有心肌炎、心内膜炎或有充血性心力衰竭,此外还可涉及眼及其他器官。

四、诊断

(一)临床特点

(1)多发生于青壮年。损害在下肢伸侧,尤其是小腿和足背。

(2)皮疹形态多样,典型损害为出血性斑丘疹、荨麻疹、紫癜、小结节及溃疡等,愈后遗留瘢痕。

(3)内脏以泌尿系统症状较为常见,可伴有发热及关节疼痛。本病易反复发作。

(二)辅助检查

1.常规实验室检查

白细胞计数一般无明显变化,有时可增高;红细胞沉降率增快。严重者有贫血。急性发疹时有血小板计数暂时性降低。肾脏受累者可有蛋白尿、血尿及管型。血清总补体可降低。

2.组织病理学检查

典型变化是以真皮上部小血管为中心的节段性分布的白细胞碎裂性血管炎。真皮毛细血管及小血管,尤其是毛细血管后静脉,有内皮细胞肿胀,血管闭塞,血管壁纤维蛋白渗出、变性、坏死,红细胞外溢,血管壁及周围中性粒细胞的浸润伴有核碎裂,少数嗜酸性粒细胞及单核细胞浸润。

直接免疫荧光检查显示真皮血管附近的纤维蛋白样坏死区有以免疫球蛋白 G 为主的免疫球蛋白及 C3 沉积。

五、鉴别诊断

患者出现有网状青斑时,要注意与结节性多动脉炎鉴别;出现风团性损害时,要注意与荨麻疹性血管炎鉴别;出现其他器官的症状时,要与其他血管炎如过敏性紫癜、混合性冷球蛋白血症鉴别。

六、治疗

(一)辨证论治

1.热毒壅盛证

症状:发热急促,下肢和躯干出现广泛紫癜性丘疹、斑丘疹和坏死性溃疡,颜色鲜红或紫红;自觉灼热疼痛,伴发热、乏力或咯血、便血,口干喜冷饮;舌红,苔黄厚干,脉数。

治则:清热凉血解毒。

方剂:犀角地黄汤加减。

药物:水牛角(先煎)、生地黄、牡丹皮、玄参、黄连、连翘、淡竹叶、紫草、板蓝根、皂角刺、甘草。

加减:咯血者,加白茅根、小蓟以凉血止血;便血明显者,加槐花炭、地榆炭以收敛止血。

2.湿热阻络证

症状:皮疹分布以双下肢为主,在紫色斑丘疹的基础上伴发水疱、溃疡、发热、关节胀痛;大便稀烂不畅,小便短赤;舌红苔黄,脉濡数或滑数。

治则:清热利湿,解毒通络。

方剂:四妙散加减。

药物:黄柏、苍术、牛膝、薏苡仁、土茯苓、白芍、泽泻、汉防己、生地黄、金银花、白花蛇舌草、甘草。

加减:小便短赤者,加赤小豆、淡竹叶以清热利湿;关节胀痛者,加独活、羌活以通痹止痛。

3.气滞血瘀证

症状:皮疹呈结节性块状物,皮损处有麻木刺痛或窜痛感;舌暗红,苔薄,脉涩。

治则:行气活血化瘀。

方剂:参脉饮加减。

药物:丹参、鸡血藤、忍冬藤、红花、黄芪、黄精、猫爪草、玄参、海藻、橘络。

加减:结节严重伴疼痛者,加玄参、浙贝母以清热散结;瘢痕严重者,重加丹参以加强活血化瘀之功。

4.阴虚血热证

症状:皮疹反复发作,皮肤可见色素沉着斑和萎缩性瘢痕;口干心烦,失眠多梦,大便秘结;舌红少苔,脉细数。

治则:养阴清热。

方剂:生脉饮加减。

药物:太子参、麦冬、五味子、生地黄、玄参、淡竹叶、石斛、牡丹皮、茯苓、甘草。

加减:大便秘结者,加当归、大黄,以泻热润肠;口干明显者,加天花粉;失眠多梦严重者,加合欢皮、夜交藤。

5.寒阻脉络证

症状:皮疹为紫斑性丘疹、斑丘疹,皮损处有麻木感,大便溏;舌淡,苔白腻而润,脉沉迟。

治则:温经散寒通络。

方剂:阳和汤加减。

药物:熟地黄、鹿角霜、肉桂、炮姜、白芥子、麻黄、附子、鸡血藤、地龙、牛膝、甘草。

加减:皮损麻木者,加丹参、赤芍以凉血活血;大便溏薄者,加石菖蒲、木香以行气利湿。

(二)掌六合三针

组方:艮卦、震卦、乾卦。

邪毒淤积化热,灼伤血脉以致本病。艮卦应胃,可有清热化湿;震卦应肝,可调和气血;乾卦为阳脉之海,可通调气机。三卦共用,可清热、调气、活血。

七、病案

刘某某,女,32 岁。

初诊:2019 年 3 月 23 日。

主诉:双下肢红斑、坏死、溃疡及色素沉着伴乏力、关节痛 3 个月。

现病史:患者 3 个月前双下肢出现丘疹、红斑、溃疡,伴全身乏力,于门诊诊断为变应性皮肤血管炎,门诊治疗(具体不详)效果不甚理想,症状逐渐加重,双下肢出现多处坏死、溃疡,关节痛甚,遂 2018 年 12 月于某医院住院治疗。患者自诉住院时每天注射甲泼尼龙 80 mg。现出院带药泼尼松,每天 75 mg;硫唑嘌呤片,每天 50 mg;破损处外用百多邦软膏,不破处外用艾洛松乳膏。

查体:患者满月脸,右小腿见散在红斑伴有多处溃疡面及结痂,左小腿见散在红斑及色素沉着,双小腿肿胀明显。舌苔黄腻,边有齿痕,弦细数。

西医诊断:变应性皮肤血管炎。

中医辨证:肝胆湿热,蕴结肌肤证。

治则:清泻肝胆实火,清利肝经湿热。

处方:湿热清加减。停用硫唑嘌呤,泼尼松减至每天 50 mg。外用第一步硝矾散稀释外洗;外用第二步龙珠软膏,每天 3 次。

掌六合三针组方:艮卦、震卦、乾卦。

二诊:服上方 14 剂后,皮损糜烂渗出液减少、收敛。双小腿仍然肿胀,见暗红斑、乏力,已无关节痛。苔黄腻,脉弦数。患者复诊前 2 天自行将泼尼松改为每天 40 mg。

处方:上方加玄参 15 g、天麻 9 g、黄连 9 g、吴茱萸 6 g,去紫花地丁。21 剂,水煎服,日 1 剂。泼尼松改为每天 30 mg。糜烂面痂愈后改为每天 20 mg。硝矾散外洗。

三诊:服上方 21 剂后,疮口愈合,局部见暗红色斑,已不痛,关节痛减轻。时腹痛、腹泻,苔黄腻,脉滑数。患者复诊前 2 天自行将泼尼松改为每天 10 mg,已服用 3 天。

处方:2019 年 3 月 23 日方改车前子 21 g(包煎)、泽泻 12 g、金银花 9 g,去蒲公英、紫花地丁,加炒白术 15 g、延胡索 15 g。

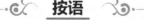

按语

变应性皮肤血管炎又称为过敏性血管炎、超敏性血管炎、白细胞破碎性血管炎等。中医学对于变应性血管炎尚无确切记载,但对于类似变应性血管炎的症状及发病特征,历代文献中有较为详细的记载,如热毒流注。根据本病出现丘疹、斑疹、结节、红斑及溃疡等症状,在中医学中被归为"梅核丹""湿热流注""瓜藤缠"之范畴。本病湿热下注证的病变部位多在下肢。热毒阻络,火热之邪易灼伤脉络,迫血妄行导致发斑;热入血分聚于局部,瘀血阻络,化腐成脓,则发为痈肿疮疡。

乾卦五行属金,为阳脉之海,具有通调督脉、调节全身气血、活血化瘀、清热化湿等功效。艮卦应胃,具有清热化湿、调和气血、疏通经络等功效。震卦应肝,可疏肝利胆、调和气血、行气活血、加速代谢等。

第四节　色素性紫癜性皮肤病

一、概述

色素性紫癜性皮肤病又称色素性紫癜疹、色素性紫癜性皮疹、毛细血管炎。这是一组紫癜性皮肤病,临床形态及组织病理均相类似。中医学文献中记载的"血风疮""血疳疮""血疳"等与本病相类似。

二、病因及发病机制

(一)中医病因、病机

患者内有蕴热,外受风邪,风热闭塞腠理,郁久化火,火损血络,血不循经,溢于脉外,瘀血凝滞,日久营血亏损,生风化燥,肌肤失养导致本病。

(二)西医病因及发病机制

本病属淋巴细胞围管性毛细血管炎,病因不明,重力和静脉压升高是重要的局部诱发因素,此外感染、药物、食物添加剂、运动均可能是激发因素。其中,药物是色素性紫癜性皮肤病中最常见的诱发因素,引起毛细血管炎的药物包括钙通道拮抗剂、β-受体阻滞剂、血管紧张素转换酶抑制剂、亚硝酸盐、呋塞米、抗组胺药、抗抑郁药、甲氨二氮䓬、止痛药(如对乙酰氨基酚)、格列吡嗪、非甾体抗炎药、雷洛昔芬、醋酸甲羟孕酮、伪麻黄碱、卡马西平、维生素 B_1 衍生物、抗生素(青霉素、磺胺甲基异唑)、干扰素-α、聚乙烯吡咯烷酮。有学者认为,色素性紫癜性皮肤病可能是某些疾病的一种表现。有报道称,本病与红斑狼疮、类风湿性疾病、糖尿病、甲状腺疾病、肝病、肥胖、某些肿瘤相关。目前以色素性紫癜为表现的蕈样肉芽肿报道已有不少,本病有可能是蕈样肉芽肿的一个表现,有时甚至是蕈样肉芽肿唯一的表现。另外,接触染料、衣服、摄入乙醇也是较为常见的发病因素。

色素性紫癜性皮肤病的发病机制尚未明确,可能与以下因素有关:①对进行性色素性紫癜性皮肤病患者的皮损进行免疫组化染色,结果显示血管周围有 $CD3^+$、$CD4^+$、$CD1a^+$ 树突细胞浸润,并与淋巴细胞有密切接触。这可能提示本病与细胞介导的免疫反应作用相关。②研究发现,色素性紫癜性皮肤病患者皮损处的肿瘤坏死因子-α 可导致血浆酶原活化抑制剂的释放和内皮细胞血浆酶原活化剂的不完全释放。这可能提示本病是由细胞因子介导。③免疫系统检查发现,本病皮损处真皮血管周围可有免疫球蛋白和/或补体的沉积。这提示免疫复合物在本病发病时起相关作用。④此外,血管周围浸润的 $CD4^+$ 与 $CD1a^+$ 的朗格汉斯细胞接触,提示朗格汉斯细胞在本病发病中起一定作用。上述机制最终导致血管通透性增高,红细胞外溢,含铁血黄素沉着而出现紫癜。

三、临床表现

本病是一组紫癜性皮肤病,主要包括以下 3 种疾病。

(一)进行性色素性紫癜性皮肤病

此病又称尚贝格病,可发生于任何年龄,以中青年男性好发。典型皮损是群集性褐黄或褐色斑片,形状不定。初起时色素斑中有针头大小的红辣椒色小点,几日后红点在褐色斑片中隐没,但损害逐渐向四周扩展。新红点不断出现,斑片边界部分有较多的小红点。皮损数目及大小不定,可只数片,也可很多。病变主要发生于下肢,常见于小腿前侧及踝部,也可出现在足背及股部,偶然发生于手背或腕部等处,通常无自觉症状,有时可伴有轻度瘙痒。病情发展缓慢而持久,往往长期不变,经过数月数年或若干年后才自然痊愈。

(二)毛细血管扩张性环状紫癜

此病又称为马约基病,本病可发生于任何年龄,男女均可,但以青春期及青壮年多见。初起皮损是扩张毛细血管所形成的淡红、淡青红色或紫红色斑点,逐渐扩大,直径 1～3 cm。皮损有中央轻微萎缩的现象,中央部分逐渐褪色而呈淡褐色或正常皮色,而边缘区明显,可有辣椒红色瘀点。因而皮损呈环形或半环形,相邻的皮损可融合成多种形状,数目不定,有时陈旧的皮疹消失,而邻近又出

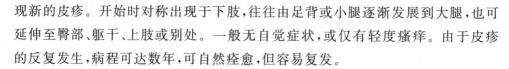
现新的皮疹。开始时对称出现于下肢,往往由足背或小腿逐渐发展到大腿,也可延伸至臀部、躯干、上肢或别处。一般无自觉症状,或仅有轻度瘙痒。由于皮疹的反复发生,病程可达数年,可自然痊愈,但容易复发。

(三)紫癜性色素性苔藓样皮肤病

此病又称为戈基洛-布勒姆病,患者以中年以上男性为主。皮损是略微隆起的圆形或多边形苔藓样小丘疹,表面光滑,边缘清楚,直径为 $1\sim2$ mm。这些丘疹因有毛细血管扩张、红细胞渗出及含铁血黄素沉着而呈鲜红色、橘色或铁锈色。邻近的丘疹可相互融合而成边界不清的斑片或斑块。一般无自觉症状,或仅有轻微瘙痒。一般皮损对称出现于两侧下肢,尤其常见于足背及小腿前侧,也可发生于大腿,甚至于扩展到臀及下腹部位,少数患者的上肢或其他部位也有皮损。病程持续数月或数年。本病可合并卟啉症,类似的损害亦可发生于口腔黏膜。

四、诊断

(一)临床特点

本病主要临床特点是紫癜(红细胞外渗)和黄棕色的色素斑(含铁血黄素在真皮沉积)。常见于小腿,病程较长,不时有新疹出现,而原有皮疹也可自然消退。自觉症状轻微或稍痒。

1.进行性色素性紫癜样皮病

本病皮肤损害初起为针头大小红色瘀点,逐渐融合成片,为棕色或棕褐色斑疹,无皮屑。

2.毛细血管扩张性环状紫癜

本病初为针帽大出血性斑点,离心性向外增大,成为红色环状斑片,无皮屑。皮疹常成批出现。

3.色素性紫癜性苔藓样皮肤病

本病好发于小腿下方,近踝部。皮损为紫红色或紫褐色,呈轻度苔藓样增厚,表面有少量鳞屑。自觉有不同程度的瘙痒。

(二)辅助检查

1.皮肤镜检查

目前针对色素性紫癜性皮肤病的皮肤镜检查还在探索阶段,但皮肤镜检查作为一种无创性检查手段有助于色素性紫癜性皮肤病的早期诊断。皮肤镜下色素性紫癜性皮肤病最常见的血管结构是红色小点和红色小球,此外还有铜棕色背景、棕色小点、棕色网状结构等特征。需要注意的是,其他疾病的皮肤镜下也可出现以上特征,但往往独立出现且具有特征性,然而色素性紫癜性皮肤病皮肤镜下这些特征常是同时存在的。

2.组织病理学检查

(1)进行性色素性紫癜性皮肤病:组织变化是真皮浅部有炎性浸润,毛细血管扩张及内皮细胞增生,管壁有透明变性,附近有红细胞渗出及含铁血黄素沉着。

(2)毛细血管扩张性环状紫癜:组织变化显示本病是毛细血管炎。表皮有轻度海绵形成,真皮浅部毛细血管扩张及内皮细胞增生,附近有少量红细胞渗出及轻度淋巴细胞浸润。陈旧损害中红细胞不再或很少渗出,但有含铁血黄素沉着。萎缩处表皮变平,扩张的毛细血管很少,浸润不见,皮肤附件萎缩。

(3)紫癜性色素性苔藓样皮肤病:组织变化类似进行性色素性皮肤病。真皮浅部水肿,有毛细血管扩张及内皮细胞增生,管壁有透明变性,周围有淋巴细胞和组织细胞浸润、红细胞渗出和含铁血黄素沉着。

五、鉴别诊断

本病需与静脉曲张性淤积性皮炎、过敏性紫癜、高球蛋白血症性紫癜和紫癜性皮炎相鉴别。较年轻的患者在没有静脉曲张的情况下,如有明显静脉色素性紫癜性皮肤病,应考虑是否有血栓形成倾向的疾病。

六、治疗

(一)辨证论治

1.血热证

症状:皮疹急骤发作,为颜色较红的苔藓样丘疹、斑疹及斑丘疹;伴口干舌燥,心烦易怒;舌质红,苔黄,脉弦数。

治则:凉血清热,活血清斑。

方剂:凉血五根汤加减。

药物:生地黄、紫草根、茜草根、板蓝根、牡丹皮、赤芍、白芍、鸡血藤、川芎、当归、丝瓜络、木瓜、牛膝。

2.血瘀证

症状:病程较长,反复发作,皮疹主要以棕褐色斑疹或铁锈色丘疹为主;舌质暗红,苔薄,脉涩。

治则:理气活血,化瘀通络。

方剂:桃红四物汤加减。

药物:桃仁、红花、当归、赤芍、生地黄、苏木、牡丹皮、丹参、荆芥、防风、苦参、牛膝、甘草等。

3.血虚证

症状:病情反复,皮疹粗糙、肥厚、干燥脱屑;瘙痒,口干舌燥,便秘;舌质红,苔少,脉细弱。

治则:养血活血润燥。

方剂:当归饮子加减。

药物:当归、白芍、川芎、生地黄、蒺藜、防风、荆芥、首乌、黄芪、炙甘草、牛膝、丝瓜络、玄参等。

(二)掌六合三针

组方:坎卦、艮卦、兑卦、离卦。

本病多为风邪入血,脉络损伤,血不循经所致。坎卦应肾水,可滋养肾阴、疏通气血。艮卦应脾胃,可清热化湿。兑卦主皮肤,可开窍通瘀、凉血止血。离卦主心,可清热活络、通畅气血。

七、病案

孙某,男,45岁。

初诊:2020年6月9日。

主诉:左小腿皮肤出现暗红斑、瘀点伴铁锈色苔藓样丘疹,呈环状分布,4个月余。

现病史:患者4个月前无明显诱因左小腿皮肤出现暗红斑、瘀点伴铁锈色苔藓样丘疹,呈环状分布,曾于当地医院就诊,诊为"淋巴管炎"。患者目前口服多西环素,效果不明显。

查体:左小腿皮肤有暗红斑、瘀点伴铁锈色苔藓样丘疹,呈环状分布。舌暗红,有瘀点,苔黄。脉涩。

西医诊断:色素性紫癜性皮肤病。

中医诊断:血疳。

中医辨证:血瘀证。

治则:清热利湿,活血化瘀。

处方:桃红四物汤加减。水煎服,日1剂。

掌六合三针组方:坎卦、艮卦、兑卦、离卦。

二诊:内服中药7剂。症轻,皮损改善。

处方:上方加莪术10 g、牡丹皮10 g。水煎服,日1剂,继服1周。

三诊:内服中药共10剂。症轻,皮损改善,苔藓样变明显减轻。

处方:上方去莪术、牡丹皮、鸡血藤,加党参10 g。水煎服,日1剂,继服1周。痊愈。

按语

色素性紫癜性皮肤病多因风邪入血分化热,伤及脉络,以致血不循经,溢于脉外,复加湿热蕴蒸,血滞不行,凝于肌肤之间而成。

坎卦应肾水,肾为先天之本、水火之脏,具有滋养肾阴、活血化瘀、疏通气血等功效。艮卦应脾胃,具有清热化湿、疏通经络等功效。兑卦应肺,主皮肤,具有散风止痒、开窍通瘀、凉血止血等功效。离卦主心,心为五脏六腑大主,具有清热活络、通畅气机之功效。

第六章

神经精神障碍性及色素性皮肤病

第一节 瘙痒症

一、概述

瘙痒是一种能引起搔抓欲望的不愉快的感觉。瘙痒症指临床上无原发性皮肤损害而以瘙痒为主的皮肤病。病情常迁延难愈,甚至反复发作,严重影响患者的心理、生理及日常生活质量。在历代中医学文献中,根据皮损及发病部位的不同,瘙痒症有不同名称,如痒风、阴痒等,现统称为风瘙痒。

二、病因及发病机制

(一)中医病因、病机

瘙痒之症,外多为风热或湿热之邪客于腠理,与气血相搏,往来于皮肤之间,邪气微,不能冲击为痛,故为瘙痒;洗涤不洁,虫毒滋生,行走肌肤而瘙痒。瘙痒症内可因脾胃,运化失常,湿热内生,互结化热生风,内不能疏泄,外不得透达,郁于皮毛腠理而发为瘙痒;肝胆湿热下注,湿热遏伏于肌肤,难得气血濡养而痒;肝气郁结,气滞血瘀,经脉阻滞,荣卫不得畅达,经气不通而瘙痒不止。此外,年老体弱,肝肾不足,阴精亏虚,精血无以充养肌肤;久病体虚,气血亏虚,肤失濡养,血虚生风;气血虚弱,卫外不固;肾元不固,肌表失于充养,虚邪贼风乘隙伏于肌表,皆可致痒。

(二)西医病因及发病机制

痒觉是发生于皮肤,引起搔抓欲望的一种感受。痒觉的受体位于真皮乳头及表皮的无髓C纤维游离神经末梢上,这些感受器可以特异结合致痒因子。当被致痒因子刺激后,一种特异的C纤维将冲动传递到脊髓灰质后角,通过前联合到达轴索,上传到脊髓丘脑束对侧的板状核,丘脑皮质的三级神经元传递的神经冲动,通过丘脑网状激活系统,到达大脑皮质的躯体感觉区,从而产生的感觉异常。引起神经冲动的主要是某些化学介质如组胺、前列腺素、激肽类、溶蛋白酶类等。有学者认为,作为化学介质的蛋白酶(内肽酶)在表皮有组织蛋白酶,在血液有血浆素,在细菌及真菌有蛋白酶等。瘙痒往往由多种因素共同作用引起的,这些因素包括体内某些代谢产物如尿酸、胆酸等代谢异常产物的蓄积,神经系统病变,皮肤结构变化,外来刺激及精神压力等。

三、临床表现

根据皮肤瘙痒的范围及部位的不同,可将本病分为全身性和局限性 2 种类型。

(一)全身性瘙痒症

全身性瘙痒症患者可最初局限于一处,继而扩展至全身;或开始为全身性,但往往不是全身同时发痒,而是由一处移到另一处。瘙痒常为阵发性,发痒的程度不定,往往以晚间最重。饮酒、情绪变化、温暖变化、摩擦,甚至是某些暗示,都可促使瘙痒发作或加重。患者可因无法忍耐而剧烈搔抓,直到皮破出血而感觉疼痛及灼痛时,痒觉才暂时减轻。多数患者可因搔抓导致成条的抓伤,毛囊周围发红,皮肤抓破并有点状血痂,有的发展成湿疹。如果患者成年累月地搔抓,往往引起一片片的色素沉着或苔藓样化。抓伤的皮肤也容易感染而发生各种脓皮病及淋巴结炎。患者睡觉时,常因剧痒而不能安眠。全身性瘙痒症多发生于老年人,部分全身性皮肤瘙痒症与某种疾病有关,如糖尿病、尿毒症、甲状旁腺功能异常等。

(二)局限性瘙痒症

局限性瘙痒症多局限于肛门、女阴及阴囊,偶然发生于手掌、面部及头皮,也可多处同时出现。

1.肛门瘙痒症

男女均可发病,多见于中年男性,儿童多见于蛲虫患儿。瘙痒多限于肛门及其周围的皮肤,但有时亦可蔓延至会阴、女阴或阴囊的皮肤。因经常搔抓致使肛门皮肤肥厚,亦可成苔藓样变或湿疹样变等继发性损害。

2.阴囊瘙痒症

阴囊瘙痒症多限于阴囊,亦可累及会阴、阴茎及肛门。由于经常搔抓,可出现苔藓样变、湿疹样变或感染等继发性损害。

3.女阴瘙痒症

女阴瘙痒症多见于停经以后,瘙痒部位主要在大阴唇和小阴唇,常常外阴与肛门均痒。因不断搔抓,阴唇部常有皮肤肥厚及浸渍,阴蒂及阴道黏膜甚至出现红肿及糜烂。

4.其他

头部瘙痒症、腿部瘙痒症及掌跖瘙痒症也是局限性瘙痒症。

四、诊断

(一)临床特点

根据无原发性损害,仅有瘙痒的临床特点,进行诊断。

(1)患者大多为50岁以上中老年人。

(2)冬春季多见。

(3)皮损好发于双下肢,特别是小腿伸侧,也可在胸、背部等处,对称分布。

(4)瘙痒前无原发损害,搔抓后有抓痕,色素沉着,长期反复搔抓可有轻度苔藓化。

(5)有的患者瘙痒限于某一部位,如阴肛部瘙痒。

(二)病因诊断

引起瘙痒症的因素很多,需要从病史、体格检查及实验室检查等方面寻找各种内因及外因。观察患者有无黄疸、肝炎、妊娠、卵巢或甲状腺障碍的症状,必要时作实验室检查辅助诊断。检查尿液可能发现糖尿病或肾炎,检查粪便可以判断有无寄生虫卵,检查血液可以确定白血病等疾病是否存在,有时还必须切取淋巴结作病理组织学检查。

五、鉴别诊断

患者如有继发损害应与虱病、慢性湿疹、慢性单纯性苔藓鉴别。虱病可见虱及卵;慢性湿疹常由急性或亚急性湿疹演变而来;慢性单纯性苔藓样变明显,且出现较早。此外,还需与变应性或原发性刺激性接触性皮炎、真菌和蛲虫等感染相鉴别。

六、治疗

(一)辨证论治

1.风热血热证

症状:皮肤瘙痒,遇热或饮酒后加重,搔破后血痕累累;伴心烦,口渴,小便黄,大便干;舌质红,苔薄黄,脉浮数或弦数。

治则:清热疏风,凉血止痒。

方剂:消风散加减。

药物:荆芥、防风、苦参、浮萍、生地黄、当归、牡丹皮、知母、蝉蜕、生甘草。

2.湿热内蕴证

症状:瘙痒不止,抓破后渗液结痂;或外阴、肛周皮肤潮湿瘙痒;伴口干口苦,胸胁胀满,食欲缺乏,小便黄。舌红,苔黄腻,脉滑数。

治则:清热利湿止痒。

方剂:龙胆泻肝汤加减。

药物:龙胆草、苦参、苍术、生地黄、黄芩、栀子、车前草、白鲜皮、地肤子、生甘草。

3.血虚风燥证

症状:以老年人多见,病程较长,皮肤干燥瘙痒,血痕累累,伴头晕眼花、两目干涩、失眠多梦。舌红少苔,脉细数。

治则:养血平肝,祛风止痒。

方剂:当归饮子加减。

药物:熟地黄、生地黄、当归、黄芪、天冬、麦冬、鸡血藤、首乌藤、刺蒺藜、黄芩、生甘草。

（二）掌六合三针

组方:巽卦、兑卦、曲池。

本病外受风邪而发,因此取巽卦应肝胆,主风,可散风清热。兑卦应肺主气,外合皮毛,可祛风透表。曲池为手阳明大肠经之合穴,又可作为巽卦的通关引气之穴,可增强巽卦祛风作用。

七、病案

王某,女,58岁。

初诊:2019年9月12日。

主诉:全身皮肤瘙痒1年余。

现病史:1年前患者全身皮肤出现不明原因瘙痒,反复发作,影响睡眠。患者曾口服氯雷他定片,效果不佳。

查体:全身皮肤粗糙,局部出现苔藓样变,伴抓痕血痂。舌质红,苔黄厚。脉弦滑。

西医诊断:瘙痒症

中医诊断:风瘙痒。

中医辨证:湿热瘀滞证。

治则:清热利湿,熄风止痒。

处方:全虫 10 g、皂角刺 15 g、蒺藜 25 g、槐花 25 g、枳壳 15 g、苦参 10 g、荆芥 10 g、蝉蜕 10 g、威灵仙 20 g、白鲜皮 5 g、紫草根 15 g。水煎服,日 1 剂。

掌六合三针组方:巽卦、兑卦、曲池。

二诊:服上方 10 剂,症轻,全身皮损明显减轻,瘙痒明显减轻,皮肤润泽基本恢复,眠仍差。

处方:上方加酸枣仁 9 g。水煎服,日 1 剂。

三诊:服上方 14 剂,痊愈。

按语

瘙痒症多由风、湿、热、虫而诱发,风也有血虚所引起者。属于风盛者,常表现为走串无定、遍身作痒;属于湿盛者,常表现为浸淫四串、流津淋漓、糜烂结痂;属于热盛者,皮肤隐疹,焮红灼热;属于湿热生虫者,皮损界限明显,痒感如虫行,而且容易传染;属于血虚者,皮肤干燥、变厚而作痒。

巽卦应肝胆,主风,位于手阳明大肠经,阳明多气多血之腑,联于肌表皮肤,具有平肝熄风、散风清热、疏风解表、抗拮变态反应、祛风止痒的作用。兑卦应肺主气,外合皮毛,具有散风止痒、清热消肿、祛风透表等功效,风邪外袭首犯皮毛,肺卫首当其冲。曲池宣泄透达,养血祛风,清泄阳明热邪,又为巽卦通关使经气外达肌表,具有疏风散热、清泄阳明之功,故为治疗全身皮肤病的要穴。

第二节　痒　疹

一、概述

痒疹是一组急性或慢性炎症性皮肤病的总称,主要皮损为伴有严重瘙痒的圆顶形丘疹,通常表皮不会有明显的变化,或顶端有微小的水疱,但水疱因搔抓而迅速擦破,因而一般不能查出,只能看到带痂的丘疹。苔藓样化、湿疹化、脓疱、淋巴结炎等,有些是原发损害,有些是抓伤而导致的继发性损害。好发于四肢,重者可遍布全身。

二、病因及发病机制

(一)中医病因、病机

风湿之邪乘虚入体,浸淫血脉,内不得疏泄,外不得透达,郁结肌肤,而致瘙痒丘疹。湿热内蕴,气血受阻,积聚皮下。日久,湿热瘀结,可生变证,导致血虚风燥、卫阳虚弱或阴虚火旺等证型。

(二)西医病因及发病机制

痒疹病因及发病机制尚不明确,目前认为痒疹为神经精神障碍性皮肤病,与患者的心理和情绪状态密切相关。有研究发现,痒疹患者抑郁程度较正常对照组高,而且痒疹患者瘙痒程度越高,血清 IL-6 越高,血清 5-羟色胺水平越低。IL-6、5-羟色胺与痒疹瘙痒程度呈显著相关性,IL-6、5-羟色胺这 2 个参数之间存在显著负相关,证明痒疹患者存在一个炎性反应-神经内分泌调节轴。此外,痒疹患者多种物质皮肤试验的结果为阳性反应,说明其皮肤敏感性较一般人高。这可能与神经敏化有关,速激肽 P 物质及神经激肽-1 受体在瘙痒的传导过程中起着重要作用。有研究发现,速激肽 P 物质在痒疹的发病过程中起到了一定的作用,紧张使速激肽 P 物质从神经末梢释放,通过肿瘤坏死因子-α 和 IL-6,影响痒疹皮损部位的局部炎性反应。同时,通过受体与肥大细胞进行结合,促进炎性物质释放,增加真皮毛细血管通透性。痒疹也可能与变态反应有关,但是病因尚不明确,可能有各种内因、外因。外因有温度、光感、蚊虫叮咬及致敏性接触物等;内因有感染性病灶、食物及药物过敏、恶性肿瘤等疾病导致的系统紊乱,以及精神因素等。

三、临床表现

本病临床一般按发病时间将痒疹分为急性痒疹和慢性痒疹,急性痒疹分为急性单纯性痒疹和成人急性单纯性痒疹,慢性痒疹又可分为单纯性痒疹、Hebra 痒疹、结节性痒疹。此外,依据皮疹的轻重及受累范围,可分为轻症痒疹和重症痒疹。根据部分患者痒疹随季节变化而症状加重的特征,又可分为夏季痒疹和冬季痒疹。急性痒疹的痒丘疹在短期内会自然消失,因此下文重点介绍慢性痒疹。

(一)单纯性痒疹

单纯性痒疹又称为寻常性痒疹,皮肤损害是独立的圆形丘疹,数目不定,最常发生于躯干及四肢伸面,患者以中年人为主。丘疹大如绿豆或更大,顶部有微小的水疱,但水疱常被抓破而不见,疱液可变干而使丘疹有薄痂。损害分批出现,引起剧痒。长期摩擦、搔抓可以引起皮肤抓破、苔藓样化及色素沉着,往往伴有脓疱及淋巴结炎等继发性感染。

(二)Hebra 痒疹

Hebra 痒疹又称为小儿痒疹或早发性痒疹,多在幼儿期发病,常在丘疹性荨麻疹或荨麻疹之后发生。初为风团及风团样丘疹,待此类皮疹逐渐消退后,即出现正常皮色或淡红色丘疹,粟粒至绿豆大,质较硬,称为痒疹小结节,也可发生丘疱疹。瘙痒剧烈,常因搔抓而出现抓痕、血痂及湿疹样变,继发感染时,可发生脓疱疮及淋巴管炎。经数天后,皮疹可自行消退,留有黄褐色色素沉着,严重者可发生点状小瘢痕。皮疹可反复发作,也可此起彼伏交替发生。多散在分布,也可密集成簇。

(三)结节性痒疹

结节性痒疹又称疣状固定性荨麻疹或结节性苔藓,多发于成年女性。好发部位为四肢伸侧及手足背部,亦可见于腰围、臀部,尤以小腿伸侧多见,而渐扩展至四肢、躯干。皮损最初为风团样丘疹或丘疱疹,渐形成豌豆大的半球状结节,多为灰褐色,质坚实,数目多少不定,结节孤立散在而不融合,日久表面由光滑渐变为粗糙及角化增厚,因搔抓出现抓痕、血痂,周围皮肤色素沉着。自觉瘙痒,以夜间及精神紧张时为甚。病情发展缓慢,可迁延多年。

四、诊断

根据皮疹特征、好发部位及剧烈瘙痒进行诊断,必要时可作组织病理学检查辅助诊断。组织病理学检查显示表皮有轻度角化过度和角化不全,棘层大多肥厚,偶有海绵形成及小水疱,真皮上部结缔组织水肿,血管周围淋巴细胞浸润。

五、鉴别诊断

(一)丘疹性荨麻疹

多在春秋季节发病,病程短,无颈部及腹股沟淋巴结肿大现象。

(二)疱疹样皮炎

皮疹虽为多形性,但以水疱和大疱为主,有特异性病理改变。

(三)疥疮

无一定发病年龄,有接触传染史,皮疹可出现在指间、腕部、腋下、膝、肘屈侧及腹股沟等处,以丘疹及小水疱为主。男性患者阴囊常发生疥疮结节。水疱处可查见疥虫。外用硫黄软膏,收效甚速。

六、治疗

(一)辨证论治

1.湿热毒盛证

症状:皮损结节表面粗糙,高出皮肤,呈红色或灰褐色,自觉剧痒,搔破处有污血渗出,并有血痂,病程较短;舌质红,苔黄腻,脉滑数。

治则:清热利湿,解毒止痒。

方剂:萆薢渗湿汤加减。

药物:萆薢、薏苡仁、黄柏、泽泻、滑石、通草、黄芩、知母、荆芥、防风、甘草。

加减:结节较多者,加丹参、赤芍、当归、全蝎;顽疹痒甚者,加全蝎、刺蒺藜、乌梢蛇;兼瘀血内阻者,加桃仁、红花、三棱、皂角刺。

2.瘀血内阻证

症状:皮损硬实呈结节性增生,表面粗糙,经久不消,皮损颜色为紫暗色;瘙痒难忍;舌暗红,脉迟涩。

治则:活血化瘀,软坚除湿。

方剂:大黄䗪虫丸加减。

药物:大黄、黄芩、桃仁、杏仁、白芍、生地黄、虻虫、水蛭、刺蒺藜、白鲜皮、甘草。

加减:结节坚硬难消者,加皂角刺、当归、红花;剧痒、辗转难眠者,加煅龙骨、煅牡蛎、麦冬;兼气阴两伤者,加太子参、黄芪、麦冬、玄参。

(二)掌六合三针

组方:巽卦、兑卦、坎卦、曲池。

本病主要为风湿之邪乘虚入体,郁而化热。因此取巽卦应肝胆,主风,可疏风解表、祛风止痒。兑卦应肺主气,外合皮毛,可祛风透表。坎卦可祛燥,与巽卦相配使用。曲池为手阳明大肠经之合穴,又可作为巽卦的通关引气之穴,同样可增强巽卦祛风作用。

七、病案

李某某,男,37 岁。

初诊:2020 年 04 月 21 日。

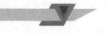

主诉:周身红斑、丘疹、结节伴剧烈瘙痒半年余。

现病史:患者于半年前无明显诱因出现红斑、丘疹、结节,瘙痒剧烈,夜间影响睡眠。患者曾于当地医院就诊,给予口服中药、外用药膏(具体用药成分不详)治疗,效果不佳。

查体:周身红斑、丘疹、结节伴抓痕、血痂。舌红,苔前部薄少。脉沉。

西医诊断:痒疹。

中医诊断:粟疮。

中医辨证:湿热瘀阻证。

治则:清热养阴,除湿化瘀,祛风止痒。

处方:黄柏10 g、苍术12 g、生薏苡仁15 g、川牛膝9 g、荆芥9 g、生地黄15 g、玄参12 g、牡丹皮15 g、蜈蚣2条、白鲜皮20 g、防风12 g、茯神9 g。水煎服,日1剂。

掌六合三针组方:巽卦、兑卦、坎卦、曲池。

二诊:2020年04月29日。症轻,加复方黄柏液外用,服药后大便稍稀,苔薄少,脉沉。

处方:上方加陈皮9 g,水煎服,日1剂。

三诊:2020年05月10日。症轻,皮损消退,瘙痒减轻,纳少,口稍干,苔薄,脉弱。

处方:上方去防风、蜈蚣、荆芥,加黄精20 g、桑皮10 g。水煎服,日1剂。继服1周,痊愈。

按语

痒疹总因禀赋不耐,风、湿、热阻于肌肤所致。因饮食不节,脾胃运化失调,复感受湿热,侵犯皮肤,与瘀血互结,发为本病;因素体虚弱,气血亏虚,肌肤失养;或因湿热蕴久,耗伤阴血,化燥生风而致血虚风燥,发为本病。

巽卦应肝胆,主风,具有疏风解表、抗拮变态反应、祛风止痒等功效。兑卦应肺主气,外合皮毛,具有散风止痒、清热消肿、祛风透表等功效。无风不作痒,风必多燥,坎卦具有祛燥的功效。曲池为手阳明大肠经之合穴,具有散风止痒、祛风透表等功效,又可作为巽卦的通关引气之穴,取之则祛风作用更强。

第三节 黄 褐 斑

一、概述

面部的黄褐色色素沉着斑称为黄褐斑。肝病患者多有之,又称肝斑;多对称分布于面颊部,形如蝴蝶,亦称蝴蝶斑;见于孕妇的也称妊娠斑。中医称此病为"鼾黑斑"。

二、病因及发病机制

(一)中医病因、病机

中医认为,黄褐斑发生与人体脏腑、气血、冲任失调等有关,与肝、脾、肾三脏功能失调关系最密切。多是情志不调、忧思过度、伤及肝脾、肝郁脾虚,也可是肝肾不足、血脉失养,还可是久病体弱、经络瘀阻、气血不行而致。

(二)西医病因及发病机制

黄褐斑病因复杂,遗传、紫外线、内分泌、炎症反应等多种因素参与发病。流行病学研究显示,黄褐斑具有遗传易感性。日晒是黄褐斑主要病因之一,紫外线可上调黑素细胞表面刺激激素受体,同时介导纤溶酶和多种细胞因子合成,使下游黑素生成增多。在深肤色人群中,可见光也参与刺激黑素生成。雌激素及其受体结合可激活酪氨酸酶和微小颗粒相关转录因子途径诱导黑素生成。雌激素刺激黑素细胞,与黄体酮联合,使黑素产生增加,因此妊娠、口服避孕药,特别是女性生殖器官疾病和月经不调、痛经、子宫附件炎、不孕症等患者面部也常常出现黄褐斑。某些慢性疾病如肝脏病、慢性酒精中毒、结核、内脏肿瘤、甲状腺疾病及一些自身免疫性疾病等也可导致本病。本病虽无家族史,但有人认为与先天体质有关。近来发现,本病的发生与微生态平衡、代谢异常及使用劣质化妆品有关,有人认为化妆品导致的属于化妆品皮炎的色素沉着型,但有时两者很难区分。

黄褐斑皮损区存在肥大细胞增多、真皮微血管扩张、成纤维细胞活化等改变,说明炎症反应是黄褐斑发生发展的机制之一。此外,黄褐斑患者皮损区伴有基底膜带损伤、黑素细胞有伸向真皮的树突等,导致黑素颗粒向真皮转移,这也是疾病长期不愈的原因之一。

三、临床表现

黄褐斑常于 16 岁以后发病，多出现在颧骨部、前额部、颊部、口唇周围、眶附近，在有毛发部位比如发际线、眉毛等部位一般不出现；表现为弥漫性淡褐色、咖啡色或淡黑色斑片，有时呈现网状、边界不清，有时会在特定部位出现线状边界，女性多发。随着精神状态及内分泌变化，症状也会发生变化。60 岁以后症状会逐渐减轻。

四、诊断

(一)临床特点

黄褐斑通过病史和临床表现即可诊断。

(1)出现于面部，淡褐色至深褐色、界限清楚的斑片，通常对称分布，无炎症表现及鳞屑。

(2)无明显自觉症状。

(3)女性多发，主要发生在青春期后。

(4)病情可有季节性，常夏重冬轻。

(5)排除其他疾病(如颧部褐青色痣、瑞尔黑变病、太田痣、色素性光化性扁平苔藓等)及炎症后色素沉着。

(二)临床分型

(1)根据黄褐斑皮损发生部位：国外分为中央型、面颊型、下颌型 3 型，偶累及颈部 V 形区；我国分蝶形型、面上部型、面下部型、泛发型 4 型。

(2)根据黄褐斑皮损颜色：将黄褐斑分为棕色(表皮黑素增加导致)、棕灰色或深蓝灰色(表皮黑素增加和真皮黑素沉积导致)。

(3)根据黄褐斑病因：将黄褐斑分为特发型(无明显诱因)、继发型(有明显诱因，如妊娠、口服避孕药、甲状腺疾病等引起)。

(4)根据黄褐斑皮肤表现：将黄褐斑分为色素型、色素优势型(色素＞血管)、血管优势型(血管＞色素)。

(5)通过伍德灯观察：将黄褐斑分为表皮型、真皮型、混合型、不确定型，分型标准详见下文。

(6)通过皮损临床表现、无创性皮肤检测技术：可将黄褐斑分为活动期和稳定期。活动期患者在近期皮损面积扩大、颜色加深、皮损泛红、搔抓后皮损变红、玻片压诊有褪色，稳定期患者无以上表现。

(三)辅助检查

随着各种检测方法的应用，一些辅助检查有助于黄褐斑分型以判断预后。

1.共聚焦显微镜检查

共聚焦显微镜可较好地判定色素位置。

2.伍德灯检查

黄褐斑可见蓝黑色斑片,与周围正常皮肤色差明显,境界清楚。根据伍德灯检查结果可分成4类。

(1)表皮型:基底层、基底层以上及角质层黑素增加,伍德灯下皮疹颜色加深。

(2)真皮型:伍德灯下皮疹颜色不变,真皮浅层和深层均可发现嗜黑素细胞。

(3)混合型:伍德灯下皮疹颜色可轻度加深或不变。

(4)不确定型:见于深肤色患者,其轮廓在可见光下比紫外线下更加明显,伍德灯检查为阴性,无法判断黄褐斑分型。

3.组织病理学检查

少数情况下黄褐斑需要行组织病理学检查。检查显示表皮变薄,棘层黑素颗粒增加,基底层细胞周围可见明显色素颗粒,基底上层、毛囊上段、真皮层也有色素颗粒分布,真皮胶原紊乱、断裂,皮肤附属器数量较少。

4.皮肤镜检查

黄褐斑主要表现为均匀一致的淡黄褐色或深褐色的斑片或斑点。

五、鉴别诊断

(一)雀斑

本病表现为浅褐或暗褐色斑点,较小,分布散在而不融合,常在儿童期发病,青少年女性多见,有家族史,夏季明显,冬季变淡或消失。

(二)艾迪生病

本病表现为弥漫性青黑色或棕褐色斑片,除面部等暴露部位外,受压迫摩擦的四肢屈侧面、掌跖皮纹处也可见明显色素沉着,有全身症状如乏力、体重减轻、血压降低等。

(三)瑞尔黑变病

本病表现为灰紫色至紫褐色的网点状斑点,后可融合成片。其上常有粉状细小鳞屑附着,色斑与正常皮肤境界不明显,好发于前额、颞部和颈侧。

(四)Civatte 皮肤异色病

本病表现为红褐色或青铜色斑中夹杂有轻度萎缩淡白点,呈网状,伴有明显的毛细血管扩张。常对称分布于面颊部和颈部,尤其是耳后乳突及颈侧等暴露部位。

(五)太田痣

本病表现为淡青色、深蓝色或蓝黑色斑片,大多为单侧性分布,患者的结膜、巩膜可呈青蓝色,多自幼发病,易于鉴别。

(六)颧部褐青色痣

本病表现为蓝棕色斑片,直径 1~5 mm,圆形或不规则形,境界清楚。通常为 10~20 个。对称分布于颧部、鼻侧、眼眶、前额等处,以 30~40 岁女性多见,黏膜不受累。

六、治疗

(一)辨证论治

1.肝郁气滞证

症状:面部青褐色斑片,可浅可深,边界清楚,对称分布于两颧周围;性格急躁或抑郁,喜嗳气;女子可伴有月经不调,乳房胀痛;失眠多梦。舌质红,脉弦。

治则:疏肝健脾,活血消斑。

方剂:化斑饮加减。

药物:柴胡、当归、川芎、赤芍、桃仁、红花、益母草、姜黄、炒白术、茯苓、香附、僵蚕、桑叶。

2.气滞血瘀证

症状:颜面出现黄褐色斑片,色泽较深;急躁易怒,胸胁胀痛。舌质暗,苔薄白,脉沉细。

治则:疏肝理气,化瘀通络。

方剂:桃红四物汤加减。

药物:当归、红花、柴胡、桃仁、川芎、赤芍、香附、白芍、丹参、生地黄等。

3.脾虚湿阻证

症状:面部出现淡褐色或灰褐色斑片如尘土,边界不清,分布于鼻翼、前额及口周;面色萎黄,神疲乏力,少气懒言,大便溏薄,脘腹胀满。舌淡,苔薄微腻,脉濡细缓。

治则:健脾理气,祛湿通络。

方剂:参苓白术散加减。

药物:白术、茯苓、当归、党参、薏苡仁、黄芪、川芎、白芍、陈皮等。

4.肝肾阴虚证

症状:面部黑褐色斑片,大小不等,形状不规则,分布于两颧、耳前和颞部,伴有腰膝酸软、头晕目眩、耳鸣眼涩、月经不调、五心烦热。舌淡红少苔,脉沉细。

治则:补益肝肾。

方剂:六味地黄丸加减。

药物:女贞子、熟地黄、当归、山药、墨旱莲、牡丹皮、山茱萸、菟丝子、生地黄、枸杞等。

(二)掌六合三针

组方:震卦。

本病为血脉失养所致。肝主血,因此取震卦应肝。

七、病案

张某,女,40岁。

初诊:2010年7月20天。

主诉:面部出现黄褐色斑片6年余。

现病史:患者6年前,面部出现黄褐色斑片;近3个月皮损面积无明显诱因增大,无明显自觉症状,未经治疗。患者素来脾气急躁,极易生气,常觉不顺。月经常延后5～7天,经前乳房胀痛。纳可,思虑太重影响睡眠,二便调。

查体:面部见黄褐色斑片,对称分布于目下两颊,呈蝴蝶状,一侧面积约(4×4)cm,轮廓易辨。舌暗红苔黄,脉弦。

西医诊断:黄褐斑。

中医诊断:黧黑斑。

中医辨证:肝郁气滞,血不荣华证。

治则:疏肝解郁,理气活血。

处方:化斑饮加减。

掌六合三针组方:震卦。

二诊:服上药14剂,药后无不适,原皮损变化不明显,无明显自觉症状。纳可,睡眠改善,二便调。舌红苔白,脉弦。

处方:上方继用。

三诊:服上药28剂。褐斑明显转淡,自诉心情大好。

处方:因天气渐热,上方改为免煎颗粒冲服。

四诊:服上药28剂后,褐斑全部消失。

━━━ •ᘓ• **按语** •ᘒ• ━━━

凡情志失调,如肝郁气滞、暴怒伤肝、思虑伤脾、惊恐伤肾等,皆可使气机紊乱,气血逆悖,不能上荣于面,则生褐斑,正如《医宗金鉴·外科心法要诀》所说:"由忧思抑郁,血弱不华,火燥结滞而生于面上,妇女多有之"。

震卦应肝,肝为风木之脏、有藏血之功,震卦主治各种肝胆疾病,如肝气不舒、暴怒气郁、气血运行失常等病症。手掌震卦位于手阳明大肠经,脏腑经络与肝别通,震卦又与手掌全息肝胆反射区相合,属多法效应交会区,可治疗肝郁气滞,血不荣华导致的黄褐斑。

第四节 白 癜 风

一、概述

白癜风是一种原发性的、局限性或泛发性的皮肤黏膜色素脱失症。中医学中称白癜风为"白癜""白驳"或"白驳风"。本病常见,在我国人群中患病率为0.1%~2.7%。一般本病男女大致相等,女性初发年龄较男性早5年左右。肤色越深的人发病率越高。

二、病因及发病机制

(一)中医病因、病机

白癜风发病总由外感六淫、内伤七情、脏腑功能失调致肝肾不足,血虚风盛。初起为风邪外袭,气血不和;或为情志内伤,肝郁气滞。日久常有脾胃虚弱、肝肾不足、经络瘀阻,故白斑色淡或边有色沉。

(二)西医病因及发病机制

白癜风是黑素细胞受损引起的,其发病机制复杂,关于机制有以下说法。

1.多基因遗传

白癜风有明显的家族聚集现象,约20%的白癜风患者有家族史。家族遗传主要与人类白细胞抗原(human leukocyte antigen,HLA)基因、非 HLA 区域免疫调节基因、黑素细胞相关基因等多种基因有关。白癜风是一种典型的多基因相关性疾病,中国人群中存在位于染色体区 3q28、6p22.1、6q27、10q22.1、11q23.3、10p15.1、10q25.3、12q13.2、22q12.1 和 22q12.3 共 10 个白癜风易感位点。而位于 SLC29A3 和 CDH23 基因之间的 10q22.1 位点,位于 DDX6 和 CXCR5 基因之间的 11q23.3 位点,以及位于 CASP7 基因内的 10q25.3 位点为中国人独有,提示白癜风发病的基因背景可能存在人种特异性差异。目前发现的白癜风易感基因中,多数为免疫相关基因,如 CD80、CTLA4、HLA-A 和 FOXP3 等适应性免疫相关基因,以及 IFIH1 和 TICAM1 等先天免疫相关基因。有报道称,miR-196a-2 的一个功能性 SNP rs11614913 与白癜风发病相关,rs11614913C 等位基因显著降低黑素细胞中 TYRP1 基因的表达,降低细胞内的活性氧水平,有助于保护人黑素细胞免受氧化应激的损伤。白癜风发病的遗传学研究表明,具有易感基因的人群在体内外多种因素诱导下产生氧化应激或先天免疫反应,进而诱发针对黑素细胞的适应性免疫反应,最终由氧化应激等协同适应性免疫反应导致黑素细胞的破坏和皮肤脱色。

2.自身免疫反应

白癜风是一种自身免疫性疾病,发病的重要机制之一是免疫功能异常。人体自身免疫功能紊乱时,自身免疫系统会攻击黑素细胞,从而导致细胞凋亡、酪氨酸酶活性降低及黑素含量减少,出现白斑。经过研究发现,细胞免疫和体液免疫均有涉及,以细胞免疫为主,多种细胞因子也与此相关。

(1)白癜风患者皮损周围活检提示存在大量炎性细胞,进行标记发现主要有 $CD8^+$ 和 $CD4^+$ T 淋巴细胞,且 $CD8^+/CD4^+$ 比值显著升高,这说明了黑素细胞损伤与细胞免疫有关。$CD8^+$ T 淋巴细胞可以表达皮肤归巢受体和皮肤淋巴细胞相关抗原,在识别自身抗原的过程中依赖淋巴系统中的 $CD4^+$ T 淋巴细胞并诱导其进一步增殖活化。而在自身免疫损伤黑素细胞阶段,$CD4^+$ T 淋巴细胞诱导 $CD8^+$ T 淋巴细胞向皮肤迁移,导致出现局部的炎性微环境以维持杀伤效应。此外有研究发现,在白癜风小鼠模型中,敲除细胞毒性 T 淋巴细胞相关抗原 4 基因后,可以发生严重的自体免疫性白癜风。

(2)目前,在白癜风患者血清中发现的特异性抗体主要包括抗酪氨酸羟化酶抗体、抗黑素集中激素受体 1 抗体、酪氨酸酶抗体、抗酪氨酸酶相关蛋白 1 等。酪氨酸酶是黑素合成的关键酶,与黑素的合成代谢密切相关。遗传、环境、氧化应激等因素可使黑素细胞损害,释放黑素细胞相关性抗原,诱发机体产生特异性抗体,直接对黑素产生破坏,同时黑素细胞相关抗原也可通过抗原递呈细胞激活

T 细胞免疫应答,最终导致黑素细胞的大量破坏。因此,泛发性白癜风的发病可能与体液免疫相关。

(3)随着白癜风发病机制研究的不断深入,发现细胞因子和趋化因子通过参与调节免疫应答、免疫细胞分化及介导炎症反应,在自身免疫性疾病白癜风脱色过程中发挥重要作用。体内细胞因子 IL、干扰素、肿瘤坏死因子、转化生长因子、C-C 趋化因子配体 5、C-X-C 趋化因子配体 9、C-X-C 趋化因子配体 10、C-X-C 趋化因子配体 16 等表达水平的变化及相互作用促进了免疫应答及炎症反应的进展。研究发现,在白癜风患者皮损处或血清中 IL-1β、IL-6、干扰素-γ、肿瘤坏死因子-α、C-C 趋化因子配体 5、C-X-C 趋化因子配体 9、C-X-C 趋化因子配体 10 等的表达水平升高,而转化生长因子-β 的表达水平降低,导致黑素细胞凋亡、酪氨酸酶活性降低和黑素的含量下降。

3.氧化应激

氧化应激反应可能是诱发白癜风的始动因素,这是体内氧化与抗氧化作用失衡的一种状态。白癜风患者血液及表皮中活性氧簇过度产生,一方面可能会直接破坏黑素细胞,引起异常蛋白释放,从而诱发自身免疫反应;另一方面可能刺激产生热休克蛋白,热休克蛋白可激活抗原呈递细胞,启动 $CD8^+$ T 淋巴细胞,导致黑素细胞受损。白癜风患者存在四氢生物蝶呤自身稳定的代谢缺陷,这个缺陷可以导致表皮内具有高浓度的过氧化氢,使过氧化氢酶减少。除了四氢生物蝶呤代谢异常外,白癜风还存在其他表皮过氧化氢来源,如儿茶酚胺合成增加和钙依赖的硫氧还蛋白/硫氧还蛋白还原酶抑制。实际上,白癜风角质形成细胞和黑素细胞存在钙转运缺陷,这种钙转运缺陷解释了白癜风自由基防御功能缺陷出现的原因。所有这些异常都可以引起氧化应激、黑素合成过程中毒性中间产物的蓄积和天然解毒过程的抑制,最终导致白癜风皮损中黑素细胞的破坏。

4.神经精神因素

有的白癜风患者并发斑秃或神经性皮炎,或白斑出现于这些疾病的皮损中,而这些疾病常常受精神紧张因素的影响。白斑的分布往往对称,并常在某神经所支配的皮区域内。此外,有的人在精神受刺激后可发生白癜风。神经细胞和黑素细胞在胚胎过程中都起源于神经嵴。黑素细胞利用酪氨酸合成黑素,而神经细胞利用酪氨酸生成儿茶酚胺类,儿茶酚和多巴的化学结构很相似。白癜风发病与心理因素有关,有人认为去甲肾上腺素或某些其他儿茶酚胺类神经中毒性物质在黑素细胞附近释放太多时可妨碍黑素合成,5-羟色胺在抑郁及焦虑等症状的产生中有非常重要的作用。白癜风患处出汗往往比正常皮肤少,表明有交感神经纤维变性。因此,神经元介质对黑素可有影响。有研究发现白癜风患者在发病前经历的应激性生活事件明显高于正常对照组。因此,做好白癜风患者个体的心理评估,进行合理的心理治疗干预,对白癜风患者的病情控制及治愈有一定的作用。

5.黑素细胞功能异常

黑素细胞中的黑素小体是黑素合成的场所。黑素不但是人类头发、眼睛和皮肤色素沉着的主要原因,而且可保护人体皮肤免受紫外线辐射。黑素细胞功能和黑素含量与白癜风的发病机制密切相关。目前,关于黑素细胞功能异常出现的原因,主要有以下 3 种学说,①黑素细胞自噬与抗氧化防御:自噬与氧化应激在皮肤色素代谢过程中可影响黑素小体的合成和成熟,影响角质形成细胞中黑素小体的降解,参与角质形成细胞的分化过程等。②黑素细胞脱落与黏附缺陷:Ecad 分子欠表达或低水平表达是白癜风皮肤黑素细胞黏附缺陷的起始。在黑素的转运过程中,黑素细胞的树突需要和邻近角质形成细胞结合并发挥作用,树突一旦消失也可通过影响黑素转运从而干扰黑素的生物合成。黑素细胞脱落学说认为黑素细胞本身的黏附缺陷是脱落的中心环节,机械应力导致黑素细胞脱落动力,两者具有协同效应。当机械应力足够引起黑素细胞丢失,且无法抵消外源性黑素细胞进入的数量时,就出现白癜风的同形反应。③黑素细胞自噬与脱落的协同作用:低水平 Ecad 表达与高水平氧化应激的协同作用能加速黑素细胞脱落,自噬水平低下的黑素细胞中线粒体清除障碍、活性氧异常聚集,继而激发氧化应激,对黑素细胞产生毒理损害,阻碍黑素合成,最终导致皮肤色素脱失。

6.其他

(1)环境因素:外伤、化学因素、心理因素及暴晒/晒伤等环境因素与白癜风的发病也有着重要关系。

(2)维生素与微量元素:维生素 B_{12}、叶酸、铜、锌、硅、硒、铁、钴等在白癜风的发生、发展中所起到的作用目前仅处于探讨阶段,对其确切的作用机制并尚无统一的认识。

三、临床表现

(一)基本损害

皮损为局限性色素脱失斑,呈乳白色,日久变成瓷白色,单发或多发,大小形态不一,边界清楚,周边色素常增加。白斑表面无鳞屑、萎缩等变化。白斑处毛发可脱色,也可正常,头部白斑边缘无色素沉着或仅有白发而看不出白斑。白癜风白斑自内向外表现可白、灰白、近正常肤色,称为三色白癜风。

(二)发病特征

本病在任何年龄均可发生,15～30 岁为发病高峰期。皮损可发生于全身各个部位,但暴露部位、皱褶部位及易受摩擦损害的部位更易发生,如面、手背、颈、腰腹、低尾、外生殖器及肛周部。多对称分布,但也可局限在某一部位或单侧发生或沿皮神经走向呈节段型分布。皮损发展和静止常交替进行,进展期可出现同形反应,常发生在机械损害、局部湿疹皮炎、感染、冻伤和放射线照射后。恢复期白斑区中央可出现以毛囊为中心的色素岛。

(三)其他症状

本病一般无任何自觉不适,极少数患者疾病初发时局部有轻微瘙痒或不适感,病情发展扩大后不再有症状,偶有在日光暴晒后皮损处出现灼痛、红斑或水疱、多形性日光疹、光化性角化病和鳞癌。用补骨脂素联合长波黑斑效应紫外线照射治疗者,皮损处更易发生皮肤癌。

四、诊断

(一)白癜风病情评估

1.白癜风疾病活动度评分

近 6 周出现新皮损或原皮损扩大计"＋4 分",近 3 个月出现新皮损或原皮损扩大计"＋3 分",近 6 个月出现新皮损或原皮损扩大计"＋2 分",近 1 年出现新皮损或原皮损扩大计"＋1 分",稳定至少 1 年计"0 分",稳定至少 1 年且有自发色素再生计"－1 分"。

2.白癜风体表面积评级

(1)手掌面积约为体表面积 1%。对于白斑面积＜1% 体表面积的皮损,可参考手掌指节单位评定,1 个手掌面积分为 32 个指节单位,掌心面积为 18 个指节占 0.54%,1 个指节占 0.03%。白斑面积＜1% 体表面积,为 1 级,属轻度;白斑面积占 1%～5% 体表面积,为 2 级,属中度;白斑面积占 6%～50% 体表面积,为 3 级,属中重度;白斑＞50% 体表面积,为 4 级,属重度。

(2)白斑面积也可按白癜风面积评分指数来评判。白癜风面积＝身体各部位占手掌单元数×该区域色素脱失所占百分比,分值为 0～100 分。

(二)临床分型

白癜风分为节段型、寻常型、混合型及未定类型。

1.节段型白癜风

节段型白癜风通常指沿某一皮神经节段分布(完全或部分匹配皮肤节段)的单侧不对称白癜风。少数可双侧多节段分布。

2.寻常型白癜风

(1)局限性:又称单发性。白斑单发或群集性,大小不一,局限于某一部位。

(2)散发性:散在性、多发性白斑,往往对称分布,白斑总面积不超过体表面积的50%。

(3)泛发性:多由散在性发展而来。白斑多相互融合成不规则大片而累及体表面积的50%以上,有时仅残留小片岛屿状正常肤色。

(4)肢端性:白斑初发于人体的肢端或末梢,如面、手足指(趾)等部位,而且主要分布在这些部位,少数可伴发躯体的泛发性白斑。

3.混合型白癜风

节段型与非节段型并存。

4.未定类型白癜风

未定类型白癜风指单片皮损,面积为1级,就诊时尚不能确定为节段型还是非节段型白癜风。

(三)临床分期

白癜风分为进展期和稳定期。

1.进展期

参考白癜风疾病活动度评分、临床特征、同形反应、伍德灯检查结果。

(1)白癜风疾病活动度评分:总分>1分即为进展期,≥4分为快速进展期。

(2)临床特征:出现皮损边缘模糊、炎性白癜风(包括瘙痒、红斑等)、三色白癜风、纸屑样白斑或色素减退斑等临床表现时可判定为进展期白癜风。

(3)同形反应:即皮肤损伤部位1年内出现白斑,损伤可以是物理性(创伤、切割伤、抓伤、机械摩擦、持久压迫、热灼伤、冷冻伤)、化学性、过敏性(变应性接触性皮炎)或其他炎症性皮肤病、刺激性反应(接种疫苗、纹身等)、治疗(放射治疗、光疗)等。

(4)伍德灯检查:显示皮损颜色呈灰白色,边界欠清,伍德灯下皮损面积>目测面积,提示是进展期。

白癜风疾病活动度积分、临床特征、同形反应、伍德灯检查结果中符合任何1条即可考虑病情为进展期。

2.稳定期

(1)白癜风疾病活动度积分为 0 分。

(2)临床特征:白斑呈瓷白色,边缘清晰或色素沉着。

(3)1 年以上无同形反应。

(4)伍德灯检查:皮损颜色呈白色,边界清晰,伍德灯下皮损面积≤目测面积。

符合以上条件提示病情为稳定期。

(四)辅助检查

1.伍德灯检查

伍德灯检查主要靠特定波长激发光使皮损产生不同荧光表现来观察皮肤特征,具有无创、快速、便捷等优点。由于白癜风患者黑素细胞缺失,伍德灯诱导产生的自体荧光来源于真皮胶原,即亮蓝白色荧光,故色素脱失性白斑在伍德灯下表现为明亮、境界清楚的蓝白色斑片,与周边皮肤反差明显。可用于鉴定早期初发的不明显白斑或肤色白皙患者的白斑。

2.皮肤激光共聚焦扫描显微镜检查

白癜风图像主要特点为白斑区基底层色素环被破坏,此外部分患者还可见炎细胞浸润。进展期白癜风的白斑区基底层色素环明显出现缺失,局部可见色素环残留,但色素环边界不清晰;部分患者真皮浅层可见炎细胞浸润。稳定期白癜风白斑区基底层色素环完全脱失,但白斑区周边正常皮肤色素环完整,两者之间边界清楚;大部分患者表皮及真皮无炎细胞浸润,仅部分仍有少量炎细胞浸润。

3.组织病理学检查

表皮黑素细胞及黑素颗粒明显缺少,基底层多巴染色阳性的黑素细胞往往完全缺乏。在较早的炎症期,白癜风隆起边缘处可见表皮水肿及海绵形成,真皮内见淋巴细胞和组织细胞浸润。

五、鉴别诊断

(一)贫血痣

贫血痣为局限性色素减退斑,是先天性局限性血管发育缺陷所致,多在生后或儿童时期发病。皮损好发于躯干部,为圆形、卵圆形或不规则形的淡白色斑,以多数不规则聚合的花瓣状外观最常见。用玻片压迫皮损处,与周围变白的皮肤不易区分,用手摩擦局部,白斑不发红,而周围皮肤发红。

(二)无色素痣

无色素痣是一种生后即有或生后不久发生的终生不变的不完全脱色斑,常发生于一侧躯干,沿神经节段分布。

(三)花斑癣皮损

花斑癣皮损为灰白色斑,表面有细小鳞屑。刮取鳞屑,在显微镜下可见粗短的菌丝和孢子。

(四)麻风浅色斑

麻风浅色斑多见于儿童麻风及未定类麻风,皮疹数目少,边界清楚,局部轻度麻木和闭汗,查菌阴性。但伴浅神经粗大,组胺试验三联反应不完整。

(五)继发性色素减退斑

一些皮肤病如儿童异位性皮炎、湿疹、白色糠疹、玫瑰糠疹、银屑病等常在皮疹消退后遗留色素减退斑,应注意与白癜风相鉴别。

(六)梅毒性白斑

本病脱色斑常出现在左颈部,但也可在躯干上部、肩胛和腋下,直径一般1~2 cm,圆形或椭圆形,互不融合。白斑发生在红斑之后,多与二期复发梅毒的其他临床表现同时发生,梅毒血清学反应阳性。

六、治疗

(一)辨证论治

1.气血不和证

症状:皮肤白斑呈乳白或粉红色,境界欠清,多见于面部及其他暴露部位,发病急、进展较快;或伴有瘙痒、灼热、疼痛;舌淡红,苔白或薄黄,脉弦或浮数。

治则:疏风通络,调和气血。

方剂:浮萍丸或四物消风饮加减。

药物:生地黄、当归、荆芥、防风、赤芍、川芎、白鲜皮、薄荷、独活、柴胡、浮萍等。

2.肝郁气滞证

症状:皮肤白斑大小常随情绪的波动而加重,可伴有情志抑郁、喜叹息或心烦易怒,胸胁或少腹胀闷窜痛,妇女可有乳房胀痛、痛经、月经不调;舌淡红,苔薄白,脉弦。

治则:疏肝解郁,行气活血。

方剂:柴胡疏肝散加减。

药物:柴胡、郁金、当归、川芎、熟地黄、白芍、白蒺藜等。

3.脾胃虚弱证

症状:皮肤白斑晦暗,边界欠清;可伴有神疲乏力、面黄、纳呆、口淡无味、腹胀、腹泻或便溏;舌淡、少苔,脉细。

治则:健脾益气,和胃消斑。

方剂:人参健脾丸加减。

药物:人参、茯苓、山药、陈皮、木香、砂仁、当归、远志、丹参、浮萍等。

4.经络瘀阻证

症状:皮肤白斑边界清楚,白斑边缘常有色素加深,部位固定,可伴有面色发暗、唇甲青紫;舌质紫暗或有瘀斑,舌下静脉迂曲,苔薄,脉弦涩或细涩。

治则:理气活血,祛风通络。

方剂:通窍活血汤加减。

药物:当归、桃仁、红花、川芎、白芷、赤芍、丹参、鸡血藤、乳香、没药、地龙、黄芪、威灵仙等。

5.肝肾不足证

症状:皮肤白斑日久,色瓷白或乳白,形状不规则,边界清楚,白斑内毛发多有变白;可伴有失眠多梦、头晕目眩、腰膝酸软;舌质红,少苔,脉细或沉细数。

治则:滋补肝肾,养血活血。

方剂:白癜饮加减。

药物:熟地黄、制首乌、沙苑子、补骨脂、墨旱莲、枸杞子、白蒺藜、浮萍、苍耳子、当归、川芎、白芷、豨莶草、甘草。

(二)掌六合三针

组方:震卦、坎卦、乾卦。

本病病机为肝肾不足,导致气血失和,瘀阻经络,肌肤失荣。震卦主肝,坎卦主肾,有调和气血之效。乾卦通调督脉,可通经络气血。

七、病案

郑某某,女,42岁。

初诊:2019年6月3日。

主诉:头面、上肢散在白斑10年。

现病史:患者诉10年前头部和双上肢出现散在白色斑块,近2~3个月白斑扩大,曾口服中药治疗40余天,期间配合光疗,未愈。纳眠可,二便调。

查体:头部和双上肢有散在大小不等、形状不规则的斑块,边界清楚,白斑内毛发变白。舌暗淡、苔薄白,脉沉细。

西医诊断:白癜风。

中医诊断:白驳风。

中医辨证:肝肾不足证。

治则:补益肝肾,养血活血。

处方:白癜饮加减,0.1%他克莫司软膏外用。

掌六合三针组方:震卦、坎卦、乾卦。

二诊:服上药28剂,色素斑中间见色素沉着,服药无不适。纳眠可,二便调,舌淡红、苔薄白,脉沉细。

处方:上方继服。

三诊:服上药28剂,白斑基本消失,无新发皮损。

─────────── **按语** ───────────

白癜风,中医称为"白驳风"。本病后天发生,可发于任何年龄。白癜风是由黑素细胞脱失而导致的皮肤色素脱失性疾病,其特征症状为皮肤上出现白色斑块伴有白斑上毛发变白。本病易诊难治,西医治疗此病无特效方法,中医治疗常以滋补肝肾、活血、祛风、养阴等为主。肝肾两脏,精血同源,肝藏血,主疏泄,调畅气机;肾藏精,为生命的原动力。

震卦应肝,具有平肝熄风、调补肝肾、调和气血、活血祛风等功效。坎卦应肾,坎水乃肾之源泉,具有滋养肾阴、补益肾精、滋阴降火、潜阳熄风、调和气血等功效。乾卦应督脉,主脊椎,通于大脑,具有通调督脉、调节全身经气血、活血化瘀、强腰补肾、疏调经络等功效。

第七章

其他皮肤病

第一节 红斑狼疮

一、概述

红斑狼疮是一种慢性、反复迁延的自身免疫性疾病。该病为病谱性疾病,病谱的一端为皮肤型红斑狼疮,病变主要限于皮肤;另一端为系统性红斑狼疮。前者主要侵犯皮肤而有局限的持久红斑或斑块,有清楚的边界,表面有紧密附着的鳞屑,扩大的毛囊孔处鳞屑构成角质栓,患处常有萎缩及色素性变化。皮损通常出现于面部等暴露部位,没有明显的自觉症状。后者侵犯多处器官,出现各系统病理改变及功能异常,预后往往不良。皮肤型红斑狼疮与系统性红斑狼疮在皮损表现上相似,主要区别为系统性红斑狼疮侵及器官而皮肤型红斑狼疮不侵犯,所以本节主要介绍皮肤型红斑狼疮。

中医学文献中并无红斑狼疮的记载,但对红斑狼疮的症状、体征等描述并不鲜见。红斑狼疮大多有面部皮肤红斑损害,其中系统性红斑狼疮形如蝴蝶,所以现代中医赵炳南教授根据中医学文献的有关记载称为红蝴蝶疮;而对于皮肤型红斑狼疮,中医称为鬼脸疮。

二、病因及发病机制

(一)中医病因、病机

本病主要是热毒所致。热毒蕴结肌肤,上泛头面则面生盘状红蝴蝶疮;热毒内传脏腑,可瘀阻于肌肉、关节。日久或热毒炽盛,燔灼营血,阻隔经络;邪热渐退,致阴虚火旺、肝肾不足证候;因肝气郁结,久而化火,而致气血凝滞;或因病久气血两虚,而致心阳不足。病程后期,每多阴损及阳,累及于脾,以致脾肾两虚,水湿泛滥,膀胱气化失权,而见便溏溲少,四肢清冷,下肢甚至全身水肿等症。在整个发病过程中,热毒炽盛之证可相继或反复出现,甚或表现为热毒内陷,热盛动风。

(二)西医病因及发病机制

1.病因

本病的病因颇为复杂,目前认为,其发病主要是以下因素共同作用的结果。

(1)遗传因素:红斑狼疮患者亲属发病率远比正常人群高,尤其是双胞胎之间,这表明遗传因素起着重要作用。

(2)紫外光:是最受公认的皮肤型红斑狼疮激发因素,而 $60\% \sim 80\%$ 的系统性红斑狼疮患者也有光敏性皮肤损伤。紫外线照射诱导细胞损伤,导致促炎反应,包括细胞死亡和活性氧释放等,这也是系统性红斑狼疮的诱因之一。值得注意的是,只有系统性红斑狼疮患者和非健康个体在紫外线照射后才出现具有 Ⅰ型干扰素特征的皮肤型红斑狼疮样皮损。

(3)吸烟:是导致红斑狼疮的另一个重要因素。在红斑狼疮中,吸烟者的红斑狼疮病变面积和严重度指数评分明显高于非吸烟者,他们需要更高剂量的免疫调节药物来治疗疾病。此外,吸烟可促进红斑狼疮发病机制中的几种促炎过程(涉及中性粒细胞活化、中性粒细胞胞外陷阱形成、细胞应激和凋亡)从而使疾病活跃。

(4)药物诱导:系统性红斑狼疮及皮肤型红斑狼疮样皮肤损伤是一种众所周知的药物不良反应。传统上与药物诱导性红斑狼疮相关的药物(例如普鲁卡因胺、肼屈嗪、奎尼丁和奥美拉唑),被报道能直接激活先天免疫系统或通过抑制自身抗原清除间接激活该系统。此外,肿瘤坏死因子拮抗剂、重组型干扰素及检查点抑制剂等免疫刺激剂也能诱导皮肤型红斑狼疮或系统性红斑狼疮样病变。

(5)性激素:系统性红斑狼疮患者男女比例为 1∶9,发病高峰在生育期,绝经后疾病活动趋向减少。妊娠可加重系统性红斑狼疮,在月经周期中可有疾病活动周期性波动,女性服用外源性雌激素可增加发病的危险。系统性红斑狼疮患者不论男性还是女性,均存在雌激素代谢异常,其雌二醇水平升高,而雄激素水平下降。以上现象均提示,性激素与系统性红斑狼疮发病有关。

(6)其他因素:①感染,患者发病前常有感染史,最常见的是病毒感染,少见的是细菌感染。②心理因素,精神创伤等往往是该病的诱发因素。

2.发病机制

具有易感基因的个体在性激素及各种环境因素作用下,机体免疫系统发生

紊乱。

(1)B细胞异常:B细胞存在多克隆活化,外周血活化的B细胞数目增加,自身抗体产生增多。自身抗体针对不同的靶位,如抗核抗体针对细胞核成分,抗核糖体P蛋白抗体针对细胞质中的核糖体蛋白,抗血细胞抗体及抗神经元抗体针对相应细胞的细胞膜成分。这些促炎介质可通过趋化因子梯度来调节细胞与皮肤血管壁的黏附,并向表皮迁移,继而细胞毒性效应使细胞攻击皮损处的角质形成细胞,导致角质形成细胞凋亡和炎症细胞因子的表达、释放,加剧了皮损处的炎症。

(2)T细胞异常:T细胞的激活与调节异常在本病的发病中起重要作用。在表皮角化过程中,颗粒层表皮细胞核破裂而释放的DNA扩散至真皮层,与DNA反应性T细胞发生反应,后者分泌淋巴因子,即可导致临床上可见到的皮肤损害。而皮肤血管炎也可能是T细胞毒性作用的直接结果或是淋巴因子、介质损伤血管壁所致。某些Th细胞数目增加,会导致抑制性T细胞功能降低,可使B细胞功能进一步增强,产生更多自身抗体;某些致敏的T细胞,则可能通过Ⅳ型变态反应引起皮肤组织损伤。

(3)自然杀伤细胞:是天然免疫的重要组成部分,也是最早到达炎症位点的细胞之一,起到免疫监视作用。自然杀伤细胞活性降低,对B细胞功能的抑制作用减弱,放大局部炎症反应,导致皮肤受损。

(4)吞噬细胞异常:吞噬细胞结合或处理免疫复合物的能力下降,对凋亡细胞的吞噬作用削弱。

(5)补体及其受体异常:补体系统作为固有免疫系统的重要组成部分,有调理、清除免疫复合物及炎症介质的作用。一旦补体成分(C1q、C2、C4)出现缺陷,细胞表面补体受体减少,会导致免疫复合物及细胞凋亡物质的清除能力下降。

(6)细胞因子及其受体异常:Th1/Th2细胞因子不平衡,患者体内Th2型细胞因子占优势(外周血单核细胞中IL-6、IL-10 mRNA高表达,血清中IL-6、IL-10浓度增加),会促进B细胞产生自身抗体,诱发自身免疫反应。

(7)免疫调节异常。①克隆刺激剂的旁路活化:多克隆刺激剂和超抗原可激活处于免疫耐受状态的T细胞或者向B细胞发出辅助信号刺激其产生自身抗体,引发自身免疫反应。②辅助刺激分子表达异常:红斑狼疮患者活化Th细胞表达CD40配体增高,而CD40配体与B细胞表面CD40结合是Th细胞辅助B细胞激活、增殖与抗体产生的必需条件。红斑狼疮患者B细胞上辅助刺激分子B7过量表达,而B7与表达于T细胞的CD28结合为T细胞活化提供重要的

协同刺激信号。③Th1 和 Th2 细胞功能失衡:多数研究认为,红斑狼疮患者 Th1
细胞功能低下,Th2 细胞功能亢进,可刺激自身抗体生成,促进红斑狼疮的发展。
④独特型网络调节异常:红斑狼疮患者独特型网络对自身抗体的调节作用缺陷,
导致机体产生更多的自身抗体。⑤细胞凋亡异常:红斑狼疮患者淋巴细胞凋亡
异常研究结果报道不一,有学者认为,红斑狼疮患者外周血淋巴细胞凋亡加速,
释放出大量的凋亡小体,增加了细胞内抗原漏出的机会;也有学者认为,红斑狼
疮患者淋巴细胞凋亡受抑制,淋巴细胞寿命延长,多克隆活化,产生各种自身
抗体。

(8)自身免疫耐受性的破坏:是本病发病的核心环节。由于分子模拟、表位
扩展等机制,导致机体对自身抗原的免疫耐受遭到破坏。

三、临床表现

皮肤型红斑狼疮可分为四大类:慢性皮肤型红斑狼疮、亚急性皮肤型红斑狼
疮、急性皮肤型红斑狼疮和其他皮肤型红斑狼疮。但需要注意的是急性、亚急
性、慢性等分类并不是基于临床病程来区分的,而是根据皮肤红斑狼疮所累及的
皮肤组织范围、深度的差异来划分的。

除上述类型外,少数情况下,皮肤型红斑狼疮可与其他免疫相关性疾病同时
存在,称为重叠综合征,例如红斑狼疮与扁平苔藓重叠综合征,以及皮肤型红斑
狼疮与干燥综合征、皮肌炎或抗磷脂抗体综合征等自身免疫性疾病的重叠。此
外,少数患者的红斑狼疮样表现和自身抗体可能由某些药物诱导发生,如普鲁卡
因胺、肼屈嗪、质子泵抑制剂、抗肿瘤坏死因子 α 生物制剂等,停用这些药物后红
斑狼疮症状可逐渐自行缓解,再次使用又可诱发红斑狼疮出现,这类红斑狼疮称
为药物诱导性红斑狼疮。

(一)慢性皮肤型红斑狼疮

慢性皮肤型红斑狼疮包括几种亚型,如盘状红斑狼疮、疣状红斑狼疮、深在
性红斑狼疮、冻疮样红斑狼疮和 Blaschko 线状红斑狼疮。间歇性皮肤型红斑狼
疮是一个特殊的类别,专指肿胀性红斑狼疮,是红斑狼疮中对光最敏感的一个
亚型。

1.盘状红斑狼疮

盘状红斑狼疮是皮肤型红斑狼疮中最常见的一种,占比 50%~85%,男女
比例为 1:3,好发于 40~50 岁中年人。部分系统性红斑狼疮患者也可有盘状红
斑狼疮皮损,1.3%~5.0%的盘状红斑狼疮患者可发展为系统性红斑狼疮。

盘状红斑狼疮临床表现如下。

(1)早期损害:为淡红色斑疹或略带水肿的小丘疹,以后逐渐向四周扩大,形成边缘略高起,中央微凹陷,类似碟盘的损害,表面附有灰白色黏着性鳞屑,不易剥离。用力剥离后可见其下有角质栓,剥离面可见毛囊口扩大。皮损周围常稍有水肿,轻度隆起,色鲜红、淡红或暗红,外周色素沉着。

(2)后期损害:中央逐渐萎缩,形成萎缩性瘢痕,萎缩严重者可引起耳轮等部位的缺失。后期损害还有色素沉着或色素减退斑、斑片,并可见毛细血管扩张。

(3)皮损单发或多发,多不融合。日晒后,皮损常加重。病程较长,约5%的盘状红斑狼疮患者在某些不良因素影响下可转变为系统性红斑狼疮,偶见皮损发展为鳞状细胞癌。

2.疣状红斑狼疮

此型临床罕见。皮损为丘疹结节或斑块,表面有质硬的疣状角质物。皮损不痒,多见于四肢伸侧、上背和面部,多发且可分布广泛。有时会被误诊为角化棘皮瘤、肥厚性扁平苔藓甚至鳞癌。但具有肥厚性疣状红斑狼疮皮损者常在其他部位有典型的盘状红斑狼疮皮损。

3.深在性红斑狼疮

深在性红斑狼疮又称狼疮性脂膜炎,主要见于女性,皮损可见于任何部位,以颊、臀、臂部多见,腿、胸部次之。基本皮损为结节或斑块,单个或多个,蚕豆大至巴掌大,边缘清楚,质地坚实,皮损表面为正常皮色或淡红色。少数局部疼痛,可伴有短期发热和关节痛。病程缓慢,结节可持续不变,也可逐渐扩大,与邻近皮损融合。结节可液化,有的可吸收,表面组织凹陷呈杯状;也有的可向表皮破溃,流出油性液体,形成窦道,窦口周围有炎症,以后局部形成萎缩性瘢痕。

4.肿胀性红斑狼疮

肿胀性红斑狼疮多发生于青年男性,皮损为隆起的水肿性红斑或环形、半环形风团样斑块,表面光滑,无鳞屑和毛囊角栓,皮温高。好发于面部或肢体,光敏明显。间歇发作,缓解和复发常交替发生。

5.冻疮样红斑狼疮

冻疮样红斑狼疮多见于血液循环不良的患者,偶然发展成系统性红斑狼疮。气候寒冷、潮湿时,患者的手指、足趾和面部可发生紫红色的斑疹或斑片,这些皮损与单纯冻疮非常相似。皮损一般无明显瘙痒,且随气温回升无明显消退。患者的面部和头部常伴有典型盘状红斑狼疮皮损。该型患者部分有光敏和雷诺现象。

6.Blaschko 线状红斑狼疮

这是一种少见的特殊类型皮肤型红斑狼疮,常发生于青少年,男女发病率类似。皮损多为沿 Blaschko 线分布的红斑、皮下结节或局限性非瘢痕性脱发,好发于头面部,常无明显自觉症状或偶有瘙痒,较少有光敏现象。

(二)亚急性皮肤型红斑狼疮

皮损好发于颊、鼻、耳轮、上胸、肩、背、上臂和前臂外侧、手和指背等部位,腰以下罕见。常伴高度光敏感,基本皮损为水肿性斑疹,以后可表现为 2 种类型。

1.环形红斑型

本病基本皮损为环形或弧状的红斑,向周围扩大,彼此可互相融合,呈多环形或脑回状。红斑鲜红色,边缘水肿隆起,内侧缘覆细小鳞屑,周围有红晕,中央消退处留有色素沉着和毛细血管扩张;或呈离心性环,环中央消退处又发新环。

2.红斑、丘疹鳞屑型

本病基本皮损为红斑或丘疹,可扩大成不规则斑片,上覆银屑病样或糠疹样鳞屑,无黏着性鳞屑和角质栓。

上述 2 种类型的皮损均可持续数周或数月,不留瘢痕,以后可在原位或他处复发。两者均以环形红斑型多见,而红斑、丘疹鳞屑型少见。多数患者仅出现 1 种类型皮损,少数患者可 2 种皮损同时出现。

除皮损外,亚急性皮肤型红斑狼疮可有系统性表现如关节痛或关节炎、发热、肌痛、浆膜炎、肾脏病变、光敏感、狼疮发、雷诺现象等。其中光敏感的发生率很高,有的文献报道可达 100%。

(三)急性皮肤型红斑狼疮

急性皮肤型红斑狼疮皮损的分布有局限型和播散型之分。局限型的皮损仅见于面颈部,播散型的皮损不仅见于面颈部,还可见于其他部位。

1.局限型急性皮肤型红斑狼疮

融合性水肿性红斑(即蝶形红斑)是局限性急性皮肤型红斑狼疮皮损最典型的表现,好发部位主要为面颊和鼻背,也可累及额部、颈部、眼眶和颈部 V 字形光照区。

2.播散型急性皮肤型红斑狼疮

播散型急性皮肤型红斑狼疮皮损可见于头、面、颈、上胸、肩背、上臂伸侧和手背、指背等处,也可泛发遍及全身。主要表现为红斑,呈麻疹样或多形红斑样,以光暴露部位多见。皮疹常急性发生,持续数天或数周。消退后多有色素沉着,不留瘢痕。常见的播散型急性皮肤型红斑狼疮皮损按其分布部位称为指(趾)腹红斑、甲周红斑、甲端弓形红斑、手(指)背红斑、掌红斑等。

(四)其他类型皮肤型红斑狼疮

1.大疱性红斑狼疮

本病皮损为单个或成群的水疱或大疱,广泛分布,多见于急性皮肤型红斑狼疮或亚急性皮肤型红斑狼疮皮损的暴露部位,疱壁紧张类似大疱性类天疱疮,也可见松弛性水疱及血疱。

2.Rowell 综合征

Rowell 综合征是皮肤型红斑狼疮和多形红斑样皮损合并发生的综合征。多形红斑样皮损主要见于面、口、颈、手、胸部,可见于亚急性皮肤型红斑狼疮、系统性红斑狼疮和盘状红斑狼疮患者。1963 年,由 Rowell 首先报道发生于盘状红斑狼疮患者上的 Rowell 综合征。该多形红斑样皮损可表现为丘疹、环形红斑、水疱、糜烂、坏死和溃疡。

3.红斑狼疮/扁平苔藓综合征

红斑狼疮扁平苔藓综合征比较少见,患者同时具有红斑狼疮和扁平苔藓的皮损特点、组织病理和免疫病理特点,是真正的重叠综合征。皮损通常为较大的红色或粉红色的斑片或斑块,表面有萎缩、色素减退和色素沉着,也可有毛细血管扩张和瘢痕形成。典型皮损多见于肢体的伸侧和背部中央。掌跖累及具有特征性并给患者带来较大不适。有些患者可有甲萎缩、瘢痕性秃发和口腔黏膜白色或红色网状斑,偶有糜烂。皮损组织病理学检查显示扁平苔藓和/或红斑狼疮的特点。

四、诊断

皮肤型红斑狼疮的诊断主要根据皮损特点、实验室检查及组织病理学检查。

(一)慢性皮肤型红斑狼疮

不同类型慢性皮肤型红斑狼疮患者的皮损特点见本节临床表现。

慢性皮肤型红斑狼疮患者实验室检查大多正常,其中 4%~20%的患者抗核抗体可以低滴度阳性,1%~3%抗 Ro/SSA 抗体阳性;<5%出现抗双链 DNA 抗体。血常规显示少数患者有贫血、白细胞计数减少、血小板计数减少、红细胞沉降率增快等。尿常规结果很少异常。

不同类型慢性皮肤型红斑狼疮组织病理学检查特点如下。

(1)盘状红斑狼疮:组织病理与免疫病理学特点为表皮角化过度、毛囊口扩张、可见角质栓、颗粒层增厚、棘层萎缩、表皮突变平、基底细胞液化变性,有时可见基底膜增厚,表皮下层或真皮浅层可见胶样小体,真皮血管和皮肤附属器周围见较致密的灶状淋巴细胞浸润。盘状红斑狼疮患者皮损处直接免疫荧光检查,阳性率为80%~90%;非皮损部位皮肤直接免疫荧光检查,一般为阴性。

(2)疣状红斑狼疮:组织病理学特点基本同盘状红斑狼疮,表皮角化过度伴疣状增生,颗粒层楔形增厚,棘层显著肥厚。

(3)肿胀性红斑狼疮:组织病理学特点为表皮变化轻微,可有轻度毛囊角化过度伴基底层空泡变性,主要变化是真皮可见明显的淋巴细胞浸润和黏蛋白沉积。

(4)深在性红斑狼疮:组织病理学特点为皮下脂肪组织小叶性脂膜炎,可见脂肪小叶较为致密的淋巴细胞浸润,亦可见浆细胞和组织细胞;小叶脂肪坏死及钙化,后期发生透明变性;小血管壁及周围可见纤维蛋白样变性或坏死。

(5)冻疮样红斑狼疮:组织病理学特点为表皮萎缩,基底细胞液化变性,真皮血管和毛囊附属器周围大量淋巴细胞浸润。

(6)Blaschko线状红斑狼疮:组织病理学改变因皮损性质的不同而不同,分别与盘状红斑狼疮、深在性红斑狼疮、亚急性皮肤型红斑狼疮等相应类型皮肤型红斑狼疮的组织病理学特点类似,可表现为表皮角化过度、表皮萎缩、毛囊角栓形成、基底细胞液化变性、真皮血管和附属器周围淋巴细胞浸润等。

(二)亚急性皮肤型红斑狼疮

1.皮损特点

详见本节临床表现。

2.组织病理与免疫病理学特点

亚急性皮肤型红斑狼疮与盘状红斑狼疮相似,可表现为基底细胞液化变性,真皮血管及皮肤附属器周围淋巴细胞和单核细胞浸润,但炎性浸润较盘状红斑狼疮部位浅而轻,无明显角化过度、毛囊角栓。约60%的患者皮损处直接免疫荧光检查阳性,即表皮与真皮交界处可见免疫球蛋白G和/或C3呈颗粒状沉积;亚急性皮肤型红斑狼疮患者非皮损部位皮肤直接免疫荧光检查阳性率约30%。

3.实验室检查

70%~90%的亚急性皮肤型红斑狼疮患者抗Ro/SSA、抗La/SSB抗体阳性,90%以上患者抗核抗体阳性。少数可出现白细胞计数减少、红细胞沉降率增快和蛋白尿。

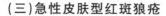

(三)急性皮肤型红斑狼疮

1.皮损特点

详见本节临床表现。

2.组织病理与免疫病理学特点

表皮萎缩,基底细胞液化变性。真皮浅层水肿,皮肤附属器周围散在或灶状分布淋巴细胞浸润;真皮上部水肿,可见黏蛋白沉积,真皮毛细血管壁可有纤维蛋白样物质沉积。直接免疫荧光检查通常可见皮损表皮与真皮交界处免疫球蛋白 G、免疫球蛋白 M、免疫球蛋白 A 和/或补体 C3 呈颗粒状沉积,即直接免疫荧光检查阳性;对急性皮肤型红斑狼疮患者的非皮损部位进行直接免疫荧光检查,曝光部位阳性率为 70%,非曝光部位阳性率为 50%。

3.实验室检查

80%以上的患者抗核抗体阳性,抗 Sm 抗体、抗双链 DNA、抗 Ro/SSA 和抗 La/SSB 抗体也可以阳性。还可有白细胞计数减少、贫血、血小板计数减少、红细胞沉降率增快、蛋白尿和血尿等表现。

五、鉴别诊断

(一)寻常狼疮

慢性患者可在溃疡后形成萎缩性瘢痕,需与盘状红斑狼疮鉴别。玻片压诊、皮肤组织病理学检查改变可使二者鉴别。

(二)扁平苔藓

唇部扁平苔藓与盘状红斑狼疮不易鉴别。一般盘状红斑狼疮好发于下唇等曝光部位,而扁平苔藓好发于颊黏膜,表现为微高起的珍珠样小丘疹,呈灰白色,表面可见细纹交错。盘状红斑狼疮主要表现为萎缩性、凹陷性斑片。组织病理学检查有助鉴别。

盘状红斑狼疮皮损肥厚呈疣状增生时需与疣状扁平苔藓鉴别。疣状扁平苔藓由扁平多角形丘疹融合形成,疣状斑块周围有时可见典型扁平多角形丘疹,表面呈蜡样光泽及可见 Wickham 纹,多有瘙痒。

(三)硬斑病

盘状红斑狼疮萎缩性皮疹需与硬斑病鉴别。硬斑病病程中经历肿胀、水肿、萎缩,萎缩斑表现为中央凹陷,多为正常皮色,无鳞屑,周围可有轻度紫红色晕。

（四）多形性日光疹

此病表现为暴露部位多形性皮疹，皮疹急性发生。可通过与日光照射关系密切的临床特点、皮肤病理检查、免疫学检查与盘状红斑狼疮鉴别。

（五）银屑病

银屑病的基本损害为鳞屑性红斑或丘疹，皮疹融合成回状或环状时需与亚急性皮肤型红斑狼疮鉴别。银屑病好发于肘，膝、头皮等处，刮除鳞屑有薄膜现象和点状出血现象，组织病理学检查有角化不良及角化过度、Munro 微脓肿等可与亚急性皮肤型红斑狼疮鉴别。

（六）脂溢性皮炎

此病表现为面中部皮脂溢出区皮肤潮红，伴细小糠秕状油腻性鳞屑，也可伴有痛痒。

（七）斑秃

盘状红斑狼疮累及头皮形成假性斑秃时需与斑秃鉴别。斑秃头皮可见毛囊，头发可再生。盘状红斑狼疮损害头皮形成萎缩性瘢痕，头发不可再生。

（八）白癜风

盘状红斑狼疮萎缩性皮损色素脱失需与白癜风鉴别。盘状红斑狼疮萎缩性皮损常凹于周围皮肤之下，可见血管扩张，皮肤组织病理学检查有特征性。白癜风皮损不凹陷，周围有色素加深带，组织病理学检查表现为黑素细胞密度降低或无黑素细胞。

（九）冻疮

深在性红斑狼疮多表现为皮下结节、斑块，但若发生于耳郭等部位时，临床上不易与冻疮鉴别。冻疮表现为暗紫红色水肿性红斑，重者可有水疱，大疱，局部皮温较低，自觉明显瘙痒，受热后瘙痒加剧。组织病理学检查可见表皮角朊细胞坏死，真皮血管收缩，真皮乳头明显水肿，血管周围单核细胞浸润等。

（十）结节病

结节病最常表现为结节性红斑或斑块型，也有部分患者表现为冻疮样型，需与深在性红斑狼疮鉴别。本病表现为紫红色炎症性斑块或结节，表面光滑，可见扩大的皮脂腺开口，好发于肢体末端，多有肺门淋巴结肿大。红细胞沉降率增快，Kvein 试验阳性。组织病理学检查表现为典型的类上皮肉芽肿，可与深在性红斑狼疮鉴别。

六、辨证论治

(一)热毒炽盛证

症状:起病急骤,高热持续不退,两颧或手部出现红斑,斑色紫红,神昏、烦躁口渴、关节疼痛、尿短赤;舌红绛,苔黄,脉洪数或弦数。

治则:清热解毒,凉血化斑。

方剂:清瘟败毒饮加减。

加减:热伤血络者,加藕节炭、白茅根、水牛角粉凉血止血;热毒甚者,重用黄连、黄柏、大黄、贯众、板蓝根等清热解毒;神志不清,痰热闭窍者,加服安宫牛黄丸。

(二)热郁积饮证

症状:胸闷胸痛,心悸怔忡,时有微热,咽干口渴,烦热不安,红斑皮疹;舌红苔厚腻,脉滑数、濡数,偶有结代。

治则:清热蠲饮。

方剂:葶苈大枣泻肺汤合泻白散加减。

加减:饮多体壮者,可用制甘遂吞服,以攻逐水饮;气阴两虚,心悸、脉结代者,加炙甘草、五味子、丹参、龙齿,以益气复脉,养心宁神;肺气郁滞者,加炙紫苏子、瓜蒌皮、厚朴,以宽胸顺气。

(三)风湿热痹证

症状:双手指漫肿,四肢关节疼痛,可伴肿胀或痛无定处,周身皮疹时现,肌肉酸痛,或见发热、恶风、关节重着僵硬;舌红苔黄,脉滑数或细数。

治则:清热通络,祛风除湿。

方剂:白虎加桂枝汤加减。

加减:若热入营血者,加生地黄、牡丹皮、赤芍清热凉血;湿热下注,小便热赤,苔黄腻,脉濡数者,可用宣痹汤;热痹化火伤津者,加生地黄、玄参、麦冬养阴生津。

(四)瘀热痹阻证

症状:手足瘀点累累,斑疹斑块暗红,两手白紫相继,两腿青斑如网,伴有口疮、烦躁易怒、关节肌肉疼痛、脱发、月经不调;舌暗红,有瘀斑瘀点,脉细弦。

治则:清热凉血,活血散瘀。

方剂:犀角地黄汤加减。

加减:热盛动血者,加制首乌、茜草、生藕节、生地榆凉血止血;雷诺征严重,证属寒热错杂者,加桂枝、红花活血通络,温凉并用。

(五)肝肾阴虚证

症状:腰膝酸软,脱发,眩晕耳鸣,乏力,口燥咽干,视物模糊,可伴有低热、斑疹鲜红、盗汗、五心烦热、关节肌肉隐痛、月经不调或闭经。舌红,苔少或有剥脱,脉细。

治则:滋养肝肾。

方剂:杞菊地黄丸加减。

加减:阴虚内热者,加女贞子、墨旱莲、桑椹、何首乌等养阴清热;精血亏虚,闭经者,重用熟地黄,加何首乌、当归、阿胶、鸡血藤补益精血。

(六)脾肾阳虚证

症状:面部、四肢水肿,面色无华,畏寒肢冷,神疲乏力,腰膝酸软,腹胀满,纳少,便溏,尿少。舌淡胖苔白,脉沉细弱。

治则:温肾壮阳,健脾利水。

方剂:附子理中汤合金匮肾气丸加减。

加减:如脾虚为主者,可加薏苡仁、扁豆、砂仁、草豆蔻、诃子以温阳健脾,渗湿止泻;如阳虚鼓动无力,以致血行不畅,舌质淡暗者,加红花、丹参、泽兰;恶心、呕吐、二便俱少、浊毒内盛者,加大黄、芒硝、木香、厚朴,也可用大黄、附子、牡蛎等水煎灌肠。

(七)气血两虚证

症状:神疲乏力,心悸气短,健忘失眠,多梦,面色不华,肢体麻木,月经量少色淡,或闭经,舌质淡,苔薄白,脉细弱。

治则:益气养血。

方剂:八珍汤加减。

加减:红细胞计数减少者,加鹿角片、阿胶;血小板计数减少者,加羊蹄根、花生衣;白细胞计数减少者,加黄芪、白术、女贞子。

第二节 硬 皮 病

一、概述

中医根据硬皮病"皮肤肿胀发硬无所知"的临床特点,称其为皮痹。而西医也是因为皮肤硬化是本病最显而易见的特点,所以早期即命名为"硬皮病"。不过随着对该疾病认识的不断深入,发现了越来越多系统性的症状。除皮肤症状外,还会出现包括心脏、肺、骨骼、肌肉等多部位的各种病变,于是根据临床表现,可分为系统性硬皮病(又称系统性硬化病)和局限性硬皮病。系统性硬皮病临床上以皮肤增厚和内脏组织进行性纤维化为特征,常表现为雷诺现象、肺动脉高压、肺组织纤维化及多器官受累,也称为进行性系统性硬皮病。2018年5月系统性硬皮病被列入中国第一批罕见病目录。局限性硬皮病又称为限界性硬皮病或硬斑病,主要表现为皮肤损害,内脏器官一般不受累及。

二、病因及发病机制

(一)中医病因、病机

外受寒湿之邪,由络而入,以致经络阻隔,气滞血瘀;或素有脾肾阳虚,气血两虚,卫外不固,风寒湿邪乘虚而入,凝于经络,阻于皮肤肌肉之间,以致营卫不和,气滞血瘀。病久可产生肺脾气虚、心阳不振或心脉痹阻及阴阳两虚之证。

(二)西医病因及发病机制

1.局限性硬皮病

局限性硬皮病的具体发病机制至今尚未明确。根据以往文献报道,局限性硬皮病的发病机制主要包括小血管损伤、T细胞活化及结缔组织生成增加。

疾病早期病理过程主要是皮损处小血管的变化,包括血管内皮细胞受损,随后黏附分子和趋化因子表达上调,以及皮损处小血管血流量明显减少。黏附分子促使多种炎症因子包括 $CD4^+$ T 细胞、单核细胞、巨噬细胞及嗜酸性粒细胞等通过内皮进入真皮内,这些抗原提呈细胞具有产生自身抗原的可能性,导致机体产生自身抗体。内皮细胞的损伤不仅可介导局部炎症因子的活化,还可导致促进纤维化的细胞因子如肿瘤坏死因子-α,IL-1a,转化生长因子-β 及趋化因子等的释放。这些细胞因子及趋化因子可导致纤维增生及细胞外基质的沉淀增加。

2.系统性硬皮病

系统性硬皮病的发病机制目前也不明确,通常认为与遗传及环境因素有关。而免疫功能失调、血管损伤、多器官纤维化及其他因素相互作用,则是导致系统性硬皮病发生和发展的主要因素。

(1)遗传:有研究表明,系统性硬皮病具有遗传性。家族中有系统性硬皮病或其他自身免疫性疾病的患者,其亲属患系统性硬皮病的风险增加,若为一级亲属,则风险更高。种族之间也有差别,非洲地区的发病率高且严重,与肺病进展的严重程度有关。系统性硬皮病还与人类 HLA 的等位基因 *A1*、*B8*、*DR3*、*DR11* 等相关。

(2)环境:具有遗传易感性的患者可因氯化、芳香、酮类、烃类溶剂及矽尘暴露等环境因素而触发。在近年来的研究中发现,弓形虫也可能是系统性硬皮病的触发因素。越来越多的证据也表明,微生物群可能在自身免疫的发展中发挥作用,但这一领域在系统性硬皮病中尚未探索。

(4)免疫功能失调:系统性硬皮病作为一种典型的自身免疫性疾病,固有及获得性免疫系统功能障碍是其重要的病理特征之一。有证据显示,患者体内包括单核细胞、巨噬细胞、肥大细胞、嗜酸性粒细胞、嗜碱性粒细胞和自然杀伤细胞在内的非特异性免疫细胞,以及包括 T 细胞和 B 细胞在内的特异性免疫细胞均被激活。

(5)血管损伤:在系统性硬皮病的发病过程中,血管损伤是其重要的发病机制之一,微血管损伤和内皮细胞的活化是系统性硬皮病进程中最早出现的主要病变。微血管损伤可由缺氧、感染、免疫介导的细胞毒作用,以及血管及其周围细胞直接损伤等原因造成,其可导致微循环血管减少、血管壁增厚及管腔缩窄,引发组织缺氧及氧化应激反应,进而造成雷诺现象、肺动脉高压及肾危象等严重后果。同时,由于血管内皮细胞的激活能够导致包括血管内皮细胞生长因子、血管细胞黏附分子-1、血浆细胞间黏附因子及 E 选择素等促炎症因子水平的增高,以及内皮素-1 及结缔组织生长因子等促成纤维细胞活性因子表达的增加,因此微血管病变也常被认为是系统性硬皮病发病的始动因素之一。

(6)多器官纤维化:在系统性硬皮病患者的皮肤活检中发现,系统性硬皮病的病理生理过程中胶原产生过多。基质细胞的激活及相关分子的代谢异常共同导致了纤维化基质在组织内的聚积和存在,进而导致了纤维化的发生和发展,目前已知转化生长因子-β、结缔组织生长因子及内皮素-1 等因子与这一进程密切相关。

除以上所提到的几个方面,近年来有关学者在对内源性大麻素系统、溶血磷脂(溶血磷脂酸和鞘氨醇 1-磷酸)及其不同受体的研究中发现二者可影响免疫系统、血管生理及纤维化,认为其在系统性硬皮病中可能存在功能失调,且维生素 D 状态也影响大多数细胞类型的功能,并可能影响系统性硬皮病的发病机制和临床特征。

3.局限性与系统性硬皮病发病机制的区别与联系

局限性硬皮病和系统性硬皮病的临床表现有很大的区别,从局限性硬皮病发展为系统性硬皮病的病例很少见。系统性硬皮病患者最初的病理改变是血管内皮细胞功能失调,导致小血管损害及一些黏附分子、细胞抗原的释放,引起炎症和自身免疫反应。血管内皮细胞损害的过程在局限性硬皮病和系统性硬皮病患者中均会发生,局限性硬皮病和系统性硬皮病在血管内皮细胞损害这一阶段的发病机制基本相同。

系统性硬皮病发病机制中,先天性和获得性免疫系统的激活非常重要。研究显示,Th 细胞比例失调,Th2＞Th1 细胞在组织纤维化过程中起重要作用。很多研究只是证明了系统性硬皮病发病机制中存在这种现象,研究已证实,来自局限性硬皮病及系统性硬皮病的患者血清均高表达 Th2 细胞表面特异性抗原 CD30。然而,局限性硬皮病与系统性硬皮病患者体内的抗体却有所不同。系统性硬皮病患者体内的抗体主要包括抗着丝点抗体,抗拓扑异构酶 I 抗体,抗 RNA 聚合酶抗体等,在局限性硬皮病患者血清中均未被发现。这些抗体与系统性硬皮病患者并发肿瘤也有一定相关性。在局限性硬皮病患者中发现了不一样的抗体,包括抗核抗体,抗单链 DNA 抗体,以及抗组蛋白抗体。这些抗体在系统性硬皮病患者血清中含量则相对较低。

纤维化是硬皮病最重要的特征,成纤维细胞的激活及多种细胞因子如转化生长因子-β、趋化因子导致了细胞外基质沉淀的增加。研究显示,局限性硬皮病与系统性硬皮病在组织纤维化的过程中有相似的发病机制。

三、临床表现

(一)局限性硬皮病

1.斑块状硬斑病

皮损一般都经过水肿、硬化和萎缩 3 个时期。皮肤上先出现一片或数片淡红或紫红斑,呈圆形、卵圆形或不规则形状,这是早期炎症阶段。皮损逐渐发展,成为坚实的斑片或斑块,大小不定,表面光滑干燥。斑块扁平,仅略隆起,极少数可以显著隆起而像结节。经过几周或几个月甚至更长时间,斑块常渐变成淡黄白或象牙色,比附近的正常皮肤硬,表面不出汗,也没有毳毛;斑块周围皮肤常呈淡红或紫红色,像有镶边。斑块常有扩张的毛囊口,使表面有点状小坑而像猪皮,毛细血管可以扩张。斑块不引起自觉症状,但在斑块较厚时,知觉可略迟钝。斑块是一个或多个,一般直径为 2～15 cm 或更大,发生于身体的一侧或两侧,但不对称。发生部位不定,较常见于躯干及四肢,也可见于面部等处。发生于肛门或阴唇时容易误认为萎缩硬化性苔藓或黏膜白斑病。

2.点滴状硬斑病

此型皮损较斑块性损害小,但数目较多,直径为 1～10 mm,像液体滴在皮肤上,可以称为点滴状硬斑病。点滴状皮损是多个轻微萎缩的白色斑点,表面光滑,可有很薄的鳞屑,偶然显出毛囊口扩大或毛细血管扩张,边缘皮肤可略红。点滴状硬斑病很像皮损较分散的硬化萎缩性苔藓,它们和萎缩性扁平苔藓都有淡白色点状皮损,曾被称为白点病。皮损最常发生于胸部、颈部、臀部、大腿部或小腿部等处,分散而不融合,但可成群而成片或成条,不引起自觉症状。

3.线状硬斑病

此型皮损和斑块性皮损的表现大致相同,但不像斑块性皮损常有紫红色边缘。线状损害一般只发生于一侧肢体,尤其常见于下肢,严重患者的半边身体几乎皆有皮损,而发生于两侧的很不常见。线状损害也可出现于腹部、胸前部、臂部或其他部位,可以环绕躯干,而在肢体的损害可顺着肢体方向纵行排列。除了皮肤萎缩及发硬变色外,损害下方的肌肉甚至骨骼也受到影响而妨碍生长,关节不能自由伸展,肢体可以严重畸形。

4.额顶部硬斑病

额顶部先有一条带状红斑,往往从头皮前侧到前额,有时伸展到鼻部或颊部,甚至到达上唇、口部及牙龈,一般只发生于一侧,常在头面部中线附近。患处皮肤紧张,渐渐成为不规则的象牙色带状斑块,有时有毛细血管扩张,边缘可以发生色素沉着,最终皮肤萎缩凹陷而成沟状,表面光滑,头皮的患处失去头发。除了皮肤及下方软组织萎缩外,患处下方的骨骼也可以塌陷,患处像是被刀砍的后果,称为刀劈状硬斑病。额顶部硬斑病曾经被称为线状硬皮病,但这一名称不大恰当。额顶部损害缓慢发展到一定程度后即停止进行,一般只发生于额顶部位,少数严重患者的损害扩展到颏部甚至颈部,也可累及腭部,导致牙齿排列不齐。有时可累及其下肌肉、骨骼,形成进行性偏侧颜面萎缩,使面部不对称而妨碍美观。损害发生于两侧的极为少见,有的患者身体别处同时发生斑块性或条状损害。

5.泛发性硬斑病

此型皮损范围比局限的硬斑病广泛得多,常由躯干部位向肢部或面部发展,但不侵犯内脏,也无任何全身症状。早期损害往往是发生于躯干部的象牙色斑块性局部硬斑病,以后逐渐扩展。在 2 年内,上肢、乳房、腹部、股部等处皮肤皆可有斑块性损害。手部发生损害时,手指往往尖细而微屈,活动不自如;头皮部位的损害很像萎缩性瘢痕,患处光秃无发;胸部皮肤有广泛的损害的同时,可妨

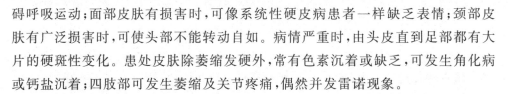

碍呼吸运动;面部皮肤有损害时,可像系统性硬皮病患者一样缺乏表情;颈部皮肤有广泛损害时,可使头部不能转动自如。病情严重时,由头皮直到足部都有大片的硬斑性变化。患处皮肤除萎缩发硬外,常有色素沉着或缺乏,可发生角化病或钙盐沉着;四肢部可发生萎缩及关节疼痛,偶然并发雷诺现象。

(二)系统性硬皮病

1.早期临床表现

系统性硬皮病初期最常见的表现是雷诺现象及隐匿性肢端和面部肿胀,并有手指皮肤逐渐增厚。约70%的患者首发症状为雷诺现象,达90%的患者病程中出现雷诺现象。多关节病同样是早期的突出症状。消化系统功能紊乱(胃、食管烧灼感和吞咽困难)或呼吸系统相关症状偶尔也是系统性硬皮病的首发表现。部分患者可有不规则发热、食欲减退、体重减轻等非特异性表现。

2.皮损表现

系统性硬皮病最突出的临床表现是皮肤增厚变硬,几乎所有患者均会出现皮肤增厚和硬化,不同患者皮肤受累程度不同。

根据皮肤累及范围和临床特征可将系统性硬皮病分为4型。

(1)局限皮肤型系统性硬皮病:皮肤增厚变硬通常由肢体末端向近心端发展,通常局限在肘、膝以远,伴或不伴有颜面受累。

(2)弥漫皮肤型系统性硬皮病:皮肤增厚变硬超过肘、膝并达到其近端,甚至累及至躯干,伴或不伴有颜面受累。

(3)重叠综合征:弥漫或局限皮肤型系统性硬皮病与其他明确诊断的结缔组织病共存,如类风湿关节炎、炎性肌病或系统性红斑狼疮等。

(4)无皮肤硬化型系统性硬皮病:少部分系统性硬皮病患者(<5%)缺乏典型皮肤病变,但有雷诺现象、系统性硬皮病特征性的内脏表现和血清学异常。

除上述4种类型外,肢端硬皮综合征也是局限皮肤型系统性硬皮病的亚型之一,表现为钙质沉着、雷诺现象、食管运动功能障碍、指硬化和毛细血管扩张。但上述特征也可见于其他类型,且治疗策略并无特殊,因此《系统性硬化病诊疗规范(2022版)》没有将其作为独立的疾病提出。

四、诊断

(一)局限性硬皮病

1.临床特点

本病多见于青壮年,可发生于任何部位,以躯干部多见。皮损早期为局部轻度潮红、水肿性斑块,而后变为象牙白色或淡黄色椭圆形硬化性斑块,表面有蜡样光泽,周围绕以紫红色晕。皮损可多发,皮损消退可呈萎缩性瘢痕。

2.辅助检查

本病组织病理变化和系统性硬皮病的变化基本相同。表皮萎缩或基本正常,真皮及毛细血管水肿,血管周围浸润主要为淋巴细胞,皮肤及皮下组织的胶原纤维增多。晚期时表皮及真皮萎缩,皮下脂肪减少。血管附近只有少量淋巴细胞,血管往往因为受压或管壁发炎而闭塞。胶原纤维染色嗜酸性并均匀模糊,汗腺等皮肤附件萎缩。

(二)系统性硬皮病

1.临床特点

多数患者的初起症状是雷诺现象,肢端尤其两手发生小动脉痉挛,皮肤苍白、发凉,以后青紫、发红,可恢复,伴有阵发性疼痛,然后皮肤发紧变硬。雷诺现象可以出现较晚或与其他症状同时出现,也可不明显或不发生。有些患者的最早表现是手肿或关节肿痛、手指溃破或小腿发生溃疡、体重减轻、呼吸困难及肺部有X线阴影而误诊为肺结核病,也有少数患者的最初症状是食欲缺乏、呃逆、便秘、腹泻或腹痛等消化系统功能紊乱的表现。

皮肤纤维化常从指端开始,起初手指发亮、紧绷,手指褶皱消失,汗毛稀疏,逐渐向近端发展,患者可有紧绷束缚的感觉。后期可出现面具样面容、口周沟纹明显、口唇变薄、鼻端变尖、颈前横向厚条纹等。受累皮肤可有色素脱失和色素沉着交替的现象(即胡椒盐征)。

约50%的系统性硬皮病患者病程中会出现皮肤溃疡、坏死,常累及指尖、关节伸面及易摩擦部位。凹陷性疤痕亦是系统性硬皮病特征性的皮肤病变,有助于系统性硬皮病的诊断。毛细血管扩张表现为血管源性红色斑状损害,局部施压可以变白。

临床上将皮肤病变进展分3个阶段,①肿胀期:通常持续6～12个月,受累部位可出现非凹陷性水肿,亦可伴有皮肤发红及皮温升高、瘙痒和疼痛等。②硬化期:通常持续1～4年甚至更长,皮肤呈蜡样光泽,紧贴于皮下组织不易捏起。③萎缩期:皮肤纤维化延伸至更深的组织,皮下脂肪组织消失,皮肤萎缩、变薄。不同患者阶段性改变的时长和程度均存在个体差异,不同的发展阶段亦可相互重叠,且与临床分型和抗体类型相关,弥漫皮肤型系统性硬皮病的皮肤进展较局限皮肤型系统性硬皮病迅速,抗拓扑异构酶Ⅰ抗体或抗RNA聚合酶Ⅲ抗体阳性者的皮肤进展较快。早期出现广泛或快速进展的皮肤纤维化提示预后不佳。

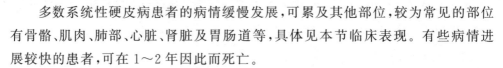

多数系统性硬皮病患者的病情缓慢发展,可累及其他部位,较为常见的部位有骨骼、肌肉、肺部、心脏、肾脏及胃肠道等,具体见本节临床表现。有些病情进展较快的患者,可在1～2年因此而死亡。

2.辅助检查

(1)常规实验室检查:红细胞沉降率可正常或轻度增快。轻度血清蛋白水平降低和球蛋白水平增高较为常见,可有多克隆高丙种球蛋白血症和冷球蛋白血症。

(2)免疫学检查:自身抗体检测有助于判断系统性硬皮病患者的临床表型及预后,超过90%的系统性硬皮病患者抗核抗体阳性。60%～80%的患者可出现下述特异性抗体之一,即抗拓扑异构酶Ⅰ抗体、抗着丝点蛋白抗体和抗RNA聚合酶Ⅲ抗体。抗拓扑异构酶Ⅰ抗体的阳性率为9.4%～42%,最常见的是免疫球蛋白G亚型,特异性高,尤其与弥漫皮肤型系统性硬皮病密切相关,提示预后不良,与病死率、肺间质病变高度相关。另有报道,抗拓扑异构酶Ⅰ抗体与骨骼肌和心肌受累、指端溃疡、手指挛缩畸形等相关。抗着丝点蛋白抗体在系统性硬皮病中的检出率为20%～40%,其与局限皮肤型系统性硬皮病密切相关,尤其是肢端硬皮综合征,而严重的肺间质病变和肾危象少见。约20%的抗着丝点蛋白抗体阳性者合并肺动脉高压。抗RNA聚合酶Ⅲ抗体在系统性硬皮病中的阳性率约为20%,对系统性硬皮病高度特异,其与弥漫皮肤型系统性硬皮病、快速进展的皮肤病变、胃窦血管扩张、肾危象、伴发肿瘤等相关。抗U3核糖核蛋白抗体的阳性率约8%,多见于男性系统性硬皮病患者,与弥漫性皮肤受累相关。抗纤维蛋白Th/To抗体的阳性率5%,与局限性皮肤受累及肺动脉高压相关。抗PM/Scl抗体的阳性率约1%,见于局限皮肤型系统性硬皮病和重叠综合征。约30%的系统性硬皮病患者类风湿因子阳性。

(3)皮肤组织病理学检查:受累皮肤组织病理见网状真皮致密胶原纤维增多、表皮变薄、皮突消失,以及皮肤附属器萎缩。真皮和皮下组织内可见T细胞、巨噬细胞等淋巴细胞聚集。多数患者具有特征性临床表现,皮肤活检并非必须。

(4)甲襞微循环检测:系统性硬皮病特异性的甲襞微循环异常表现为甲襞毛细血管密度明显减少(≤3根/毫米)且形态异常(即晚期出现的异常新生毛细血管),或存在巨大管袢(即管袢均匀增宽,袢径>50 μm的毛细血管),这对系统性硬皮病的早期诊断和预后判断具有重要意义。并可根据毛细血管密度、袢径、异常形态和甲襞出血的情况进行早期、活动期和晚期的区分。

(5)其他辅助检查:胸部 X 线检查显示两肺纹理增强,亦可见网状或结节状致密影,以肺底为著,或有小的囊状改变。手部 X 线检查显示双手指端骨质吸收,软组织中钙质沉积。关节 B 超、磁共振成像检查等可用于评估关节受累情况。怀疑累及肌肉时可考虑肌肉磁共振成像或肌电图检查。系统性硬皮病患者在基线时应行胸部高分辨率计算机断层扫描检查和肺功能检查以筛查肺间质病变,并在随访中定期复查。钡餐检查可显示食管和胃肠道的蠕动减弱或消失,食管下端狭窄、近端增宽,亦可见小肠蠕动减少、近端小肠扩张,结肠袋可呈球形改变。消化道内镜、核素扫描、胶囊内镜等检查亦可考虑用于评估系统性硬皮病的消化道累及。

3.分类标准

(1)2013 年美国风湿病学会/欧洲抗风湿病联盟提出的系统性硬皮病分类标准。这是目前临床广泛应用的系统性硬皮病分类标准。①1 个充分条件:双手手指皮肤增厚并延伸至掌指关节近端。满足此充分条件即可直接分类为系统性硬皮病。②2 个排他性标准:皮肤增厚但不累及手指;临床表现能被系统性硬皮病类似疾病解释,如肾源性系统性纤维化、泛发性硬斑病、嗜酸性筋膜炎、糖尿病性硬肿病、硬化性黏液水肿、红斑性肢痛症、卟啉病、硬化性苔藓、移植物抗宿主病、糖尿病相关手关节病变等。这 2 个均不适用于系统性硬皮病分类标准。③同一条目下选最高分值,≥9 分即可分类为系统性硬皮病。

(2)2011 年欧洲硬皮病试验和研究联盟极早期系统性硬皮病分类标准。①主要标准:雷诺现象;自身抗体(抗核抗体、抗着丝点抗体、抗拓扑异构酶Ⅰ);诊断性甲襞微循环图像。②次要标准:钙质沉着;手指肿胀;指端溃疡;食管括约肌功能低下;毛细血管扩张;胸部高分辨计算机断层扫描为毛玻璃状。3 条主要标准,或2 条主要标准加 1 条次要标准可诊断为系统性硬皮病。

五、鉴别诊断

(一)硬肿症

硬肿症是新生儿由于受寒、早产、感染、窒息等原因引起的病证,临床以局部甚至全身皮肤、皮下脂肪硬化和水肿为特征。本病在寒冷的冬春季节多见,若由于早产或感染所引起,夏季亦可发病。硬皮病在早期易与硬肿症相混淆,但硬皮病有雷诺现象发作史及萎缩性皮肤改变。另外,硬肿症很少累及手和足,也不出现萎缩、色素沉着和毛细血管扩张,再结合组织病理改变可以鉴别。

(二)嗜酸性粒细胞筋膜炎

嗜酸性粒细胞筋膜炎多发于青年,剧烈活动可诱发,表现为四肢皮肤的肿胀、发紧,并伴肌肉的压痛、肌无力,但不伴有雷诺现象,不侵犯内脏,抗核抗体阴性,血嗜酸性粒细胞可以增加,皮肤活检约有 50% 伴有嗜酸性粒细胞浸润。

(三)混合性结缔组织病

混合性结缔组织病是指具有系统性红斑狼疮、硬皮病、多发性肌炎、类风湿关节炎的一些临床表现和实验室检查的指标,而又不能诊断为这些病中的一种,同时血清中伴有高滴度的 RNP 抗体的疾病。混合性结缔组织病中,部分患者可逐渐发展为硬皮病。

六、辨证论治

(一)寒湿阻滞证

症状:多见于局限性硬皮病,摸之坚硬,蜡样光泽,手捏不起,渐有萎缩;舌质淡或暗,苔薄白,脉沉缓或迟。

治则:温经散寒,通络化瘀。

方剂:独活寄生汤合当归四逆汤加减。

药物:炮姜、桂枝、独活、秦艽、丹参、当归、川芎、桃仁、鸡血藤、鬼箭羽、红花、青皮、陈皮等。

加减:形寒肢冷、腰膝酸软者,加附片、肉桂、鹿角胶;乏力、头晕者,加黄芪、党参、茯苓。

(二)脾肾阳虚证

症状:初起皮损处水肿,逐渐变硬萎缩;自觉乏力,畏寒肢冷,关节痛甚至活动受限,腹胀纳呆,大便溏泻,月经不调或停经;舌淡胖嫩或边有齿痕,脉沉伏。

治则:温阳健脾,益肾填精。

方剂:肾气丸合阳和汤加减。

药物:附子、肉桂、桂枝、干姜、熟地黄、山茱萸、当归、山药、桑寄生、杜仲、鹿角胶、仙茅、淫羊藿等。

加减:咳嗽、痰白泡沫者,加麻黄、白芥子;下肢水肿者,加茯苓、车前子或合五皮饮化裁;四肢、关节疼痛者,加羌胡、独活、威灵仙;心悸、气喘者,加人参、麦冬、五味子;头晕、自汗者,加黄芪、炒白术;瘙痒者,加乌梢蛇,舌紫有瘀点、雷诺现象明显者,加丹参、三棱、莪术。

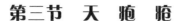

第三节 天 疱 疮

一、概述

天疱疮中西医病名相同,此外在中医学文献资料中的浸淫疮、火赤疮、蜘蛛疮与本病相似。天疱疮是一组慢性、复发性、严重的表皮内棘刺松解性大疱性皮肤病,临床表现为在外观正常的皮肤或黏膜上出现松弛性大疱。好发于成年人,病情严重,可危及生命。

二、病因及发病机制

(一)中医病因、病机

本病多因心火妄动,脾湿内蕴,两者相合成湿热之邪,兼感风热暑湿,以至火邪侵肺,不得疏泄,熏蒸不解,外越皮肤而发。湿热内蕴,气机不畅,致脾运化失常,脾愈虚湿愈盛;蕴久化燥,灼津耗气,故后期可见气阴两伤。

(二)西医病因及发病机制

天疱疮的发病机制目前认为是体内产生与表皮黏附分子(主要为组成桥粒的桥粒芯蛋白1、3)相关的免疫球蛋白G自身免疫性抗体,免疫球蛋白G自身免疫性抗体与桥粒芯蛋白结合后,表皮角质形成细胞分离。临床表现为病变部位表皮内松弛性水疱或糜烂,水疱在表皮中位置的多样性可用桥粒芯蛋白补偿理论解释。药物在天疱疮的发生和发展中可能也发挥一定作用。此外,有部分患者抗桥粒抗体转阴后病情仍继续发展,一些研究还发现了部分抗桥粒抗体阴性的天疱疮患者。这些都提示了天疱疮发病机制的复杂性。

1.桥粒芯蛋白抗体学说

桥粒的破坏是天疱疮发病的主要原因。桥粒主要由2类蛋白组成:一类是细胞膜的跨膜蛋白,主要为桥粒黏蛋白和桥粒胶蛋白;另一类是细胞质内桥粒斑蛋白和桥粒斑珠蛋白,它们一端与桥粒跨膜蛋白相结合,另一端是细胞质内中间丝的附着处。桥粒失效将导致角质形成细胞松解脱落。角质形成细胞间黏附主要依靠桥粒黏蛋白1和3,表皮上部角质形成细胞间连接以桥粒黏蛋白1为主,下部以桥粒黏蛋白3为主,而黏膜全层都存在桥粒黏蛋白3。桥粒黏蛋白1表达于除角膜外的复层鳞状上皮全层,桥粒黏蛋白3存在于除角膜以外的复层鳞状上皮及结膜上皮的基底层或基底上层中。落叶型与红斑型天疱疮自身抗原以桥粒黏蛋白1为主;黏膜主导型寻常型天疱疮自身抗原以桥粒黏蛋白3为主;黏膜皮肤型寻常型天疱疮、药物诱导天疱疮及副肿瘤天疱疮自身抗原含桥粒黏蛋白1与3。

有报道,寻常型天疱疮患者有致病性和非致病性单克隆抗体的存在,血清中桥粒黏蛋白单克隆抗体是天疱疮的致病抗体。有学者发现,致病型单克隆抗体AF23能够识别桥粒黏蛋白3氨基末端黏附界面,诱导棘层松解。近年也有研究发现,桥粒黏蛋白多克隆抗体也参与并导致棘层松解,其导致角质形成细胞棘层松解的方式与单克隆抗体不同。有关天疱疮抗体参与棘层细胞松解的具体机制存在2种学说,即补偿学说和空间位阻学说。桥粒黏蛋白的补偿学说为患者任何一种桥粒黏蛋白类型足以维持表皮或黏膜的完整性,即患者体内产生针对桥粒黏蛋白1或桥粒黏蛋白3的不同抗体,破坏靶抗原,当该部位仍存在足量的另一种桥粒黏蛋白成分时,则细胞间仍维持正常结构,不表现出临床症状。桥粒芯糖蛋白的空间位阻学说则是致病的天疱疮自身抗体可直接通过干扰桥粒钙黏蛋白相互作用(干扰细胞外桥粒黏蛋白3顺式或反式相互作用),从而引起细胞内黏附的丧失。但目前对于寻常型天疱疮病理生理的认识尚不能解释缺乏桥粒芯糖蛋白抗体患者棘层松解的机制。

2.非桥粒芯蛋白抗体

除了经典的桥粒芯蛋白抗体桥粒黏蛋白1、3外,非桥粒芯蛋白自身抗体也在天疱疮发生和发展中发挥重要作用,包括胆碱能受体、线粒体蛋白、非桥粒芯蛋白黏附蛋白、甲状腺过氧化物酶、钙黏蛋白、免疫球蛋白E-Fc受体1、外周髓鞘蛋白22、HLA蛋白、钙离子转运ΛTP酶2C型等。

(1)抗毒蕈碱乙酰胆碱受体抗体:表皮角质形成细胞有一套非神经元胆碱系统,包括角质形成细胞乙酰胆碱、烟酰胺乙酰胆碱受体和毒蕈碱乙酰胆碱受体,起维持细胞间、细胞与基底的黏附作用。有研究发现,85%~100%的天疱疮患者存在抗毒蕈碱乙酰胆碱受体抗体,依赖寻常型天疱疮免疫球蛋白G的角质形成细胞内凋亡激活过程可以被烟碱能刺激阻断。一些流行病学研究发现,吸烟对天疱疮有益,香烟烟雾含有尼古丁可以渗透细胞膜并激活线粒体烟酰胺乙酰胆碱受体,保护角质形成细胞避免凋亡。有学者监测治疗前、中、后的多个时间点的寻常型天疱疮患者血清烟酰胺乙酰胆碱受体自身抗体免疫球蛋白G,发现各个时间段均存在该抗体,经激素或利妥昔单抗治疗后患者病情好转,但血清抗体水平并未降低,可能由于这些抗体在寻常型天疱疮发病机制中不起主要作用。

（2）抗 Ca^{2+}/Mn^{2+} ATP 酶蛋白抗体：*ATP2C1* 基因编码的镁依赖酶可促进 ATP 的水解，在高尔基体中影响 Ca^{2+} 和 Mn^{2+} 从高尔基体内到细胞质的跨膜转运，而 *ATP2C1* 基因突变导致高尔基体中 Ca^{2+} 减少，细胞内 Ca^{2+} 增多，影响桥粒蛋白合成翻译后修饰，导致棘层松解。*ATP2C1* 基因缺陷可出现家族性慢性良性天疱疮，其早期的临床表现和组织病理，与天疱疮难以鉴别。另外一组研究显示天疱疮患者抗 hSPCA1 抗体阳性率为 40%，健康对照组阳性率为 8%，对照组明显低于患者组，说明 hSPCA1 可能对天疱疮患者发病有一定作用，但具体机制仍需进一步研究。

（3）肉瘤相关激酶：肉瘤相关激酶是一种信号传导非受体蛋白激酶，可参与多种信号通路，导致角质形成细胞内聚力消失，可能为天疱疮发病原因之一。一项研究通过体外实验、动物实验及人体表皮实验 3 个方面探讨该问题：首先在体外行细胞培养实验，发现皮层肌动蛋白缺陷小鼠的角质形成细胞黏附功能受损，同时在肉瘤相关激酶介导下，24 小时内桥粒芯蛋白 3 特异性单克隆抗体 AK23 诱导角质形成细胞分离的能力显著下降，但野生型小鼠无类似情况。其次，小鼠实验中 AK23 诱导野生型小鼠的皮肤出现水疱，而皮层肌动蛋白缺陷小鼠没有水疱，结合研究数据推测，肉瘤相关激酶对抑制 AK23 所致角质形成细胞分离的过程是长期的，皮肤水疱的出现需皮层肌动蛋白介导的桥粒装配。最后，在人类表皮体外培养实验中，将健康人的角质形成细胞分别与寻常型天疱疮免疫球蛋白 G、肉瘤相关激酶家族激酶抑制剂 PP2 进行孵育，通过离散分析测量细胞间的黏附性发现，在孵育 24 小时后两组均有水疱形成，超微结构有改变，表现为桥粒数量、长度均减少，桥粒间隔变宽，两组无差异，可能因为天疱疮免疫球蛋白 G 诱导的皮肤出现水疱和桥粒的超微结构改变不受肉瘤相关激酶抑制作用的影响，肉瘤相关激酶不是水疱形成的主要原因。

（二）天疱疮发病易感基因

天疱疮具有一定的区域及种族差异性，亚洲年发病率为 $(1.6～16.1)/$ 百万，芬兰年发病率 $<0.76/$ 百万，而以色列的年发病率高达 $16.1/$ 百万，在南欧和东欧，天疱疮的发病率高于北欧和中欧。中国患者 *HLA-DRB1* * 04：06、*HLA-DQB1* * 05：03、*HLA-DRB1* * 14：01、*HLA-DRB1* * 14：05 等位基因与天疱疮易感有关，*HLA-DRB1* * 04：01 可能是德国人群的保护性等位基因。上述提示，特定 *HLA* 等位基因与天疱疮发病有密切联系。

单核苷酸多态性是人类基因组可遗传变异最常见形式之一。研究显示，多个基因的单核苷酸多态性与天疱疮易感有关。此外，在药物代谢、药物动力学、

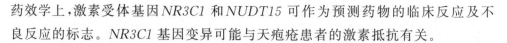
药效学上,激素受体基因 *NR3C1* 和 *NUDT15* 可作为预测药物的临床反应及不良反应的标志。*NR3C1* 基因变异可能与天疱疮患者的激素抵抗有关。

(三)p38 丝裂原活化蛋白激酶

p38 丝裂原活化蛋白激酶信号传导被认为是天疱疮免疫球蛋白 G 抗体结合过程的重要途径之一,p38 丝裂原活化蛋白激酶属于应激活化激酶组,其抑制剂可减缓水疱形成。一项体外实验分离只有皮肤黏膜病变的天疱疮患者血清免疫球蛋白 G,注射到体外培养的人类表皮细胞,可发现桥粒间距变宽、桥粒数量减少。另外还有一项动物实验发现,p38 丝裂原活化蛋白激酶的抑制剂可阻止野生型小鼠表皮细胞自身抗体诱导的表皮细胞黏附能力丧失产生的细胞分离,同时以缺乏所有角蛋白丝的小鼠角质形成细胞作为对照组,在 p38 丝裂原活化蛋白激酶的抑制剂的作用下角蛋白缺陷细胞的细胞内聚力恢复基线水平。上述均表明,p38 丝裂原活化蛋白激酶信号通路对细胞黏附调节有重要作用。

(四)IL-1 受体相关激酶/核因子-κB 通路

IL-1 受体相关激酶在 IL-1 受体相关激酶/核因子-κB 信号通路中起重要的介导作用,包括对核因子-κB 的激活和增加许多自身免疫反应基因的表达。核因子-κB 与细胞存活、细胞凋亡、炎症反应、分化、细胞自噬有关。研究显示,IL 受体相关激酶/核因子-κB 抑制剂 α、核因子-κB 与许多免疫性疾病有关,包括类风湿性关节炎、强直性脊柱炎、关节型银屑病、系统性红斑狼疮、溃疡性结肠炎、动脉粥样硬化、克罗恩病。对 44 例天疱疮患者研究发现,核因子-κB1 基因启动子区域-94 插入/缺失 *ATTG* 与天疱疮致病有关,但缺乏大样本研究证实。

三、临床表现

天疱疮是少见的皮肤病,发病率不详,与被调查地区和人种有很大关系。平均发病年龄为 50～60 岁。男性和女性发病率大致相等。

我国传统上将天疱疮分为 4 型:寻常型、增殖型、落叶型和红斑型。由于寻常型天疱疮和增殖型天疱疮组织病理变化都是基底细胞层上棘刺松解水疱,寻常型天疱疮在褶皱部位也可出现增殖性变化,故一般认为增殖型天疱疮是寻常型的顿挫型或异型。红斑型和落叶型天疱疮组织病理变化都是棘层上部棘刺松解水疱,且临床上红斑型天疱疮可以转变为落叶型天疱疮,因此认为红斑型天疱疮是落叶型天疱疮的顿挫型或轻型。所以有人主张将天疱疮分为寻常型和落叶型。但 4 型天疱疮临床沿用已久,且各有临床特点,目前多数学者仍将天疱疮分4 型描述。各型天疱疮以寻常型、落叶型和红斑型天疱疮比较常见,而增殖型天疱疮发病较少。

(一)寻常型天疱疮

本型约占所有天疱疮的70%,患者多为中年人,很少累及儿童。任何种族人群都可发生,无性别差异。

1.黏膜损害

50%~70%的患者有口腔黏膜损害,且常发生在皮损之前,也可能是本病早期的唯一表现,累及部位多为颊、上腭,其次是唇或口底,较少侵犯牙龈。国内多数患者的舌、颊、上腭黏膜同时受累,表现为界限清楚的不规则形糜烂,逐渐向四周扩展。早期先有感觉过敏、灼痛、口干、吞咽不便,以后在易擦伤部位出现黄豆至核桃大水疱,疱壁薄极易破裂,留下一层灰白色膜。糜烂面极易出血,灼痛明显,唾液量增多。糜烂面难以愈合,有时会发展为溃疡,影响摄食、咀嚼、吞咽。此外,鼻、咽喉、眼结膜、肛门、尿道、阴唇、阴道、子宫颈、龟头等处黏膜亦可受累。消化道黏膜也可侵犯,但比较少见。

2.水疱

在外观正常的皮肤上,少数患者在红斑的基础上,突然发生自豌豆到蚕豆大水疱,有时也可达鸡蛋到鹅蛋大,水疱呈圆形或不规则形,疱壁多薄而松弛。早期水疱疱液黄色澄清,无红晕,以后浑浊含有血液。疱壁极易破裂,形成红色糜烂面,结黄褐色痂,很少有自愈倾向,不断向周围扩展,融合成不规则形状,尼氏征阳性。水疱孤立散在,表皮极易剥离和形成糜烂。大疱可以发生于全身任何部位,但头、面、颈、胸、背、腋下、腹股沟等处比较多见。褶皱处皮损容易形成增殖性损害。水疱亦可聚集成群,或排列成环形、蛇形。除水疱外,偶见血疱、溃疡、组织坏死。

3.其他

皮损可在数周内泛发全身,也可局限于一至数处达数月之久。皮损消退后常留下棕色色素沉着,偶见色素脱失。可有甲营养不良和急性甲沟炎、甲下出血。妊娠期妇女发生严重的天疱疮可导致早产、死胎。

(二)增殖型天疱疮

与寻常型天疱疮相比,增殖型天疱疮发病年龄偏小,常侵犯口腔、鼻腔、阴唇、龟头、肛门等处黏膜。黏膜上水疱极易破裂形成糜烂面,常引起剧痛,在口腔可影响进食。皮损好发于脂溢部位,如头、面、腋下、脐窝、胸、背等部位。

本型初起是松弛性水疱,极易破裂形成糜烂面和蕈样、乳头状增生,在摩擦部

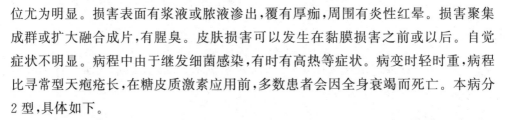

位尤为明显。损害表面有浆液或脓液渗出,覆有厚痂,周围有炎性红晕。损害聚集成群或扩大融合成片,有腥臭。皮肤损害可以发生在黏膜损害之前或以后。自觉症状不明显。病程中由于继发细菌感染,有时有高热等症状。病变时轻时重,病程比寻常型天疱疮长,在糖皮质激素应用前,多数患者会因全身衰竭而死亡。本病分2型,具体如下。

1. 轻型增殖型天疱疮

轻型增殖型天疱疮又称为增殖型脓皮病,该型表皮细胞有棘刺松解,表皮细胞间免疫球蛋白G沉积。早期皮损以脓疱而不是水疱为特征。腋下和腹股沟有小脓疱,偶有水疱,疱破后形成增殖性斑块。斑块的四周有小脓疱。在损害内可培养出多种细菌,如链球菌、金黄色葡萄球菌、白色葡萄球菌、细球菌属等,曾被称为增殖性皮炎。本型慢性经过,病情轻,能自行缓解,预后良好。

2. 重型增殖型天疱疮

皮损为水疱和大疱,破裂后呈肥厚性颗粒状的糜烂面,很容易出血,所形成的增殖性斑块有血清和脓液渗出,周围有小脓疱。边界处的糜烂形成新的增殖斑块,最后这些增殖性损害变得干燥、角化过度、皲裂。

(三)落叶型天疱疮

外观正常的皮肤或红斑上,发生松弛性大疱,疱壁极薄,迅速破裂,形成红色、湿润、微肿的糜烂面,浆液渗出形成黄褐色、油腻性叶状结痂,痂皮中心附着,边缘游离,痂下湿润,有腥臭,糜烂面极易出血,有时水疱很不明显,患部皮肤充血、肿胀、表皮浅层剥离,形成糜烂及叶状结痂。有时不发生水疱,患处皮肤潮红、肿胀及出现叶状痂,类似剥脱性皮炎,尼氏征阳性。皮损好发于头、面、躯干,初期局限性、对称性分布,逐渐扩大,约71%病例最后泛发全身。口腔黏膜损害少见,且多不严重,毛发稀疏,常可脱光;指甲可见营养不良改变。自觉瘙痒或灼痛,全身症状轻重不一,可有发热、畏寒、精神障碍等。病程可持续10年以上,预后较好,易被糖皮质激素控制,部分患者可完全缓解。

(四)红斑型天疱疮

红斑型天疱疮又称为塞尼尔-厄舍综合征,患者血清中有识别落叶型天疱疮抗原-桥粒核心糖蛋白1的天疱疮抗体、抗核抗体,皮损棘细胞间有免疫球蛋白G及C3沉积,而红斑处的表皮基底膜带有免疫球蛋白G、C3线状沉积,因此有文献将本型归为落叶型天疱疮的亚型。也有学者认为,红斑型天疱疮是天疱疮和红斑狼疮的并存,但很少发展为系统性红斑狼疮,部分病例伴有重症肌无力或胸腺瘤。

皮损好发于头部、前额、鼻、两颊、耳郭,有时胸背部、腋窝、腹股沟也可被侵犯,但很少累及四肢。头面部皮损类似盘状或系统性红斑狼疮,有脂溢性皮炎,有时与脓疱病极为相似。局限性红斑上有脂性鳞屑、黄痂。往往在上述皮损出现数月后,胸背和四肢突然发生松弛性大疱,疱壁极薄,极易破裂,糜烂面逐渐扩大,渗液较多,表面常结成污秽色、黑褐色痂和脂性厚痂,且不易脱落,愈后留下棕褐色色素沉着。水疱此起彼伏,尼氏征阳性。一般黏膜无损害,即使有也较轻微。自觉瘙痒,全身症状不明显。

以上4型天疱疮可以互相转化,寻常型可以转化为增殖型和落叶型,红斑型可以转化为落叶型和寻常型,落叶型偶可转为增殖型。天疱疮和大疱性类天疱疮可以并发,两者皮损可以同时先后出现,但两者的组织病理学检查和直接免疫荧光检查均显示不同。

除上述4型外,还有新生儿天疱疮,多为寻常型天疱疮患者所生,具有天疱疮的临床表现、组织病理和免疫病理特征。严重程度不一,可造成死胎,存活的婴儿随着母体抗体的消失,病情自动缓解。虽然落叶型天疱疮患者也可通过胎盘将抗体传递给新生儿,但婴儿落叶型天疱疮罕见。药物性天疱疮被报道与青霉胺、卡托普利等含巯基的药物关系密切。使用青霉胺的患者约7%发生天疱疮,且落叶型较寻常型更常见,在停用药物后逐渐缓解。

四、诊断

(一)症状

本病好发于中年人,男性多于女性,典型症状为水疱发生在红斑或正常皮肤上,疱壁薄而松弛,尼氏征阳性,易破裂形成糜烂,表面可附有淡黄色痂;病程较长,此起彼伏;偶见血疱、溃疡、组织坏死;可累及全身各处的皮肤,口腔、咽、喉、食管、外阴、肛门等处黏膜也可受累;表现为水疱和糜烂。皮损愈合后可留有色素沉着、自觉瘙痒、疼痛、灼热等。一般分为寻常型、增殖型、落叶型和红斑型4种经典类型,具体见本节临床表现。还可有其他特殊类型,如副肿瘤性天疱疮、药物诱发性天疱疮、疱疹样天疱疮和免疫球蛋白A型天疱疮等。

(二)实验室检查

1.常规实验室检查

患者多有轻度贫血,贫血常与病情严重程度成比例。白细胞总数及中性粒细胞数常中度增加,并多与继发感染有关。半数患者嗜酸性粒细胞计数升高,红细胞沉降率增快,血清总蛋白、清蛋白偏低,球蛋白正常,免疫球蛋白的改变报道不一。

2.细胞学检查

用钝刀轻刮糜烂面,薄涂于玻片上,或用玻片在糜烂面上轻压一下,然后固定,瑞氏染色,可发现天疱疮细胞。细胞呈圆形、卵圆形,细胞间桥消失,核圆形,染色淡,可见核仁,胞质嗜碱性,在细胞边缘变得较致密,形成深蓝色晕。天疱疮细胞聚集成群或孤立散在。

(三)组织病理学检查

1.寻常型天疱疮

(1)特征性组织病理变化是基底上方的棘层细胞松解,产生裂隙、水疱,基底仅剩一层基底细胞。

(2)水疱腔隙中聚集松解的角质形成细胞,这些细胞较棘细胞大,呈圆形,核浓缩居中,胞质均匀一致,核周有一圈淡染清晰区。

(3)基底细胞依然与基底膜相连,但周围失去接触,看起来像"一排墓碑"。

(4)还可见真皮乳头增生,表皮突下延,同时有角化过度和角珠形成。

2.增殖型天疱疮

(1)早期损害:棘层下方有棘刺松解、裂隙或空腔和绒毛形成。

(2)轻型增殖型天疱疮的早期表现为基底上方棘层松解和表皮内水疱,不含嗜酸性粒细胞。而在重型增殖型天疱疮的早期脓疱性皮损中可见到嗜酸性微脓肿。

(3)晚期表皮角化过度、棘层肥厚呈乳头瘤样增生。组织病理变化类似寻常型天疱疮,但绒毛形成、表皮突下伸特别明显。表皮内嗜酸性粒细胞组成微脓病。皮损陈旧时组织相无诊断价值。

(4)真皮内大量淋巴细胞和嗜酸性粒细胞浸润,少数中性粒细胞。

3.落叶型天疱疮

(1)早期损害:表皮上层细胞间空泡形成,进而在颗粒层或角质层下方形成裂隙和浅表性大疱,大疱内包含纤维蛋白、中性粒细胞、散在棘刺松解细胞。

(2)皮损陈旧者出现角化过度、角栓形成、棘层肥厚、轻度乳头瘤样增生。

(3)颗粒层细胞棘刺松解后其形态类似角化不良的谷粒细胞(核皱缩深染,胞质较红),有诊断价值。

(4)真皮浅层有嗜酸性和中性粒细胞浸润。

4.红斑型天疱疮

病情变化同落叶型天疱疮,但有陈旧性皮损毛囊角化过度,颗粒层棘刺松解、角化不良细胞常显著。

(四)免疫荧光检查

1.直接免疫荧光检查

取皮损周围的外观正常皮肤或新鲜皮损检查,几乎所有患者表皮细胞间有免疫球蛋白 G 和 C3 沉积,其他成分有 C1q 和 C4 沉积,20%～40%的患者见到免疫球蛋白 A 和免疫球蛋白 M 沉积,常在天疱疮抗体阳性出现前存在,病变消退后仍多阳性。红斑型天疱疮在暴露的皮肤除棘细胞间有免疫球蛋白 G 和 C3 沉积外,表皮基底膜带有免疫球蛋白 G 和 C3 呈线状沉积。

2.间接免疫荧光检查

本病活动期 90%以上的患者有循环的抗表皮间基质的天疱疮抗体,主要为免疫球蛋白 G,有时为免疫球蛋白 M、免疫球蛋白 A。用人的正常皮肤和猴的食管比用豚鼠食管做检查底物好,后者会产生假阴性。天疱疮抗体滴度与疾病的严重程度和活动性大体上相平行。

无活动性皮损时,血清天疱疮抗体阴性,病变复发前 2～4 周,天疱疮抗体滴度可先升高。临床症状改善后滴度可以下降或转阴性,但并非判断疾病严重程度的唯一指征。天疱疮抗体也可见于烧伤、Lyell 中毒性表皮坏死松解症、青霉素药疹等,此种抗体滴度低,在体内不能与表皮棘细胞间基质结合,不引起组织损伤。

(五)电子显微镜观察

寻常型天疱疮皮损早期表现为桥粒发生溶解、细胞间隙变宽,细胞相互分离后,细胞内核周的张力丝收缩,从桥粒附着板处脱落,最后桥粒消失。

落叶型天疱疮皮损早期改变是张力丝从桥粒致密板上收缩,以后桥粒减少或不存在。

五、鉴别诊断

(一)大疱性类天疱疮

此病多见于中老年人,好发于躯干、四肢伸侧、腋窝和腹股沟,在红斑、水肿性红斑或正常皮肤上发生水疱或大疱,疱壁较厚、不易破,尼氏征阴性,疱破后呈糜烂面,愈合后有色素沉着斑。少数患者可在口腔、咽喉、外阴等黏膜处出现水疱和糜烂,自觉瘙痒、烧灼感,病程较长,反复发作。其他临床类型有小疱型、多形型、局限型、结节型、增殖型等。可通过组织病理学及直接免疫荧光检查进行鉴别。

(二)重症型多形红斑

本病是一种病因不明的急性炎症性疾病,多认为与感染和变态反应有关。典型皮损为中间有靶形或虹膜状损害的圆形水肿性红斑,可见红斑、水疱、大疱和/或黏膜糜烂。常见于儿童及年轻人,起病急骤,有较重的前驱症状如发热、头痛、咽痛、关节肌肉疼痛等。可根据组织病理学检查进行鉴别。

六、辨证论治

(一)毒热炽盛证

症状:发病急骤,水疱迅速扩展、增多,糜烂面鲜红或上覆脓液,灼热痒痛;伴身热口渴、烦躁不安、便干溲赤;舌质红绛,苔黄,脉弦滑或数。

治则:清热解毒,凉血清营。

方剂:犀角地黄汤合黄连解毒汤加减。

药物:水牛角、生地黄炭、金银花炭、莲子心、黄连、白茅根、天花粉、栀子、生石膏、紫花地丁、甘草。

加减:高热者,加玳瑁;大便干燥者,加大黄。

(二)心火脾湿证

症状:燎浆水疱,新起不断,疮面色红,口舌糜烂,皮损较厚或结痂而不易脱落,疱壁紧张,潮红明显;伴见倦怠乏力、心烦口渴、腹胀便溏、小便短赤;舌质红,苔黄或黄腻,脉数或濡数。

治则:泻心凉血,清脾除湿。

方剂:清脾除湿饮加减。

药物:茯苓皮、白术、黄芩、栀子、泽泻、茵陈、枳壳、生地黄、麦冬。

加减:心火炽盛者,加黄连、莲子心;口腔糜烂者,加金莲花、金雀花、藏青果、金果榄;大便干燥者,加大黄。

(三)脾虚湿蕴证

症状:疱壁松弛,潮红不著,皮损较厚或结痂而不易脱落,糜烂面大或湿烂成片;伴口渴不欲饮、恶心欲吐、倦怠乏力、腹胀便溏;舌质淡胖,苔白腻,脉沉缓。

治则:清热解毒,健脾除湿。

方剂:除湿胃苓汤合参苓白术散加减。

药物:茵陈、猪苓、车前草、茯苓皮、黄芩、冬瓜皮、泽泻、黄柏、枳壳。

加减:皮损色红者,加牡丹皮、赤芍;便干者,加大黄;痒甚者,加白鲜皮。

(四)气阴两伤证

症状:病程日久,已无水疱出现,疱干结痂,干燥脱落,瘙痒入夜尤甚,或遍体层层脱屑,状如落叶;伴口干咽燥、五心烦热、汗出口渴、不欲多饮、神疲无力、气短懒言;舌质淡红,苔少或无苔,脉沉细数。

治则:益气养阴,清解余毒。

方剂:解毒养阴汤加减。

药物:南沙参、北沙参、玄参、佛手参、天冬、麦冬、玉竹、金银花、蒲公英、石斛、丹参、西洋参(另煎兑服)。

加减:痒甚者,可加刺蒺藜、当归。

第四节 银 屑 病

一、概述

中医学称银屑病为白疕,因脱屑如松皮又名松皮癣。此外,因其皮损处如牛皮,俗称牛皮癣。银屑病是一种遗传与环境共同作用诱发的免疫介导的慢性、复发性、炎症性、系统性疾病,临床表现为鳞屑性红斑或斑块,局限或广泛分布。银屑病可合并关节损害及系统疾病,严重影响患者的生活质量。

二、病因及发病机制

(一)中医病因、病机

中医认为银屑病为内外因素共同作用的结果,内因有情志内伤、饮食不节、先天禀赋不足、病后体虚等;外因多为风、寒、湿、热之邪侵及肌肤。先天、外感、内生、转化等邪气可潜伏于络,导致水湿停滞,郁而化热,气机不畅,气血失和,从而发病。湿热内蕴为本病的核心病机,气滞血瘀为本病起始病机。气滞血瘀,瘀阻络脉,导致血瘀;瘀而化热,形成血热;瘀热壅盛而生毒,造成热毒;血热毒邪耗伤营血,夺津灼液,又血瘀阻络脉,化燥生风;又风燥久羁形成血燥;或致气机壅滞。因此,瘀热血毒为银屑病发病的核心病机。

(二)西医病因及发病机制

虽然银屑病的确切病因尚未完全阐明,但遗传、免疫与环境因素在银屑病的

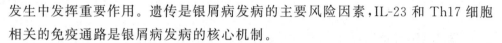

发生中发挥重要作用。遗传是银屑病发病的主要风险因素，IL-23 和 Th17 细胞相关的免疫通路是银屑病发病的核心机制。

1.遗传因素

流行病学研究和遗传学研究均提示银屑病有遗传倾向。31.26％银屑病患者有家族史，一级亲属和二级亲属的遗传度分别为 67.04％和 46.59％。父母一方患银屑病时，其子女的发病率约为 20％；父母双方患银屑病时，其子女的发病率高达 65％。同卵双生子发病一致性为 65％～72％，而异卵双生子仅为 15％～30％。有研究团队发现了 38 个银屑病易感基因，占全球已发现银屑病易感基因的 38％，证实了 IL 在银屑病核心机制（IL-232 和 Th17）中的作用。目前已发现的银屑病易感位点有 PSORS1～15（其中 PSORS9 为中国汉族人群所特有），已被确认的银屑病易感基因有 *IL-12B*、*IL-15*、*IL-23R*、*LCE38/3C/30*、*IL-23A*、*IL-17A*、*TNFAIP3* 等 80 多个，脓疱型银屑病与 IL-36 基因位点相关，关节病型银屑病与 *HLA-B** *27* 等位点相关。

2.环境因素

环境因素在诱发、复发或加重银屑病过程中发挥重要作用，包括感染、精神紧张、抽烟、酗酒、某些药物反应等。点滴状银屑病发病常与咽部急性链球菌感染有关。精神紧张（如应激、睡眠障碍过度劳累）可致银屑病发生加重或复发，精神紧张缓解后病情也随之减轻，创伤（如手术、烫伤、灼伤或皮擦伤）可使受损局部发生同形反应而诱发银屑病。

3.免疫因素

T 细胞、树突细胞、中性粒细胞和角质形成细胞等多种细胞，通过肿瘤坏死因子-α、干扰素-γ、IL-17 和 IL-22 等细胞因子，引起银屑病特征性变化，包括血管生成、中性粒细胞浸润。活化的树突细胞等可产生 IL-12 和 IL-23，诱导 Th1、Th17 和 Th22 细胞活化或增殖，产生肿瘤坏死因子-α、IL-17 和 IL-22 等细胞因子，刺激角质形成细胞过度增殖及产生相关的细胞因子和趋化因子，形成了炎症循环，其中 IL-23 和 Th17 细胞发挥了核心作用，IL-23 可促进 Th17 细胞产生 IL-17，IL17 家族中 IL-17A 与银屑病发病机制最为密切。肿瘤坏死因子-α 可促进多种炎症细胞因子趋化因子和血管黏附分子等，并放大 IL-17 等细胞因子效应。干扰素-γ 可促进 IL-23 和 Th17 的反应。IL-15 和 IL-23 可协同刺激 Th17 细胞反应。此外，IL-17A 可通过激活 STAT1 和 STAT3 通路促进角蛋白 K17 表达，参与银屑病发病。上述免疫分子与相应的细胞膜受体结合后，通过 JAK、PDE4 等信号通路传递，引起银屑病尤其是关节病型银屑病的发病。

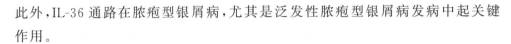

此外,IL-36 通路在脓疱型银屑病,尤其是泛发性脓疱型银屑病发病中起关键作用。

三、临床表现

银屑病的分型主要包括寻常型、脓疱型、红皮病型、关节病型银屑病和银屑病共病。

(一)寻常型银屑病

寻常型银屑病分为点滴状和斑块状银屑病。

1.点滴状银屑病

点滴状银屑病多发生于 30 岁以下的个体,皮疹初发呈向心性分布,多位于躯干和四肢近端,临床表现为 1~10 mm 境界清晰的红色丘疹、斑丘疹,色泽潮红,覆以少许鳞屑。点滴状银屑病多有自限性,但也有一定比例的个体可能发展为慢性斑块状银屑病。点滴状银屑病可能是银屑病的首发表现,也可能是斑块状银屑病的急性加重。

2.斑块状银屑病

斑块状银屑病占银屑病的 80%~90%,是银屑病最常见的表现形式。斑块状银屑病表现为界限清楚的红色斑块,直径 1 到数厘米,数量不一,可少量散在分布,也可多发,小斑块融合成大斑块,甚至覆盖全身。皮疹通常好发于头皮、躯干部、臀部和四肢伸侧面,斑块表面通常干燥,脱屑明显,轻刮表面鳞屑,犹如蜡滴,称为蜡滴现象;刮去表面白色鳞屑后,可露出一层淡红发亮的半透明薄膜,称为薄膜现象;再继续刮除薄膜,可见小出血点,称点状出血现象。部分斑块状银屑病也可单独发于头皮,由于头皮皮损鳞屑较厚,常超出发际,皮损处毛发由于厚积的鳞屑紧缩而成束状,犹如毛笔,称为束状发。

(二)脓疱型银屑病

脓疱型银屑病又分为局限性和泛发性。

1.局限性脓疱型银屑病

局限性脓疱型银屑病通常局限于掌跖或肢端,伴或不伴有经典的斑块状皮损,包括掌跖脓疱病和连续性肢端皮炎 2 个类型。

(1)掌跖脓疱病:仅发生于掌跖,多对称分布,是以红斑基础上成簇无菌性表皮内脓疱为特征的慢性复发性疾病,以成年发病为主,年龄 20~60 岁,儿童很少累及,且女性患者较多见,仅 10%~30% 为男性。10%~25% 的病例有银屑病家族史。半数患者在皮疹加剧前有严重的掌跖瘙痒,少数有疼痛和肿胀,一般无系统症状。

(2)连续性肢端皮炎:发病前常有局部外伤史,好发于中年人,但老幼均可累及,女性多见,以指、趾部无菌性脓疱为特征,除有灼痛、瘙痒感外,一般无系统症状。甲损害是连续性肢端皮炎的关键特征。本病可伴有口腔黏膜病变,表现为沟状舌或地图舌。同时,也存在连续性肢端皮炎反复发作而转变为泛发性脓疱型银屑病,却不伴有寻常型银屑病皮损的情况。

2.泛发性脓疱型银屑病

泛发性脓疱型银屑病有5个临床类型:急性泛发性脓疱型银屑病、妊娠期泛发性脓疱型银屑病、婴幼儿脓疱型银屑病、环状脓疱型银屑病及泛发性脓疱型银屑病的局限型。

(1)急性泛发性脓疱型银屑病:成人发病前多伴有寻常型银屑病病史,而儿童发病前多无寻常型银屑病病史。急性期体温可达40 ℃,与皮损进展密切相关。由于患者个体化差异较大,可有不同程度的食欲缺乏、恶心、寒战、发热、关节疼痛或肌痛、肝脾大、白细胞计数增多、C反应蛋白升高等全身中毒症状。随着疾病进展,在红斑基础上逐渐出现广泛而密集分布的无菌性脓疱,伴触痛,皮损累及全身,以躯干为主。部分患者可伴地图舌、沟状舌等,其他部位黏膜及甲亦可累及。慢性期如无新发脓疱,红斑逐渐转至正常肤色,一般2周后病情自然缓解。

(2)妊娠期泛发性脓疱型银屑病:又称为疱疹样脓疱病,既往认为是一种独立且罕见的妊娠期皮肤病,目前国内外观点均认为这可能是泛发性脓疱型银屑病的一种特殊类型。妊娠时反复发作是本病的特点,多发生于妊娠中晚期,也可于产褥期发病,病程多持续至婴儿出生或出生后数周。临床和组织病理学表现与急性泛发性脓疱型银屑病相似。起病时,常伴发高热、寒战等系统症状,甚至可因心力衰竭、体温调节障碍或肾衰竭致死。若病情持续加重、病程延长,则可能增加胎盘功能不全致死胎或新生儿死亡的风险。本型皮疹好发于腹股沟、腋窝、乳房下、脐窝等褶皱部位,此后泛发至全身,同时有黏膜及指(趾)甲病变。

(3)婴幼儿脓疱型银屑病:本型临床表现可呈环状或急性泛发性脓疱型。与成人相似,常伴高热等系统症状,甲及黏膜受累者较成人少。少数患儿因临床表现不典型而被误诊为脂溢性皮炎或尿布皮炎。

(4)环状脓疱型银屑病:本型起病阶段以环状皮损为特征,在进展阶段,红斑、鳞屑和脓疱持续出现,亚急性或慢性病程。当皮损缓慢消退后,边缘遗留鳞屑,一般无系统症状。

(5)泛发性脓疱型银屑病的局限型:本型最常见的诱因是银屑病皮损在治疗过程中受到糖皮质激素、维A酸类药物、维生素 D_3 衍生物及其他外用药物(包括煤焦油、蒽林等)等的刺激,导致原皮损加重。

(三)红皮病型银屑病

红皮病型银屑病是一种少见的重症银屑病,多由银屑病在急性期某些因素刺激或治疗不当诱发,少数由银屑病急性加重演变而来。临床表现为全身弥漫性潮红、浸润肿胀并伴有大量糠状鳞屑,红斑几乎覆盖整个体表。

(四)关节病型银屑病

关节病型银屑病又称银屑病关节炎。多数病例关节症状继发于皮损后,也有少数病例关节症状先于皮损或与皮损同时发生。关节损害可轻可重,与皮损无直接相关性。常累及手足小关节,也可累及四肢大关节,少数可累及骶髂关节及脊柱。可出现滑膜和邻近软组织炎症、附着点炎、指趾炎、新骨形成及严重骨溶解等。受累关节可表现为肿胀、疼痛、晨僵及关节活动受限等,严重者可出现关节畸形。病情迁延,易复发,晚期可出现关节强直,导致残疾。甲改变是关节病型银屑病的典型特征,常表现为点状凹陷、甲剥离、甲下角化过度等,点状凹陷是关节病型银屑病远端指间关节受累的特征性表现。

关节病型银屑病可分为5种临床类型,包括远端指(趾)间关节炎型、非对称性少关节炎型、对称性多关节炎型、破坏性关节炎型及脊柱关节炎型。在疾病的进程中各型关节炎间可相互转化,也可合并出现。

1.远端指(趾)间关节炎型

此型是关节病型银屑病的早期表现形式,约占5%,病变以累及远端指(趾)间关节为主,常伴指(趾)炎和银屑病甲病变。

2.非对称性少关节炎型

非对称性少关节炎型又称单关节炎,约占70%,以手足远端或近端指(趾)间关节、掌指关节散在受累为主,受累关节数≤4个,分布多不对称。

3.对称性多关节炎型

此型病变以近端指(趾)间关节为主,也可累及远端指(趾)间关节及腕、肘、膝和踝等大关节,约占15%,受累关节数>4个,关节侵蚀程度较高。

4.破坏性关节炎型

此型是关节病型银屑病的严重类型,约占5%,主要累及指、趾和掌指(跖趾)关节。骨溶解严重可引起指、趾缩短畸形,即望远镜征。关节可强直、畸形,发生破坏性关节炎型者往往起病年龄更小。

5.脊柱关节炎型

脊柱关节炎型又称中轴病变,其发生率约为40%。男性患者为女性患者的3~5倍。主要临床特征与强直性脊柱炎相似,以脊柱和骶髂关节病变为主,但关节病型银屑病的病变多为非对称性,骶髂关节炎与新骨形成相对少见,可有椎旁骨化和形态各异的骨桥。患者可伴有严重的甲剥离和炎症性肠病。

(五)其他类型银屑病

1.甲银屑病

高达90%的关节病型银屑病有甲改变,尤其是远端指(趾)关节受累。甲银屑病损害形态取决于受累部位,甲母质顶端受累导致甲凹点,中部受累导致白甲,全部受累可致红色甲弧影或重度甲营养不良;甲床受累可致油滴征、甲下角化过度和裂片状出血;远端甲床和甲下皮受累导致甲剥离,近端甲皱襞受累可致甲沟炎。

2.反向银屑病

反向银屑病又称间擦银屑病,是一种发生于特殊部位的银屑病,低龄儿童、掌跖银屑病患者多见。皮损累及腋窝、乳房下褶、腹股沟、臀间沟、生殖器、会阴部、肘窝、脐窝、腘窝等皮肤皱褶区域,可仅限于皱褶部,也可同时累及伸侧。

(六)银屑病共病

银屑病除皮肤症状外,患者常合并其他系统性疾病,如心血管疾病、代谢性疾病、肝肾疾病、自身免疫性疾病、心理疾病等,这些与银屑病显著相关的疾病称为银屑病共病。目前认为共同的遗传背景、重叠的慢性炎症过程及异常的免疫调节机制可能是银屑病并发多种共病的基础。

四、诊断

诊断主要依据皮疹特点,同时还要结合病史资料,包括发病情况、演变及消长规律、伴随症状、治疗反应等,既往史和家族史具有重要参考价值,必要时还须借助皮肤镜、影像技术等辅助检查帮助确诊,皮肤组织病理学检查表现对于银屑病确诊有重要的诊断价值。

(一)诊断检查

1.影像学检查

(1)皮肤镜检查:寻常型银屑病的典型皮肤镜特征为红色背景上均匀分布的

点状、球状血管,伴弥漫分布的白色鳞屑,当放大>50倍时,点状、球状血管表现为丛集的毛细血管或肾小球样血管。其他血管形态包括发夹状、环状、逗号样和不典型血管,其中发夹状和环状血管对头皮银屑病诊断有较高敏感性和特异性。掌跖脓疱病表现与寻常型银屑病类似,但点状、球状血管沿皮纹分布。甲银屑病皮肤镜特征包括点蚀征、油滴征、裂片形出血、甲床毛细血管扩张、甲板增厚、甲剥离和甲变色。

(2)皮肤共聚焦显微镜:寻常型、红皮病型和脓疱型银屑病皮损的反射子、聚焦显微镜表现相似。角化过度、角化不全表现为角质层内折光不均匀的颗粒,分布较均匀。Munro微脓肿表现为角质层分叶核炎症细胞浸润,动态扫描时具有闪烁感或流动感,该结构对银屑病的诊断具有较高的特异性及敏感性,且角化不全、Munro微脓肿是银屑病的客观诊断指征。银屑病样增生表现为紧挨的环形表皮突包绕真皮乳头,大小较均一,分布较密集,真皮乳头内毛细血管扭曲扩张,血管数目增多(1个视野内至少2个真皮乳头均可见2个以上血管有诊断意义)。银屑病样增生、真皮乳头血管扭曲扩张易受扫描深度和操作者主观因素的影响。

(3)皮肤B超检查:银屑病斑块皮损的高频超声图像显示出三层结构,①对应角质层局部过度角化和角化不全的高回声带;②对应延长的表皮突和真皮乳头水肿改变的低回声带;③对应真皮网状层改变显示高回声带。银屑病的严重程度与表皮突和真皮乳头之间的低回声带相关。银屑病皮损高频超声检测图像无显著特异性,暂不作为银屑病的直接诊断及分期手段,临床上主要用于疗效评价。

(4)常规X线检查。①手足关节病变:银屑病关节炎患者软骨丢失常引起手足远端指间和近端指间关节的间隙狭窄;关节边缘骨侵蚀形成鼠耳征,广泛侵蚀破坏软骨下骨,导致关节间隙增宽。指骨末端可以变得尖锐,形成笔尖-笔帽征,也可以导致远端指骨骨质溶解、吸收,患者常伴随严重的甲病变。银屑病关节炎患者远端趾骨常受累,伴骨硬化、附着点炎、骨膜炎和软组织肿胀,严重者发生关节脱位;跟腱附着点的跟骨侵蚀和骨质增生形成不规则骨刺。②其他外周关节病变:银屑病关节炎患者肩、肘、膝和踝关节受累常不对称,软骨损害普遍存在,伴邻近骨侵蚀和骨增生改变;在肩袖、喙锁韧带、髌韧带、坐骨结节和股骨粗隆附着处可见骨刺形成。③脊柱病变:主要表现为不对称的骶髂关节炎,软骨下骨发生硬化、骨质破坏,最终关节间隙狭窄和关节内骨性强直。骶骨和髂骨之间可发生韧带骨化,以及非边缘性和不对称的韧带骨赘、

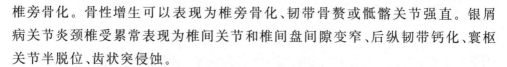

椎旁骨化。骨性增生可以表现为椎旁骨化、韧带骨赘或骶髂关节强直。银屑病关节炎颈椎受累常表现为椎间关节和椎间盘间隙变窄、后纵韧带钙化、寰枢关节半脱位、齿状突侵蚀。

(5)计算机断层扫描检查:计算机断层扫描检查能显示 X 线平片难以发现的细微结构和软组织异常,能更好地评价骨关节病变。关节型银屑病计算机断层扫描影像学征象是骨质破坏与增生并存,其中关节旁新骨形成具有特征性。其他表现包括关节间隙缩窄、消失甚至融合,关节面下骨质毛糙、破坏;关节周围骨质疏松、增生硬化或新骨形成;关节变形、半脱位或脱位,关节强直。掌指关节显微计算机断层扫描下,关节骨质破坏呈 O 形。

(6)磁共振成像检查:磁共振成像检查软组织分辨率高,能发现早期关节损害,对软组织有分辨优势。关节型银屑病的周围关节磁共振成像检查表现包括附着点炎、腱鞘滑膜炎、关节周围炎、软组织水肿、骨髓水肿、骨质破坏和增生,其中软组织水肿具有高度特异性。脊柱关节病变主要是骶髂关节炎和脊柱炎常见,磁共振成像检查表现包括骨髓水肿、骨质破坏、韧带骨化、骨质增生和脂肪化生,晚期可见关节强直。

2.组织病理学检查

表皮角化过度,融合性角化不全,有时在角质层或角质层下可见中性粒细胞聚集形成的 Munro 微脓肿,颗粒层减少或消失,棘细胞明显增生,棘层增厚,表皮突延长呈细长的棒槌状,且向下延伸。局部可见灶性细胞间水肿。真皮乳头上延,上方棘层变薄,颗粒层常消失;真皮乳头水肿,其中毛细血管迂曲、扩张、向上延伸到乳头顶部,血管周围可见淋巴细胞、组织细胞浸润。

3.实验室检查

实验室检查对各型银屑病的诊断缺乏特异性,但能帮助判断疾病活动性、合并症和药物不良反应的发生情况,以及用于用药前筛查。外周血中性粒细胞与淋巴细胞比值可作为评价病情活动的客观参考指标,活动期外周血中性粒细胞与淋巴细胞比值高于消退期及稳定期,活动期 C 反应蛋白、红细胞沉降率均高于非活动期。

(二)各型银屑病诊断标准

根据银屑病不同类型的皮疹特点、好发部位、是否合并全身症状、发病与季节的关系等可以诊断。

1.寻常型银屑病

(1)点滴状银屑病发病前常有急性扁桃体炎、上呼吸道感染病,多发生于青少年。实验室检查可出现外周血白细胞计数及中性粒细胞比例升高、抗 O 升高等异常。

（2）斑块状银屑病主要依据临床表现进行诊断，可见暗红色斑块或浸润性红斑，上附白色、银白色鳞屑，可有蜡滴现象、薄膜现象、点状出血现象。

2.脓疱型银屑病

本型主要依据临床表现及病史进行诊断，包括病情进展、伴随症状及治疗反应等，其中既往史和家族史具有重要参考价值。必要时需借助辅助检查帮助确诊。根据临床经验并结合国内、国际上的指南和共识，建议脓疱型银屑病的诊断可参考以下几点：①原发的无菌性脓疱；②伴发或不伴发系统症状；③伴发或不伴发寻常型银屑病；④复发至少 1 次或病程持续（＞3 个月）。

掌跖脓疱病仅发于掌跖，一般病程＞3 个月，表现为红斑基础上的无菌性脓疱，常对称分布，反复发作，一般无系统症状。连续性肢端皮炎有外伤史，皮损好发于指（趾）末节皮肤，损害为无菌性小脓疱，进展缓慢，呈匐行性蔓延，多数患者累及指（趾）甲，病程＞3 个月。对于不典型病例，需借助组织病理学检查进行诊断。无论掌跖脓疱病还是连续性肢端皮炎，伴寻常型银屑病或银屑病家族史都是其间接的诊断依据。

妊娠期泛发性脓疱型银屑病和婴幼儿脓疱型银屑病多根据其特定的发病年龄和妊娠相关检测诊断。环状脓疱型银屑病需注意其诱发因素，精神因素（焦虑、紧张等心理应激）、睡眠障碍、过度劳累等可致疾病的发生、加重或复发。

3.红皮病型银屑病

本型皮损特点详见上文临床表现。红皮病型银屑病多为银屑病在急性期某些因素刺激或治疗不当的情况下被诱发，因此会出现皮肤表面大量角蛋白脱失，导致体温调节功能改变，患者常伴有全身症状如发热、畏寒等不适，并伴表浅淋巴结肿大、低蛋白血症等。

4.关节病型银屑病

根据是否存在关节病变，结合皮损进行诊断。目前，CASPAR 分类诊断标准较为通用，具有较高的敏感性和特异性。该标准对存在关节脊柱或肌腱端炎症性关节病的患者进行评估，以下 5 项中得 3 分者即可诊断关节病型银屑病。

（1）有银屑病证据：①皮肤科、风湿科医师发现银屑病皮肤损害的现病史（2 分）；②患者本人，以及皮肤科、风湿科医师或其他有资质的医护人员证实曾有患银屑病的个人史（1 分）；③患者诉一级或二级亲属中有银屑病的家族史（1 分）。

（2）体检发现典型的银屑病甲改变（1分）。

（3）类风湿因子阴性（1分）：检测可用凝胶法之外的其他任何方法，最好采用酶联免疫吸附试验或比浊法。

（4）指（趾）炎：①整个手指（足趾）肿胀的现病史（1分）；②风湿科、皮肤科医师记录的指（趾）炎既往史（1分）。

（5）近关节端新骨形成放射学证据（1分）：手足X线片可见关节边缘边界不清的骨化（需排除骨赘）。

(三)严重分级适用指标

1.银屑病严重度指数

这是临床上银屑病严重程度评估的最常用的指标，也广泛应用于评价治疗效果，①面积评分及临床严重程度评分（表7-3）；②评分标准（表7-4）。

表7-3　皮损面积及严重程度评分

	红斑(E)	鳞屑(D)	浸润(I)	面积(A)
0 无	无红斑	表面无鳞屑	皮损和正常皮肤齐平	0%
1 轻	淡红色	少数皮损的表面覆有鳞屑,主要是细微的鳞屑	皮损略高于正常的皮肤表面	<10%
2 中	红色	大部分皮损的表面大部分都覆有鳞屑,鳞屑呈片状	中等度凸起,斑块的边界是圆或者斜坡形	10%~29%
3 重	深红色	几乎所有皮损的表面覆有鳞屑,鳞屑厚且呈层	皮损相对肥厚,凸起较明显	30%~49%
4 极重	红色极深	所有皮损表面都覆有厚鳞屑且呈层	皮损的高度增厚,起非常明显	50%~69%
5				70%~89%
6				90%~100%

表7-4　评分标准

部位	评分
头部	0.1×(Eh+Dh+Ih)×皮损面积
上肢	0.2×(Eu+Du+Iu)×皮损面积
躯干	0.3×(Et+Dt+It)×皮损面积
下肢	0.4×(Ei+Di+Ii)×皮损面积
总分	上述4个部位的总和

注:E=红斑,D=鳞屑,I=浸润,A=皮损面积。h、u、t、i分别代表头部、上肢、躯干、下肢。

2.皮损体表面积

将患者单个手掌面积定义为人体表面积的 1%,评估患者全身皮损总和达到多少个手掌面积。

3.医师主观评价指数

根据患者的红斑、鳞屑和斑块浸润整体情况进行评分,①红斑,依据无红斑(可有色素沉着)、轻微、淡红、中度红色、亮红色、深红色分为 0~5 分;②鳞屑,依据无鳞屑、极轻微细小鳞屑、轻度细鳞屑、中度粗糙鳞屑、重度非黏性鳞屑、极重度黏着性鳞屑分为 0~5 分;③浸润,依据无隆起、极轻度、轻度、中度、中度、极重度隆起分为 0~5 分。将 3 项数值之和除以 3,四舍五入后得到医师主观评价指数评分。

4.皮肤病生活质量指数

评估上一周内患者主观认为疾病对生活质量所造成的影响(表 7-5)。

表 7-5 皮肤病生活质量指数

	极其严重	严重	轻微	没有
1.您是否有皮肤"发痒"或"疼痛"的感觉?				
2.您是否因为皮肤问题而产生"尴尬""沮丧""难过"?				
3.您的皮肤问题是否影响您逛街买东西、打理家务?				
4.您是否因为皮肤不适而选择不同或特殊的衣服、鞋子?				
5.您的皮肤问题是否影响您的社交、外出活动、或娱乐?				
6.您是否因为皮肤问题而影响您做体育运动?				
7.您的皮肤问题是否影响您工作或者读书?□否□是				
如果"是";您的皮肤问题在您工作或读书方面造成的问题有多大?				
8.您的皮肤问题是否影响您和配偶或者好朋友、亲戚之间的关系?				
9.您是否因为皮肤问题影响性生活?□不适用				
10.您的皮肤问题是否造成日常生活上的不便?				

注:每个问题均采用 4 级计分法,3 分=极其严重,2 分=严重,1 分=轻微,0 分=没有。

总分 0~30 分,分值越高,生活质量越差。

总得分 0~1 分=无影响,2~5 分=轻度影响,6~10 分=中度影响,11~20 分=重度影响,21~30 分=极严重影响。

五、鉴别诊断

(一)头皮脂溢性

银屑病皮炎局限于头部且症状不典型者,即头皮银屑病,需与头皮脂溢性皮炎鉴别。头皮脂溢性皮炎损害边缘不鲜明,基底浸润较轻,鳞屑少而薄,呈油腻性,带黄色,刮除后无点状出血。好发于头皮、胸、背、项及面部等部位,无束状发及点状出血,身体其他部为无银屑病损害。

(二)玫瑰糠疹

玫瑰糠疹好发于躯干及四肢近端,为多数椭圆形小斑片,其长轴沿肋骨及皮纹方向排列,鳞屑细小面薄。病程仅数周,消退后不易复发。

(三)扁平苔藓

扁平苔藓皮疹为紫红色的多角形扁平丘疹,密集成片状或带状,表面有蜡样光泽,可见网状纹理,鳞屑薄而紧贴,不易刮除,常有剧烈瘙痒。

(四)毛发红糠疹

在斑片周围常能见到毛囊角化性丘疹,其损害表面覆盖密集的细小鳞屑,不易剥脱,掌跖部往往有角化过度。

(五)甲癣

甲癣先自游离缘或侧缘发病,甲屑内可查到真菌,同时可伴有手足癣。

六、治疗

(一)辨证论治

1.血热内蕴证

症状:皮疹多呈点滴状,发展迅速,颜色鲜红,层层银屑,瘙痒剧烈,抓之血露;伴口干舌燥、咽喉疼痛、心烦易怒、大便干燥、小便黄赤;舌质红,苔薄黄,脉弦滑或数。

治则:清热凉血,解毒消斑。

方剂:犀角地黄汤加减,犀角改羚羊角粉。

药物:羚羊角粉、生地黄、牡丹皮、赤芍。

加减:咽喉肿痛者,加板蓝根、山豆根、玄参;因感冒诱发者,加金银花、连翘;大便秘结者,加生大黄。

2.血虚风燥证

症状:病程较久,皮疹多呈斑片状,颜色淡红,鳞屑减少,干燥皲裂;自觉瘙痒,伴口咽干燥;舌质淡红,苔少,脉沉细。

治则:养血滋阴,润肤熄风。

方剂:当归饮子加减。

药物:当归、白芍、生地黄、白蒺藜、防风、荆芥、何首乌、黄芪、炙甘草。

加减:脾虚者,加白术、茯苓;风盛瘙痒明显者,加白鲜皮、刺蒺藜、全蝎。

3.气血瘀滞证

症状:皮损反复不愈,皮疹多呈斑块状。鳞屑较厚,颜色暗红;舌质紫暗有瘀点、瘀斑,脉涩或细缓。

治则:活血化瘀,解毒通络。

方剂:桃红四物汤加减。

药物:桃仁、熟地黄、当归、白芍、红花、川芎。

加减:病程日久,反复不愈者,加土茯苓、白花蛇舌草、全蝎、蜈蚣;皮损肥厚色暗者,加三棱、莪术;月经色暗、经前加重者,加益母草、泽兰。

4.湿毒蕴阻证

症状:皮损多发生在腋窝、腹股沟等皱褶部位,红斑糜烂,痂屑黏厚,瘙痒剧烈;或为掌跖红斑、脓疱、脱皮,可伴关节酸痛、肿胀及下肢沉重;舌质红,苔黄腻,脉滑。

治则:清利湿热,解毒通络。

方剂:草薢渗湿汤加减。

药物:草薢、滑石、生薏苡仁、茯苓、通草、泽泻、生甘草。

加减:脓疱泛发者,加蒲公英、紫花地丁、半枝莲;关节肿痛明显者,加羌活、独活、秦艽、忍冬藤;瘙痒剧烈者,加白鲜皮、地肤子。

5.火毒炽盛证

症状:全身皮肤潮红、肿胀、灼热痒痛,大量脱皮,或有密集小脓疱;伴壮热、口渴、头痛、畏寒,大便干燥,小便黄赤;舌红绛,苔黄腻,脉弦滑数。

治则:清热泻火,凉血解毒。

方剂:清瘟败毒饮。

药物:生石膏、生地黄、知母、水牛角、牡丹皮、赤芍、玄参、黄连、栀子、黄芩、连翘、桔梗、竹叶、甘草。

加减:寒战高热者,加生玳瑁;大量脱皮,口干唇燥者,加玄参、天花粉、石斛;大便秘结者,加生大黄。

(二)掌六合三针

组方:艮卦、兑卦、坤卦。

本病核心病机为湿热内蕴,因此取艮卦、坤卦应脾胃,具有清热化湿之效。兑卦应肺可祛风透表,凉血散瘀。

七、病案

王某,男,40岁。

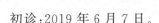

初诊：2019年6月7日。

主诉：全身鳞屑性红斑20余年，复发1年。

现病史：患者20年前皮肤出现红斑、鳞屑。自发病以来，皮损反复发作，时起时消，曾于多家医院就诊，用药治疗后仍反复发作，并逐渐加重，近几年基本放弃了治疗。1年前因情志变化，银屑病皮损突然泛发全身，伴有剧痒。

查体：头部发际处有散在鳞屑性红斑，发呈束状，躯干及四肢泛发大片状鳞屑性红斑，皮屑较厚，浸润明显，双下肢微肿。舌红苔薄黄，脉弦细。

西医诊断：银屑病。

中医诊断：白疕。

中医辨证：血热夹湿证。

治则：清热利湿，解毒活血，祛风止痒。

处方：湿热清加减。

掌六合三针组方：艮卦、兑卦、坤卦。

二诊：服上药14剂，患者皮损较前明显减轻，头皮鳞屑减少，仍瘙痒，躯干及四肢皮屑变薄，浸润不明显，色仍红，下肢有少量新发疹。纳可眠差，大便不成形。舌质红，苔薄黄，脉弦细。

处方：上方加白鲜皮21 g、炒白术30 g、炒酸枣仁30 g。水煎服，日1剂。

三诊：服上药28剂，皮损部分消退并留色素沉着斑。未消皮损明显变薄，患处可见散在红色斑点，少量皮屑，瘙痒消失。

处方：上方继服。

四诊：服上药21剂，皮损已基本消退，留色素沉着斑。

按语

中医学认为白疕因先天禀赋素弱，外邪侵蕴肌肤，初为热伏营血或湿热蕴阻，日久化燥或血行瘀阻。该病以肤起红斑，上覆银白色鳞屑，刮去鳞屑后见点状出血为表现。本病根源在血热，治疗关键在于清热凉血、透热转气。

艮卦应胃，具有清热化湿、调和气血、疏通经络等功效；兑卦应肺，具有开瘀通窍、清热凉血、散风止痒、祛风透表等功效；坤卦应脾，具有健脾和胃、清热化湿、通腑行气等功效。

第五节 痤 疮

一、概述

痤疮是一种好发于青春期,主要累及面部的毛囊皮脂腺单位慢性炎症性皮肤病。本病是青年或中年人常有的慢性皮肤病,常起病于青春期,为性激素合成增加的首发表现,通常只发生于面部、胸部及背部等皮脂溢出部位,也可发生于臀部。皮损往往有多种表现形式,除常有黑头粉刺外,还可有丘疹、脓疱、结节、囊肿及瘢痕。面部皮脂分泌旺盛时,有皮脂溢出。

二、病因及发病机制

(一)中医病因、病机

本病多发病于青春期男女,此期机体阳气旺盛,易化热。外感风热、饮食不节、情志内扰等病因,导致气机不畅,水液停滞。湿与热结,致使机体湿热内蕴。热性炎上,上熏头面,久者湿热互结而出现结节、囊肿甚至瘢痕。

(二)西医病因及发病机制

1.病因

(1)遗传因素:有的患者有家族史,有人发现孪生子可同时发生痤疮,有的种族如黑种人的发病率似乎较低,可能是基因的影响。

(2)内分泌影响:青春期少年的性腺功能旺盛,睾丸、卵巢及肾上腺皮质易分泌性激素,雄激素促进皮脂腺分泌及表皮角化过程,而雌激素则相反。痤疮患者血液中雄激素水平和一般正常人相同,但皮脂腺对雄激素的反应较敏感。有人认为患处皮脂腺毛囊内含有较多的双氢睾酮,双氢睾酮由睾酮等雄性激素经 5α-还原酶的作用转变而成。

雄激素刺激皮脂腺分泌及毛囊上皮过度角化,大量皮脂腺分泌不能完全排泄,存积时渐浓缩,并和毛囊壁上大量脱落的角质上皮细胞混合而成皮肤表面略隆起的白头粉刺。半固体的皮脂使毛囊孔扩大,阻塞在毛囊孔的皮脂长期暴露于空气中逐渐氧化及干燥,皮脂中角质上皮细胞含有较多的黑素,因而暴露的皮脂较干且黑,于是生成黑头粉刺。

阻止皮脂腺分泌物由毛囊孔排泄的原因有多种,除了分泌量太大以外,还有分泌物太黏滞,角质层含水太少而干燥,毛囊孔因维生素 A 缺乏等原因而过度角化,导管口径变小或阻塞。上述原因均会妨碍皮脂和毛囊壁脱落的上皮细胞的排出。

滞留于毛囊的浓缩皮脂体积太大时,可以将毛囊壁涨破,所含的脂质、角蛋白及毳毛等物可进入附近的真皮及皮下组织,它们和微生物(尤其是丙酸痤疮杆菌)的混合物可导致促炎介质的释放和 Th 细胞、中性粒细胞、异物巨细胞的聚集,引发丘疹、脓疱、硬结及囊肿等损害。直到中年,皮脂量减少及毛囊易感性降低,才渐痊愈。

(3)感染:经常寄居于毛胞囊的腐生菌有凝酶阴性的白色葡萄球菌和表皮葡萄球菌及无害的卵圆糠状芽孢菌等,特别是痤疮丙酸杆菌常大量存在于粉刺内。痤疮丙酸菌原称为粉刺棒状杆菌,是一种产酸的厌氧性类白喉杆菌,在伍德灯(滤过带红外线)下发出橘红色荧光,痤疮患者血清中所含此菌的补体结合抗体滴定度高于一般正常人。这些微生物可释放出分解皮脂的溶脂酶,使皮脂中甘油三酯等水解而成游离脂肪酸和甘油,游离脂肪酸可刺激毛囊及其附近发生非特异性炎症反应,诱导产生趋化因子、补体及 IL-1 等炎症介质,吸引中性粒细胞,中性粒细胞再释放水解酶损伤毛囊壁并使其破裂,出现丘疹、脓疱、结节及脓肿。

(4)其他因素:①饮食对痤疮是有影响的,喜食油炸、辛辣或肥腻食物是痤疮发病的危险因素。②油性皮肤的皮脂腺分泌皮脂较其他类型皮肤多,也是导致痤疮的发生或加重的危险因素。③某些药物如雄激素、苯妥英钠、溴化物及碘化物等可引起痤疮样皮疹,也可使痤疮加重。糖皮质激素类药物的内用也可使面部和胸部等处发生痤疮样红丘疹,但不是真正的痤疮。④黏滞的煤焦油及沥青等矿物油类容易引起职业性痤疮或使痤疮加重;某些化妆品、发蜡及去污剂易堵塞毛孔,影响皮肤的正常代谢,可以促使痤疮发生或加重;含氯碳氢化合物能引起氯痤疮,也可使痤疮加重。⑤湿热季节中皮肤多汗,角质层因汗液浸泡而肿胀,可使毛囊孔缩小,而且天热时皮脂腺分泌旺盛,易引起毛囊口堵塞,因而痤疮往往在夏季加重。⑥揉捏挤压皮损常可损毁已经膨胀的易破的毛囊及皮脂腺,皮脂可从毛囊破裂处溢散到附近的真皮和/或皮下组织内而引起炎性反应,于是引起硬结、脓肿及囊肿等变化。

2.发病机制

痤疮发病机制仍未完全阐明,目前认为遗传背景下激素诱导的皮脂腺过度分泌脂质、毛囊皮脂腺导管角化异常、痤疮丙酸杆菌等毛囊微生物增殖及引起的免疫反应等与之相关。

遗传因素在痤疮尤其是重度痤疮发生中起到了重要作用;雄激素是导致皮脂腺增生和脂质大量分泌的主要诱发因素,其他如胰岛素样生长因子-1、胰岛素、生长激素等激素也可能与痤疮发生有关。

皮脂腺大量分泌皮脂被认为是痤疮发生的前提条件,但皮脂成分的改变如过氧化鲨烯、蜡酯、游离脂肪酸含量增加,不饱和脂肪酸比例增加及亚油酸含量降低等也是导致痤疮发生的重要因素;痤疮丙酸杆菌等毛囊微生物通过天然免疫和获得性免疫参与了痤疮的发生发展。

毛囊皮脂腺导管角化异常、炎症与免疫反应是痤疮的主要病理特征,且炎症反应贯穿了疾病的全过程。毛囊微生物和/或异常脂质通过活化 Toll 样受体进而产生 IL-1α 及其他有关炎症递质,IL-1α 目前认为是皮脂腺导管角化及微粉刺和粉刺形成的主要因素。随着疾病发展,皮脂大量聚集导致嗜脂及厌氧的痤疮丙酸杆菌进一步增殖,获得性免疫被激活。不断加重的炎症反应诱发毛囊壁断裂,皮脂、微生物及毛发等进入真皮,产生异物样反应。

三、临床表现

(一)寻常痤疮

寻常痤疮多发生于 15～30 岁青年男女,基本皮损是粉刺。封闭的粉刺是淡白色小结节,称为白头粉刺,周围偶然有红晕;开放的粉刺是黑头粉刺,黑色充塞物堵塞于扩张的毛囊孔内。粉刺开始出现于青春期,在少年期虽可有显著的白头及黑头粉刺,而炎症往往较轻,只有小丘疹及脓疱,随着年龄的增大,性激素水平的增高,除了粉刺外,还常有丘疹、结节、脓疱、脓肿、瘢痕及瘢痕样损害,往往其中的某几种皮损较显著。

皮损主要发生于多油的面部,也可出现于胸部上方、背部甚至臀部等处,轻的只有粉刺及丘疹,严重的可有巨大的脓肿。病程可持续多年之久,往往有时减轻,有时加重,常继发敏感性皮肤。通常在 25 岁左右开始缓解,到中年时期逐渐减轻,大多数在 45 岁后痊愈,可遗留萎缩性瘢痕或瘢痕样损害。患者一般没有自觉症状,炎症剧烈时可有疼痛及触痛。按主要的皮损形态可分为以下几种。

1.点状痤疮

黑头粉刺是痤疮的主要皮损,是堵塞在毛囊-皮脂腺口的乳酪状半固体,露在毛囊口外的部分发黑,如被挤出,很像小蠕虫。

2.丘疹性痤疮

粉刺发炎时,可以成为小米至豌豆大的坚硬丘疹,呈淡红至深红色。丘疹中央可有一个黑头粉刺或顶端未变黑的皮脂栓。

3.脓疱性痤疮

粉刺因继发性感染而成脓疱,可像豌豆大或更大,往往在丘疹的顶部,破溃后放出黏稠脓液,有时脓疱较深。

4.硬结性痤疮

发炎部位较深时,脓疱性痤疮可以发展成壁厚的结节,大小不等,呈淡红或紫红色。有的埋藏较深;有的显著高起而成半球形或圆锥形,长期存在或渐吸收;有的溃破而放出脓液,以后有显著的瘢痕形成。

5.萎缩性痤疮

丘疹或脓疱性损害破坏腺体后引起凹坑状萎缩性瘢痕,溃破的脓疱或自然吸收的丘疹及脓疱皆引起纤维变性及萎缩。

6.囊肿性痤疮

除了以上各型外,深部炎症也可成为巨大脓肿,有的含有较大的黑头粉刺,这些脓肿内常有带血的胶冻状脓液,炎症明显可伴疼痛,以后可以发生明显的瘢痕,有时成为瘢痕疙瘩。丘疹或脓疱性损害也可引起瘢痕疙瘩性皮损。

7.皮抓破性痤疮

皮抓破性痤疮常发生于因微小粉刺而心情紧张的青年,尤其是爱美及注意清洁的女青年,特别关注面部的微小粉刺,常在镜前挤擦、搔抓而引起皮肤抓破、血痂或形成瘢痕。有的在月经期前频繁挤抓,到月经期或月经期后痤疮才减轻,这种月经前痤疮往往出现于成年妇女,也常和精神紧张有关。

8.聚合性痤疮

这是最严重的一型,临床表现包括粉刺、丘疹、脓疱、脓肿、囊肿及溃破流脓的瘘管。有的患者即使愈合,也有显著的瘢痕。

(二)特殊类型痤疮

1.反常性痤疮

反常性痤疮又名化脓性汗腺炎,以重度痤疮、化脓性汗腺炎和头皮脓肿性穿掘性毛囊周围炎三联特征为临床表现,又称毛囊闭锁三联征。本病为常染色体显性遗传疾病,30%～40%的反常性痤疮患者具有家族史。

2.暴发性痤疮

暴发性痤疮指使少数患者病情突然加重,并出现发热、关节痛、贫血等全身症状的痤疮。

3.化学诱导性痤疮

化学诱导性痤疮包括药物和非药物因素,具有用药或接触史明确、起病急、皮损形态单一、超出皮脂溢出部位、常规抗痤疮治疗不佳的特点。化学诱导性痤疮的相关药物包括糖皮质激素、神经精神药物、抗结核药物、免疫调节剂、小分子靶向药等,临床表现以红色丘疹、脓疱为主,常无原发性粉刺;非药物因素包括接触矿物油类、卤素化合物、化妆品等,临床表现以粉刺多见。

四、诊断

好发于青少年,皮疹主要发生于颜面和胸背部,以黑头、白头粉刺,炎症性丘疹、脓疱为主要特点,易于诊断。

五、鉴别诊断

(一)玫瑰痤疮

玫瑰痤疮是一种主要累及面中部毛囊皮脂腺及血管的慢性炎症性皮肤病。此病多发生于中年女性,主要表现为以鼻部为中心的持续性红斑、毛细血管扩张,伴或不伴丘疹、脓疱,无原发粉刺,可有灼热、刺痛感。临床上依据亚型将玫瑰痤疮分为4型:红斑毛细血管扩张型、丘疹脓疱型、鼻赘型和眼型。不同亚型的临床表现可能存在重叠。

(二)颜面播散性粟粒性狼疮

颜面播散性粟粒性狼疮是一种少见的慢性炎症性肉芽肿性皮肤病。好发于中青年男女,临床主要表现为面中部,特别是眼睑周围,散在或成簇分布着粟粒至绿豆大小丘疹、结节,无原发粉刺及脓疱,无瘙痒及疼痛等自觉症状。

(三)酒渣鼻

酒渣鼻好发于中年,皮损多分布于鼻尖、鼻周、面颊,局部常伴有毛细血管扩张,晚期形成鼻赘。

(四)皮脂腺瘤

结节性硬化症的面部皮脂腺瘤好发于鼻周,常幼年出现。皮损为伴毛细血管扩张的丘疹,集簇分布,无炎症反应,往往伴有癫痫、鲨鱼皮斑、叶状白斑及甲周纤维瘤等。

六、治疗

(一)辨证论治

1.肺经风热证

症状:皮疹以粉刺为主,少量丘疹,色红,或有痒痛。舌红,苔薄黄,脉数。

治则:疏风清肺。

方剂:枇杷清肺饮加减。

药物:黄芩、桑白皮、枇杷叶、金银花、蒲公英、连翘、生甘草等。

2.湿热蕴结证

症状:皮疹以丘疹、脓疱、结节为主,皮疹红肿疼痛,或伴有口臭、便秘、尿黄。舌红,苔黄腻,脉滑数。

治则:清热利湿。

方剂:茵陈蒿汤、泻黄散加减。

药物:茵陈、焦栀子、黄芩、金银花、连翘、赤芍、生山楂、薏苡仁、鸡内金、枳实等。

加减:脘腹胀满、大便稀溏、舌淡、苔白腻等以脾虚湿蕴为主者,上方酌减茵陈、焦栀子,加苍术、茯苓、陈皮等。

3.冲任不调证

症状:皮疹以粉刺、丘疹为主,可有结节,色暗红,或伴烦躁易怒,胸胁胀痛,月经先后不定期、血块、经前皮疹加重。舌质暗或有瘀点,苔黄,脉弦细。

治则:调理冲任。

方剂:丹栀逍遥散加减。

药物:焦栀子、牡丹皮、柴胡、当归、赤芍、黄芩、陈皮、金银花、连翘、白术、茯苓、甘草。

加减:肝郁化火伤阴以阴虚内热为主要表现者,上方去柴胡、焦栀子,加女贞子、墨旱莲等。

4.痰瘀结聚证

症状:皮疹以结节和囊肿为主,色暗红或紫,可有疼痛。舌暗红,苔黄或腻,脉滑。

治则:化瘀散结,清热解毒。

方剂:仙方活命饮加减。

药物:天花粉、乳香、没药、白芷、赤芍、浙贝母、防风、皂角刺、当归、陈皮、金银花、草决明、牛蒡子、甘草等。

(二)掌六合三针

组方:艮卦、兑卦、坎卦。

本病好发于青春期男女。此期机体阳气旺盛,外感风热、饮食不节、情志不畅,均会导致湿热内蕴,外发肌表,发为本病。艮卦应胃,可清热化湿;兑卦应肺,可祛风透表;坎卦五行属水,可导热下行。

七、病案

胡某,女,35 岁。

初诊:2018 年 2 月 26 日。

主诉:面部斑丘疹 1 年余。

现病史:1 年前患者面部出现不明原因的红斑、丘疹,后逐渐加重。曾口服丹参酮胶囊,外用氯霉素酒精,效果不明显。

查体:面部有大小不等红色丘疹,部分丘疹有脓头,炎症重。舌质红,苔黄腻。脉滑。

西医诊断:痤疮。

中医诊断:肺风粉刺。

中医辨证:湿热蕴结证。

治则:清热解毒除湿。

处方:消毒饮加减。

掌六合三针组方:艮卦、兑卦、坎卦。

二诊:经治疗,症状明显减轻。经前仍发疹,面部遗留个别皮疹,大部分皮损结痂。

处方:上方生地黄改为 30 g,加香附 9 g、地榆炭 12 g、白茅根 30 g。水煎服,日 1 剂。

三诊:服上药 21 剂痊愈。

$$\sim\!\!\sim \quad \textbf{按语} \quad \sim\!\!\sim$$

痤疮以青春期男女多见,此期机体阳气旺盛,阳盛化热,多为血热体质;饮食不节,内伤脾胃,湿由内生;情志不畅,气郁血行不畅,或热灼血液,皆可成瘀;邪气久郁则化为毒。

艮卦应胃,五行属土,具有清热化湿的功效。兑卦应肺,五行属阴金,对应肺脏,具有散风止痒、清热消肿、祛风透表等功效。坎卦五行属水,具有滋水涵木、调和气血、清热利湿、导热下行、通畅三焦经气等多项功效。颜面、口鼻及胸背部属肺,而前额、面颊、唇周皆系阳明经络之所过。方中艮卦主胃属阳明,手掌艮卦位于手太阴肺经,互通于手阳明大肠经,脏腑经络又别通于足太阳膀胱经;兑卦主肺为口鼻之应,卦位在手太阳小肠经,别通于手太阴肺经;坎卦位于手厥阴心包经,亦别通于手阳明大肠经。

参考文献

［1］施辛,李恒进.皮肤科糖皮质激素规范使用详解［M］.北京:科学出版社,2022.

［2］王萍,王多德,杨晓南.中医诊断与医疗［M］.北京:中医古籍出版社,2020.

［3］茅伟安,茅婧怡.临床皮肤病中西医结合诊疗手册［M］.北京:科学出版社,2022.

［4］刘洁,邹先彪.实用皮肤镜学［M］.北京:人民卫生出版社,2021

［5］吴新明.慢性病砭变法调理［M］.北京:中国中医药出版社,2021.

［6］郭长青,周鸯鸯,郭妍.中医皮肤针疗法［M］.北京:中国医药科技出版社,2022.

［7］王少英.临床中医诊疗精粹［M］.北京:中国纺织出版社,2020.

［8］刘毅.中医经典名方诊疗皮肤病实录［M］.北京:学苑出版社,2022.

［9］中华中医药学会.中医皮肤科临床诊疗指南［M］.北京:中国中医药出版社,2019.

［10］常建民.炎症性皮肤病病理图谱［M］.北京:北京大学医学出版社,2021.

［11］郭长青.实用中医微针疗法手册［M］.北京:中国医药科技出版社,2020.

［12］余远遥.皮肤瘙痒诊治与医案［M］.郑州:河南科学技术出版社,2022.

［13］欧阳八四.针灸穴名解析［M］.北京:中医古籍出版社,2020.

［14］刘玉磊,严晓峰,赵珉.皮肤科疾病诊疗学［M］.南昌:江西科学技术出版社,2019.

［15］刘民厚.皮肤科常见病的诊断与治疗［M］.哈尔滨:黑龙江科学技术出版社,2019.

［16］郭长青.实用体表解剖学［M］.北京:中国医药科技出版社,2020.

［17］宫振甲.中医皮肤病三焦经络部位辨治［M］.北京:人民卫生出版社,2020.

［18］朱宝长,侯义龙,郭晓农.徐宜厚皮肤病医案选［M］.武汉:华中科技大学出

版社,2022.

[19] 辛德辉.皮肤科疾病诊断与治疗方法[M].北京:中国纺织出版社,2021.

[20] 董翠兰.疑难病中医诊治与康复[M].成都:四川科学技术出版社,2020.

[21] 佘远遥,田凤艳,王晶晶,等.中医特色治疗皮肤病[M].郑州:河南科学技术出版社,2020.

[22] 魏立新,佟晓英,赵长龙.中医针灸临证经验及特色疗法[M].北京:北京科学技术出版社,2021.

[23] 崔俊杰.现代皮肤科基础与临床[M].哈尔滨:黑龙江科学技术出版社,2019.

[24] 陈元伦.陈氏气道手针[M].北京:中国科学技术出版社,2020.

[25] 徐丹,吕乐春,起珏.皮肤病诊疗指南图文解读[M].昆明:云南科技出版社,2021.

[26] 秦华佗,刘格,陈苑珠.中医临证经验与方法[M].长春:吉林科学技术出版社,2020.

[27] 万俊增.实用皮肤病性病图谱[M].北京:人民卫生出版社,2021.

[28] 于群.皮肤科常见病诊疗学[M].长春:吉林科学技术出版社,2019.

[29] 许爱娥,高天文.白癜风[M].南京:江苏凤凰科学技术出版社,2020.

[30] 段行武,张玲.儿童皮肤病中医治疗学[M].北京:中国医药科技出版社,2021.

[31] 王昱捷.皮肤病性病诊治与预防策略[M].天津:天津科学技术出版社,2021.

[32] 欧阳晓勇.皮肤病经方医案存真[M].北京:中国医药科技出版社,2021.

[33] 李云珍,李玲,刘勇,等.血清中4种天疱疮抗体在天疱疮诊断及鉴别诊断中的价值[J].检验医学与临床,2021,18(10):1398-1400.

[34] 吴雪梅,张玉杰,解胜华.银屑病与心血管共病关系的研究进展[J].国际医药卫生导报,2023,29(4):453-456.

[35] 赵子年,张颖,刘力铭,等.过敏性紫癜患儿肾损伤与呼吸道病毒感染的关系及其影响因素分析[J].长春中医药大学学报,2023,39(2):205-208.

[36] 范国娟,魏淑相.结节性痒疹发病机制的部分研究进展[J].中国中西医结合皮肤性病学杂志,2022,21(5):465-468.

[37] 王文达,陆方方,程祖耀.祛湿清热除痒汤治疗湿热浸淫型急性湿疹的临床观察[J].中国中医药科技,2023,30(2):302-304.